中华医学百科全书

临床医学

风湿病学

国家出版基金项目
NATIONAL PUBLICATION FOUNDATION

中国协和医科大学出版社

图书在版编目（CIP）数据

风湿病学 / 张奉春主编 . —北京：中国协和医科大学出版社，2017.1
（中华医学百科全书）
ISBN 978-7-5679-0632-7

Ⅰ.①风… Ⅱ.①张… Ⅲ.①风湿性疾病－诊疗 Ⅳ.①R593.2

中国版本图书馆CIP数据核字 (2017) 第013032号

中华医学百科全书·风湿病学

主　　编：张奉春

编　　审：彭南燕　陈永生

责任编辑：沈冰冰　戴申倩

出版发行：**中国协和医科大学出版社**
（北京东单三条九号　邮编 100730　电话 010–6526 0431）

网　　址：www.pumcp.com

经　　销：新华书店总店北京发行所

印　　刷：北京雅昌艺术印刷有限公司

开　　本：889×1230　1/16 开

印　　张：13

字　　数：360 千字

版　　次：2017 年 1 月第 1 版

印　　次：2017 年 1 月第 1 次印刷

定　　价：170.00 元

ISBN 978-7-5679-0632-7

《中华医学百科全书》编纂委员会

总顾问　吴阶平　韩启德　桑国卫

总指导　陈　竺

总主编　刘德培

副总主编　曹雪涛　李立明　曾益新

编纂委员（以姓氏笔画为序）

B·吉格木德	丁　洁	丁　樱	丁安伟	于中麟	于布为
于学忠	万经海	马　军	马　骁	马　静	马　融	马中立
马安宁	马建辉	马烈光	马绪臣	王　伟	王　辰	王　政
王　恒	王　硕	王　舒	王　键	王一飞	王一镗	王士贞
王卫平	王长振	王文全	王心如	王生田	王立祥	王兰兰
王汉明	王永安	王永炎	王华兰	王成锋	王延光	王旭东
王军志	王声湧	王坚成	王良录	王拥军	王茂斌	王松灵
王明荣	王明贵	王宝玺	王诗忠	王建中	王建业	王建军
王建祥	王临虹	王贵强	王美青	王晓民	王晓良	王鸿利
王维林	王琳芳	王喜军	王道全	王德文	王德群	
木塔力甫·艾力阿吉	尤启冬	戈　烽	牛　侨	毛秉智	毛常学
乌　兰	文卫平	文历阳	文爱东	方以群	尹　佳	孔北华
孔令义	邓文龙	邓家刚	书　亭	毋福海	艾措千	艾儒棣
石　岩	石远凯	石学敏	石建功	布仁达来	占　堆	卢志平
卢祖洵	叶冬青	叶常青	叶章群	申昆玲	申春悌	田景振
田嘉禾	史录文	代　涛	代华平	白延强	白春学	白慧良
丛　斌	丛亚丽	包怀恩	包金山	冯卫生	冯学山	冯希平
边旭明	边振甲	匡海学	邢小平	达万明	达庆东	成　军
成翼娟	师英强	吐尔洪·艾买尔	吕时铭	吕爱平	朱　珠
朱万孚	朱立国	朱宗涵	朱建平	朱晓东	朱祥成	乔延江
伍瑞昌	任　华	华　伟	伊河山·伊明	向　阳	多　杰
邬堂春	庄　辉	庄志雄	刘　平	刘　进	刘　玮	刘　蓬
刘大为	刘小林	刘中民	刘玉清	刘尔翔	刘训红	刘永锋
刘吉开	刘伏友	刘芝华	刘华平	刘华生	刘志刚	刘克良
刘更生	刘迎龙	刘建勋	刘胡波	刘树民	刘昭纯	刘俊涛
刘洪涛	刘献祥	刘嘉瀛	刘德培	闫永平	米　玛	许　媛

许腊英	那彦群	阮长耿	阮时宝	孙 宁	孙 光	孙 皎
孙 锟	孙长颢	孙少宣	孙立忠	孙则禹	孙秀梅	孙建中
孙建方	孙贵范	孙海晨	孙景工	孙颖浩	孙慕义	严世芸
苏 川	苏 旭	苏荣扎布	杜元灏	杜文东	杜治政	杜惠兰
李 龙	李 飞	李 东	李 宁	李 刚	李 丽	李 波
李 勇	李 桦	李 鲁	李 磊	李 燕	李 冀	李大魁
李云庆	李太生	李曰庆	李玉珍	李世荣	李立明	李永哲
李志平	李连达	李灿东	李君文	李劲松	李其忠	李若瑜
李松林	李泽坚	李宝馨	李建勇	李映兰	李莹辉	李继承
李森恺	李曙光	杨 凯	杨 恬	杨 健	杨化新	杨文英
杨世民	杨世林	杨伟文	杨克敌	杨国山	杨宝峰	杨炳友
杨晓明	杨跃进	杨腊虎	杨瑞馥	杨慧霞	励建安	连建伟
肖 波	肖 南	肖永庆	肖海峰	肖培根	肖鲁伟	吴 东
吴 江	吴 明	吴 信	吴令英	吴立玲	吴欣娟	吴勉华
吴爱勤	吴群红	吴德沛	邱建华	邱贵兴	邱海波	邱蔚六
何 维	何 勤	何方方	何绍衡	何春涤	何裕民	余争平
余新忠	狄 文	冷希圣	汪 海	汪受传	沈 岩	沈 岳
沈 敏	沈 铿	沈卫峰	沈华浩	沈俊良	宋国维	张 泓
张 学	张 亮	张 强	张 霆	张 澍	张大庆	张为远
张世民	张志愿	张丽霞	张伯礼	张宏誉	张劲松	张奉春
张宝仁	张建中	张建宁	张承芬	张琴明	张富强	张新庆
张潍平	张德芹	张燕生	陆 华	陆付耳	陆伟跃	陆静波
阿不都热依木·卡地尔		陈 文	陈 杰	陈 实	陈 洪	陈 琪
陈 锋	陈 楠	陈士林	陈大为	陈文祥	陈代杰	陈红风
陈尧忠	陈志南	陈志强	陈规化	陈国良	陈佩仪	陈家旭
陈智轩	陈锦秀	陈誉华	邵 蓉	邵荣光	武志昂	
其仁旺其格	范 明	范炳华	林三仁	林久祥	林子强	林江涛
林曙光	杭太俊	欧阳靖宇	尚 红	果德安	明根巴雅尔	易定华
易著文	罗 力	罗 毅	罗小平	罗长坤	罗永昌	罗颂平
帕尔哈提·克力木		帕塔尔·买合木提·吐尔根			图门巴雅尔	岳建民
金 玉	金 奇	金少鸿	金伯泉	金季玲	金征宇	金银龙
金惠铭	郁 琦	周 兵	周 林	周永学	周光炎	周灿全
周良辅	周纯武	周学东	周宗灿	周定标	周宜开	周建平
周建新	周荣斌	周福成	郑一宁	郑家伟	郑志忠	郑全福
郑法雷	郑建全	郑洪新	郎景和	房 敏	孟 群	孟庆跃
孟静岩	赵 平	赵 群	赵子琴	赵中振	赵文海	赵玉沛

赵正言	赵永强	赵志河	赵彤言	赵明杰	赵明辉	赵耐青
赵继宗	赵铱民	郝　模	郝小江	郝传明	郝晓柯	胡　志
胡大一	胡文东	胡向军	胡国华	胡昌勤	胡晓峰	胡盛寿
胡德瑜	柯　杨	查　干	柏树令	柳长华	钟翠平	钟赣生
香多·李先加		段　涛	段金廒	段俊国	侯一平	侯全林
侯春林	俞光岩	俞梦孙	俞景茂	饶克勤	姜小鹰	姜玉新
姜廷良	姜国华	姜柏生	姜德友	洪　两	洪　震	洪秀华
祝庆余	祝陈晨	姚永杰	姚祝军	秦　川	袁文俊	袁永贵
都晓伟	栗占国	贾　波	贾建平	贾继东	夏照帆	夏慧敏
柴光军	柴家科	钱传云	钱忠直	钱家鸣	钱焕文	倪　鑫
倪　健	徐　军	徐　晨	徐永健	徐志云	徐志凯	徐克前
徐金华	徐建国	徐勇勇	徐桂华	凌文华	高　妍	高　晞
高志贤	高志强	高学敏	高健生	高树中	高思华	高润霖
郭　岩	郭小朝	郭长江	郭巧生	郭宝林	郭海英	唐　强
唐朝枢	唐德才	诸欣平	谈　勇	谈献和	陶·苏和	陶广正
陶永华	陶芳标	陶建生	黄　峻	黄　烽	黄人健	黄叶莉
黄宇光	黄国宁	黄国英	黄跃生	黄璐琦	萧树东	梅长林
曹　佳	曹广文	曹务春	曹建平	曹洪欣	曹济民	曹雪涛
曹德英	龚千锋	龚守良	龚非力	袭著革	常耀明	崔　蒙
崔丽英	庾石山	康　健	康廷国	康宏向	章友康	章锦才
章静波	梁铭会	梁繁荣	谌贻璞	屠鹏飞	隆　云	绳　宇
巢永烈	彭　成	彭　勇	彭明婷	彭晓忠	彭瑞云	彭毅志
斯拉甫·艾白		葛　坚	葛立宏	董方田	蒋力生	蒋建东
蒋澄宇	韩晶岩	韩德民	惠延年	粟晓黎	程　伟	程天民
程训佳	童培建	曾　苏	曾小峰	曾正陪	曾学思	曾益新
谢　宁	谢立信	蒲传强	赖西南	赖新生	詹启敏	詹思延
鲍春德	窦科峰	窦德强	赫　捷	蔡　威	裴国献	裴晓方
裴晓华	管柏林	廖品正	谭仁祥	翟所迪	熊大经	熊鸿燕
樊飞跃	樊巧玲	樊代明	樊立华	樊明文	黎源倩	颜　虹
潘国宗	潘柏申	潘桂娟	薛社普	薛博瑜	魏光辉	魏丽惠
藤光生						

《中华医学百科全书》学术委员会

主任委员　巴德年

副主任委员（以姓氏笔画为序）

汤钊猷　　吴孟超　　陈可冀　　贺福初

学术委员（以姓氏笔画为序）

丁鸿才	于是凤	于润江	于德泉	马　遂	王　宪	王大章
王文吉	王之虹	王正敏	王声湧	王近中	王邦康	王晓仪
王政国	王海燕	王鸿利	王琳芳	王锋鹏	王满恩	王模堂
王澍寰	王德文	王翰章	乌正赉	毛秉智	尹昭云	巴德年
邓伟吾	石一复	石中瑗	石四箴	石学敏	平其能	卢世璧
卢光琇	史俊南	皮　昕	吕　军	吕传真	朱　预	朱大年
朱元珏	朱家恺	朱晓东	仲剑平	刘　正	刘　耀	刘又宁
刘宝林（口腔）		刘宝林（公共卫生）		刘桂昌	刘敏如	刘景昌
刘新光	刘嘉瀛	刘镇宇	刘德培	江世忠	闫剑群	汤　光
汤钊猷	阮金秀	孙　燕	孙汉董	孙曼霁	纪宝华	严隽陶
苏　志	苏荣扎布	杜乐勋	李亚洁	李传胪	李仲智	李连达
李若新	李济仁	李钟铎	李舜伟	李巍然	杨　莘	杨圣辉
杨宠莹	杨瑞馥	肖文彬	肖承悰	肖培根	吴　坤	吴　蓬
吴乐山	吴永佩	吴在德	吴军正	吴观陵	吴希如	吴孟超
吴咸中	邱蔚六	何大澄	余森海	谷华运	邹学贤	汪　华
汪仕良	张乃峥	张习坦	张月琴	张世臣	张丽霞	张伯礼
张金哲	张学文	张学军	张承绪	张洪君	张致平	张博学
张朝武	张蕴惠	张震康	陆士新	陆道培	陈子江	陈文亮
陈世谦	陈可冀	陈立典	陈宁庆	陈尧忠	陈在嘉	陈君石
陈育德	陈治清	陈洪铎	陈家伟	陈家伦	陈寅卿	邵铭熙
范乐明	范茂槐	欧阳惠卿	罗才贵	罗成基	罗启芳	罗爱伦
罗慰慈	季成叶	金义成	金水高	金惠铭	周　俊	周仲瑛
周荣汉	赵云凤	胡永华	钟世镇	钟南山	段富津	侯云德
侯惠民	俞永新	俞梦孙	施侣元	姜世忠	姜庆五	恽榴红
姚天爵	姚新生	贺福初	秦伯益	贾继东	贾福星	顾美仪
顾觉奋	顾景范	夏惠明	徐文严	翁心植	栾文明	郭　定
郭子光	郭天文	唐由之	唐福林	涂永强	黄洁夫	黄璐琦
曹仁发	曹采方	曹谊林	龚幼龙	龚锦涵	盛志勇	康广盛

章魁华	梁文权	梁德荣	彭名炜	董 怡	温 海	程元荣
程书钧	程伯基	傅民魁	曾长青	曾宪英	裘雪友	甄永苏
褚新奇	蔡年生	廖万清	樊明文	黎介寿	薛 淼	戴行锷
戴宝珍	戴尅戎					

《中华医学百科全书》工作委员会

临床医学

总主编

    高润霖   中国医学科学院阜外医院

内科学

总主编

    高润霖   中国医学科学院阜外医院

本卷编委会

主   编

    张奉春   中国医学科学院北京协和医院

学术委员

    董 怡   中国医学科学院北京协和医院

    张乃峥   中国医学科学院北京协和医院

    唐福林   中国医学科学院北京协和医院

副主编（以姓氏笔画为序）

    李永哲   中国医学科学院北京协和医院

    栗占国   北京大学人民医院

    黄 烽   中国人民解放军总医院

    曾小峰   中国医学科学院北京协和医院

    鲍春德   上海交通大学医学院附属仁济医院

编   委（以姓氏笔画为序）

    于孟学   中国医学科学院北京协和医院

    马 丽   中日友好医院

    王 轶   兰州大学第二医院

    王国春   中日友好医院

    左晓霞   中南大学湘雅医院

毕黎琦　　吉林大学中日联谊医院

朱　平　　第四军医大学第一附属医院（西京医院）

伍沪生　　北京积水潭医院

刘　毅　　四川大学华西医院

孙凌云　　南京鼓楼医院

李小峰　　山西医科大学第二医院

李永哲　　中国医学科学院北京协和医院

李向培　　安徽省立医院

杨程德　　上海交通大学医学院附属瑞金医院

肖卫国　　中国医科大学附属第一医院

邹和建　　复旦大学附属华山医院

张　晓　　广东省人民医院

张　烜　　中国医学科学院北京协和医院

张志毅　　哈尔滨医科大学附属第一医院

张奉春　　中国医学科学院北京协和医院

张卓莉　　北京大学第一医院

郑　毅　　首都医科大学附属北京朝阳医院

赵　岩　　中国医学科学院北京协和医院

栗占国　　北京大学人民医院

徐沪济　　第二军医大学上海长征医院

黄　烽　　中国人民解放军总医院

曾小峰　　中国医学科学院北京协和医院

鲍春德　　上海交通大学医学院附属仁济医院

学术秘书

田新平　　中国医学科学院北京协和医院

张　文　　中国医学科学院北京协和医院

前　言

《中华医学百科全书》终于和读者朋友们见面了！

古往今来，凡政通人和、国泰民安之时代，国之重器皆为科技、文化领域的鸿篇巨制。唐代《艺文类聚》、宋代《太平御览》、明代《永乐大典》、清代《古今图书集成》等，无不彰显盛世之辉煌。新中国成立后，国家先后组织编纂了《中国大百科全书》第一版、第二版，成为我国科学文化事业繁荣发达的重要标志。医学的发展，从大医学、大卫生、大健康角度，集自然科学、人文社会科学和艺术之大成，是人类社会文明与进步的集中体现。随着经济社会快速发展，医药卫生领域科技日新月异，知识大幅更新。广大读者对医药卫生领域的知识文化需求日益增长，因此，编纂一部医药卫生领域的专业性百科全书，进一步规范医学基本概念，整理医学核心体系，传播精准医学知识，促进医学发展和人类健康的任务迫在眉睫。在党中央、国务院的亲切关怀以及国家各有关部门的大力支持下，《中华医学百科全书》应运而生。

作为当代中华民族"盛世修典"的重要工程之一，《中华医学百科全书》肩负着全面总结国内外医药卫生领域经典理论、先进知识，回顾展现我国卫生事业取得的辉煌成就，弘扬中华文明传统医药璀璨历史文化的使命。《中华医学百科全书》将成为我国科技文化发展水平的重要标志、医药卫生领域知识技术的最高"检阅"、服务千家万户的国家健康数据库和医药卫生各学科领域走向整合的平台。

肩此重任，《中华医学百科全书》的编纂力求做到两个符合：一是符合社会发展趋势。全面贯彻以人为本的科学发展观指导思想，通过普及医学知识，增强人民群众健康意识，提高人民群众健康水平，促进社会主义和谐社会构建；二是符合医学发展趋势。遵循先进的国际医学理念，以"战略前移、重心下移、模式转变、系统整合"的人口与健康科技发展战略为指导。同时，《中华医学百科全书》的编纂力求做到两个体现：一是体现科学思维模式的深刻变革，即学科交叉渗透/知识系统整合；二是体现继承发展与时俱进的精神，准确把握学科现有基础理论、基本知识、基本技能以及经典理论知识与科学思维精髓，深刻领悟学科当前面临的交叉渗透与整合转化，敏锐洞察学科未来的发展趋势与突破方向。

作为未来权威著作的"基准点"和"金标准"，《中华医学百科全书》编纂过程中，制定了严格的主编、编者遴选原则，聘请了一批在学界有相当威望、具有较高学术造诣和较强组织协调能力的专家教授（包括多位两院院士）担任大类主编和学科卷主编，确保全书的科学性与权威性。另外，还借鉴了已有百科全书的编写经验。鉴于《中华医学百科全书》的编纂过程本身带有科学研究性质，还聘请了若干科研院所的科研管理专家作为特约编审，站在科研管理的高度为全书的顺利编纂保驾护航。除了编者、编审队伍外，还制订了详尽的质量保证计划。编纂委员会和工作委员会秉持质量源于设计的理念，共同制订了一系列配套的质量控制规范性文件，建立了一套切实可行、行之有效、效率最优的编纂质量管理方案和各种情况下的处理原则及预案。

《中华医学百科全书》的编纂实行主编负责制，在统一思想下进行系统规划，保证良好的全程质量策划、质量控制、质量保证。在编写过程中，统筹协调学科内各编委、卷内条目以及学科间编委、卷间条目，努力做到科学布局、合理分工、层次分明、逻辑严谨、详略有方。在内容编排上，务求做到"全准精新"。形式"全"：学科"全"，册内条目"全"，全面展现学科面貌；内涵"全"：知识结构"全"，多方位进行条目阐释；联系整合"全"：多角度编制知识网。数据"准"：基于权威文献，引用准确数据，表述权威观点；把握"准"：审慎洞察知识内涵，准确把握取舍详略。内容"精"："一语天然万古新，豪华落尽见真淳。"内容丰富而精炼，文字简洁而规范；逻辑"精"："片言可以明百意，坐驰可以役万里。"严密说理，科学分析。知识"新"：以最新的知识积累体现时代气息；见解"新"：体现出学术水平，具有科学性、启发性和先进性。

《中华医学百科全书》之"中华"二字，意在中华之文明、中华之血脉、中华之视角，而不仅限于中华之地域。在文明交织的国际化浪潮下，中华医学汲取人类文明成果，正不断开拓视野，敞开胸怀，海纳百川般融入，润物无声状拓展。《中华医学百科全书》秉承了这样的胸襟怀抱，广泛吸收国内外华裔专家加入，力求以中华文明为纽带，牵系起所有华人专家的力量，展现出现今时代下中华医学文明之全貌。《中华医学百科全书》作为由中国政府主导，参与编纂学者多、分卷学科设置全、未来受益人口广的国家重点出版工程，得到了联合国教科文等组织的高度关注，对于中华医学的全球共享和人类的健康保健，都具有深远意义。

《中华医学百科全书》分基础医学、临床医学、中医药学、公共卫生学、军事与特种医学和药学六大类，共计144卷。由中国医学科学院/北京协和医学院牵头，联合军事医学科学院、中国中医科学院和中国疾病预防控制中心，带动全国知名院校、科研单位和医院，有多位院士和海内外数千位优秀专家参加。国内知名的医学和百科编审汇集中国协和医科大学出版社，并培养了一批热爱百科事业的中青年编辑。

回览编纂历程，犹然历历在目。几年来，《中华医学百科全书》编纂团队呕心沥血，孜孜矻矻。组织协调坚定有力，条目撰写字斟句酌，学术审查一丝不苟，手书长卷撼人心魂……在此，谨向全国医学各学科、各领域、各部门的专家、学者的积极参与以及国家各有关部门、医药卫生领域相关单位的大力支持致以崇高的敬意和衷心的感谢！

《中华医学百科全书》的编纂是一项泽被后世的创举，其牵涉医学科学众多学科及学科间交叉，有着一定的复杂性；需要体现在当前医学整合转型的新形式，有着相当的创新性；作为一项国家出版工程，有着毋庸置疑的严肃性。《中华医学百科全书》开创性和挑战性都非常强。由于编纂工作浩繁，难免存在差错与疏漏，敬请广大读者给予批评指正，以便在今后的编纂工作中不断改进和完善。

刘德培

凡 例

一、《中华医学百科全书》（以下简称《全书》）按基础医学类、临床医学类、中医药学类、公共卫生类、军事与特种医学类、药学类的不同学科分卷出版。一学科辑成一卷或数卷。

二、《全书》基本结构单元为条目，主要供读者查检，亦可系统阅读。条目标题有些是一个词，例如"炎症"；有些是词组，例如"弥散性血管内凝血"。

三、由于学科内容有交叉，会在不同卷设有少量同名条目。例如《肿瘤学》《病理生理学》都设有"惊风"条目。其释文会根据不同学科的视角不同各有侧重。

四、条目标题上方加注汉语拼音，条目标题后附相应的外文。例如：

Léinuò xiànxiàng
雷诺现象（Raynaud phenomenon）

五、本卷条目按学科知识体系顺序排列。为便于读者了解学科概貌，卷首条目分类目录中条目标题按阶梯式排列，例如：

弥漫性结缔组织病 ··

　　红斑狼疮 ··

　　　系统性红斑狼疮 ··

　　　盘状红斑狼疮 ··

六、各学科都有一篇介绍本学科的概观性条目，一般作为本学科卷的首条。介绍学科大类的概观性条目，列在本大类中基础性学科卷的学科概观性条目之前。

七、条目之中设立参见系统，体现相关条目内容的联系。一个条目的内容涉及其他条目，需要其他条目的释文作为补充的，设为"参见"。所参见的本卷条目的标题在本条目释文中出现的，用蓝色楷体字印刷；所参见的本卷条目的标题未在本条目释文中出现的，在括号内用蓝色楷体字印刷该标题，另加"见"字；参见其他卷条目的，注明参见条所属学科卷名，如"参见□□□卷"或"参见□□□卷□□□□"。

八、《全书》医学名词以全国科学技术名词审定委员会审定公布的为标准。同一概念或疾病在不同学科有不同命名的，以主科所定名词为准。字数较多，释文中拟用简称的名词，每个条目中第一次出现时使用全称，并括注简称，例如：甲型病毒性肝炎（简称甲肝）。个别众所周知的名词直接使用简称、缩写，例如：B 超。药物名称参照《中华人民共和国药典》2015 年版和《国家基本药物目录》2012 年版。

九、《全书》量和单位的使用以国家标准 GB 3100～3102—1993《量和单位》为准。援引古籍或外文时维持原有单位不变。必要时括注与法定计量单位的换算。

十、《全书》数字用法以国家标准 GB/T 15835—2011《出版物上数字用法》为准。

十一、正文之后设有内容索引和条目标题索引。内容索引供读者按照汉语拼音字母顺序查检条目和条目之中隐含的知识主题。条目标题索引分为条目标题汉字笔画索引和条目外文标题索引，条目标题汉字笔画索引供读者按照汉字笔画顺序查检条目，条目外文标题索引供读者按照外文字母顺序查检条目。

十二、部分学科卷根据需要设有附录，列载本学科有关的重要文献资料。

目　录

fēngshībìngxué

风湿病学（rheumatology）

研究风湿病及其相关疾病的临床学科。风湿病是一组侵犯关节、骨骼、肌肉、血管及有关软组织或结缔组织为主的疾病，其中多数为自身免疫病。涉及全身各个系统，包括运动系统、心血管系统、呼吸系统、消化系统和泌尿系统等。

简史 风湿（rheuma）这个名词在中国传统医学和西方医学中概念与范畴都有所不同。中医学对风湿病的研究已有数千年的历史，成书于战国至秦汉时期距今约 2500 余年历史的《黄帝内经》以"痹证"立论。认为这些疾病是由于外邪入侵，又分为风痹、寒痹、湿痹等，是中医学对风湿病的最早归类，对其相关症状、病因、发病机制、治疗及预后的认识，初步奠定了中医学对风湿病病证的理论基础；后世医家以东汉时期张仲景《金匮要略》为代表在此基础上进行了发挥和补充，首次提出了"风湿"病的名称。纵观后世历代中医名家著作中有关风湿病证的论述和临床经验记载，多有创新和发挥，到清朝末年中医学日臻完善，各家学说也日益繁荣，且形成了系统完整的理论体系。

西方医学中风湿病学最早于公元前 4 世纪出现在《希波格拉底全集》（Hippocratic Corpus）的《人体解剖》中。"rheuma"在文字上表示流动（flowing），在古希腊语中与更早的"卡他"（catarrhs），即"往下流"（flowing down）是通用的。

风湿病与关节疾病联系在一起由巴黎内科医师吉娄梅·巴尤（Guillaume Baillou）首次提出。在他去世后才得以出版的著作《风湿性疾病与背痛》（The Book on Rhematism and Back Pain）一书提出了这个见解。关于风湿病的概念他依然认为是由于一种有害的体液，而现今医学研究证明风湿病是包括遗传、环境及免疫异常等多因素引起的体内免疫代谢紊乱而发生的疾病。

学科建设 风湿病是一个古老的疾病，而该学科相比较其他学科又是一个相对年轻的学科，特别在中国，该学科形成较晚，但发展迅速。1928 年成立了国际抗风湿病联盟（International League Against Rheumatism，ILAR）。1944 年泛美抗风湿病联盟（Pan American League Against Rheumatism，PANLAR）成立，1947 年欧洲抗风湿病联盟（European League Against Rheumatism，EULAR）成立。在以后的年代里，国家性抗风湿病的活动蓬勃发展。1965 年成立了第三个地区性组织，即东南亚与太平洋地区抗风湿病联盟（South East Asia and Pacific League Against Rheumatism，SEAPLAR），后更名为亚洲太平洋地区抗风湿病联盟（Asia Pacific League Against Rheumatism，APLAR）。

1957 年，中国卫生部在时任北京协和医院内科主任张孝骞的建议下派张乃峥教授赴苏联风湿病研究所进修学习 1 年。回国后即在北京协和医院开设了风湿病门诊，并开展了类风湿因子的检查项目。20 世纪 70 年代末，在中国几家医院陆续率先成立了风湿病专科，拉开了中国风湿病学发展的帷幕。逐渐开展了自身免疫病自身抗体的检查，如抗核抗体、抗可提取性核抗原抗体、抗Scl-70 抗体等，使得弥漫性结缔组织病这些历来被认为临床疑难病例，逐步得到了更多的认识，诊断越来越有章可循。如今在中国有关弥漫性结缔组织病的抗体检查，已经基本与国际接轨，各种抗体的检测基本可在国内进行。

1982 年 3 月，在张乃峥教授的推动下，由中华医学会内科学分会在北京召开了中英风湿病学研讨会及第一届全国风湿病学学术会议，同时成立了中华医学会内科学分会风湿病学组。中华医学会风湿病学分会于 1985 年南宁第二次全国风湿病学大会时正式成立。时任国际抗风湿联盟主席恩格尔曼（Engleman）教授专程到会祝贺，并发表讲话，倡议将美国第八版《风湿性疾病概要》（Primer of Rheumatic Diseases）译成中文，无偿让中国使用版权及该书的图表。这本书的面世对在中国普及风湿病学的基本知识起到了极大的推动作用。由于中国风湿病学的快速发展，1988 年中国正式成为 ILAR 及亚洲太平洋地区抗风湿联盟的正式会员国，中国的风湿病学正式融入了国际发展行列。

1984 年，张乃峥教授主持开展"国际抗风湿病学会－中国<ILAR-China>常见风湿病流行病学研究"，初步了解了类风湿关节炎、强直性脊柱炎、原发性干燥综合征、系统性红斑狼疮等常见风湿病在中国的流行情况，其中原发性干燥综合征患病率是国际上首次对该病的研究，填补国际上的空白，改变了以往认为干燥综合征是罕见病的观点。

1996 年中华医学会风湿病学分会在董怡教授的领导下，以及唐福林、施桂英教授的努力下，创建了《风湿病学杂志》。1997 年正式更名为《中华风湿病学杂志》，使中国的风湿病学有了自己的交流平台。

2000 年第九届 APLAR 大会

在北京胜利召开，并取得了圆满的成功。董怡教授作为大会执行主席主持了这次大会。以后陈顺乐教授于 2000 年、栗占国教授于 2012 年分别任第 11 届和 17 届 APLAR 主席，充分展示了中国风湿病学者在国际的地位。

2009 年成立了中国医师协会风湿免疫病科医师分会，使中国的风湿病学发展不仅在学术上，而且在组织队伍建设上得到规范和快速发展。

中国传统医学方面，1981 年在路志正等教授主持下，全国开展了中医风湿病（痹证、痹病）的研究，并于 1983 年 9 月在大同成立了中国中医药学会内科分会全国痹症学组，1993 年 12 月成立中华中医药学会风湿病分会。中医风湿病学科一直重视中医继承发展和科技创新，运用现代科学技术，借鉴现代医学知识对风湿病的临床和基础研究，对其病因和发病机制有了更深层次的认识。

进入 21 世纪，基础医学的发展，特别是免疫学的发展，对风湿病的病因、发病机制、临床诊断及治疗方面的发展起到极大的促进作用。

研究范围 20 世纪初美国病理学家克莱姆普尔（Klemperer）发现系统性红斑狼疮的基本病理变化是人体胶原组织的类纤维蛋白变性，他将具有这种特征的疾病（如风湿热、类风湿关节炎、皮肌炎、大动脉炎、系统性硬化症、系统性红斑狼疮等）称为"弥漫性胶原病"。日本医学家大高裕等认为这一类疾病的结缔组织均具有黏液样水肿，纤维蛋白变性及坏死性血管炎等相同的基本病变，因此又将这一类病称为"结缔组织病（connective tissue disease，CTD）"。至此，胶原病

的病名逐渐被结缔组织病所代替。风湿病的病因多种多样，如遗传、感染、环境因素、免疫系统功能紊乱等。有些可以是以某个组织或器官受损为主的疾病，但多数疾病可引起全身多个器官或系统受累，临床表现多种多样。因此西方医学中的 Rheumatology 与传统的中国医学中的风湿病范畴有所区别。在风湿病分类中有十大类近 200 种疾病，而且随着医学的发展，不断有新的疾病进入了风湿病学的范畴。其中第一大类疾病称为弥漫性结缔组织疾病，这类疾病与免疫异常相关，体内出现自身免疫反应，因此风湿免疫病是中国各家医院从事风湿病学专科普遍使用的名称。免疫是构成人体的重要系统之一，无论维持正常的机体生理功能，还是各种疾病状态都有免疫参与，但免疫性疾病是指免疫系统出现异常为主引发的疾病。风湿病中的众多疾病，尤其是弥漫性结缔组织病，都是由于多种原因引起的免疫系统出现异常，机体内以不同组织器官为靶器官发生自身免疫，又称自身免疫病。为了突出风湿病与免疫学密切的相关性，国际上的很多期刊及科室也有多种名称，如美国风湿病协会的杂志《Arthritis & Rheumatism》，关节炎免疫科（Department of Arthritis & Immunology），风湿免疫科（Department of Rheumatology and Immunology）等。在中国为了区别现代医学与传统中医学的不同，越来越多的人将风湿病称为风湿免疫病，将风湿病学称为风湿免疫病学。

研究方法 风湿病涉及全身各个系统，因此风湿病学所涉及的研究方法众多。总的包括两个方面：一是临床为主的研究，二

是基础为主的研究。循证医学是风湿病学临床研究中最重要的方法，高质量的前瞻性随机对照研究、荟萃分析或高质量的病例及队列研究，为风湿病临床研究提供科学可信的证据。流行病学调查是了解风湿病在中国人口中发病情况以及疾病特点的重要研究方法。基础研究在风湿病发病机制、致病通路上努力探索，寻找不同的生物标志物。运用蛋白组学和基因组学的研究及各种免疫技术，阐述不同风湿病的遗传基因，导致体内发病的免疫网络之间的相关性，哪些免疫通路发生异常，针对这些异常寻找治疗靶点，使得风湿病在治疗上得以快速发展，这也是转化医学的典范。比如肿瘤坏死因子-α 抑制剂的发现，就是发现在类风湿关节炎及一些其他炎性关节炎中，肿瘤坏死因子-α 明显增高，抑制这个因子，疾病即得到明显的缓解，这一发现使得这类疾病在治疗方面得到了里程碑式的发展。致病因子和通路的靶向性治疗的研究方兴未艾，未来一定有更多的此类药物问世。

同邻近学科的关系 风湿病特别是风湿病中的弥漫性结缔组织疾病，通常可影响全身各个系统。因此，风湿病防治需要多科协作，特别是风湿科医师要了解各个学科的较全面的医学知识。例如系统性红斑狼疮，可出现狼疮肾炎，直至发展成尿毒症；可出现凝血异常；可发生中枢神经系统损伤，也可累及呼吸系统、心血管系统和消化系统，因此我们也需要这些学科共同参与诊断和治疗患者。再如，类风湿关节炎的患者，我们要依赖影像学科，通过影像学了解关节和骨骼的变化，判断诊断是否正确，治疗是

否有效，病情是否进展。当药物治疗无效，疾病进展到关节功能严重受损，患者还需要骨科制订各种骨科介入的方案。在对一些关节炎的诊断难以明确时，也需要骨科协助做关节镜检查。风湿病是全身性疾病，需要多科协作才能达到更好的治疗。

应用和待解决的问题　风湿病是内科学中一个重要的分支，它涵盖众多疾病，而且由于基础免疫学的进展，不断有新的疾病被发现。相对于其他学科的疾病，实验室检查在风湿病的诊断和治疗中有着举足轻重的作用，正是免疫学的检查使得以往很多疑难病例得到迅速准确的诊断和治疗。系统性红斑狼疮疾病的命名就是在医学尚落后的时候，这个病需要出现特异性红斑才能被诊断，而此时的疾病很可能已经不是早期，会丧失宝贵的治疗时机。而检查时发现了狼疮细胞，进而陆续发现抗核抗体、抗 DNA 抗体和抗 Sm 抗体等一系列抗体后，这个疾病就会在未出现任何皮疹时被很快诊断，争取到早期治疗的时机，这也是该病预后得到明显改善的原因之一。由于新的自身抗体的不断发现，越来越多的自身免疫病变得比较容易明确诊断。因此未来要不断研究，寻找各个自身免疫病的新的生物标志物，使其诊断和治疗取得更大进步。由于风湿病的病因、发病机制非常复杂，在治疗上手段稍显不足。因此应深入开展免疫学的研究，在基础免疫学研究取得巨大发展的基础之上，寻找新的致病因子和通路，以此研究出更多的有针对性的药物，只有这样风湿病的治疗才能不断快速发展。

（张奉春）

chénjiāng

晨僵（morning stiffness）　关节在清晨或长时间静止后活动不利，发紧及僵硬感。经过一夜睡眠或较长时间的静止后，因受累关节存在炎性病变，关节无活动时，周围组织出现炎性渗出或充血水肿，引起关节周围软组织肿胀，进而出现关节僵硬不适感。活动后，炎性渗出逐渐被淋巴管和小静脉吸收，晨僵症状随之减轻或消失。

此症可见于以下疾病：①炎症性关节病变：是晨僵的主要原因，最常见的是类风湿关节炎，表现为双手足小关节及腕、肘、膝、踝等大关节的晨起活动障碍，通常可持续 1 小时以上。晨僵程度及时间与疾病活动程度呈正相关，是判断疾病活动情况及疗效的指标之一。②强直性脊柱炎：表现为脊柱关节、骶髂关节及髋关节等晨起活动障碍，持续时间从十余分钟至数小时不等，与炎症活动程度相关。③其他疾病：如骨关节炎、肌纤维组织炎等，但晨僵持续一般不超过半小时。

（张卓莉）

guānjiétòng

关节痛（arthralgia）　关节部位疼痛感。引起关节痛的疾病既可以局限于关节，也可以是全身疾病的一部分。关节由骨、软骨、滑膜、纤维膜、关节内韧带及关节腔组成，关节外附有韧带、皮下组织及皮肤，关节结构任何组成部分存在病变均可造成关节痛。

发生机制　①关节结构的破坏：最常见疾病是骨折、骨刺形成等，因神经受到机械性刺激而引起。②炎症反应：任何物理、化学及生物性损伤均可刺激机体产生炎症介质；炎症介质间相互作用，使关节出现渗出、增生、变性等改变，出现关节红、肿、热、痛等表现。③免疫反应：风湿病可在体内产生自身抗体及多种细胞因子，相互作用产生复杂的免疫反应，进而引起关节滑膜、软骨、韧带及肌肉附着点等部位的炎症，导致关节痛的发生，关节痛是风湿病最主要的症状之一。④感染：致病微生物进入关节解剖区域后，通过直接破坏及诱导自身免疫反应造成关节损伤而引起关节痛。

鉴别诊断　关节痛通常不单独存在，可合并关节肿胀、局部皮温升高、晨僵、功能障碍、关节畸形、骨擦音、骨擦感、周围肌群失用性萎缩等。其病因可根据受累关节数目、起病缓急、伴随症状及辅助检查综合判断：①急性单关节痛：创伤、骨关节炎、痛风、假性痛风、反应性关节炎、感染、血清病样反应等。②慢性单关节痛：骨关节炎、创伤性滑膜炎、原因不明的滑膜炎、脊柱关节病、关节软骨钙质沉着症、慢性感染、肿瘤等。③慢性多关节痛：*类风湿关节炎、骨关节炎、慢性痛风性关节炎、系统性红斑狼疮、反应性关节炎、强直性脊柱炎、银屑病关节炎等*。

（张卓莉）

guānjiézhǒng

关节肿（joint swelling）　关节部位软组织肿大。关节肿通常根据所在的构成关节的骨平面为界划分严重程度，肿不超过骨平面者为（+），与骨平面齐平者为（++），超过骨平面者为（+++）。

与关节痛一样，引起关节肿的疾病既可以局限于关节，也可以是全身疾病的一部分。构成关节的滑膜、韧带、皮下组织的炎症水肿及关节腔的充血、积液等原因均可导致关节肿。

应作以下鉴别：①关节骨性膨大：关节肿触之质地较软，骨性膨大触之质地较硬。②病因鉴别：各种原因导致的关节积血及关节炎症，如类风湿关节炎、痛风性关节炎、银屑病关节炎、关节感染、骨关节炎等。③临床表现鉴别：与关节痛一样，关节肿通常非单独存在，可合并关节痛、局部皮温升高、晨僵、功能障碍等，需根据不同症状及诱因等鉴别，必要时可行影像学检查、关节腔穿刺分析等。

(张卓莉)

jītòng

肌痛（myodynia） 主观感觉骨骼肌疼痛。来源于局部机械性损伤或全身病变。

发生机制 神经接受的直接机械性刺激或各种炎症介质的局部间接刺激，均可导致肌痛。根据发生机制的不同，肌痛可分为：①神经性疼痛：反射弧传入神经或神经细胞本身受损或接受刺激后出现，表现为刺激性疼痛，呈一过性或持续性存在。②组织炎症：发生于病态组织，可于接受刺激后或自发产生，呈慢性疼痛，常有痛觉过敏甚至牵涉痛。③组织创伤：正常组织结构受损后产生，创伤局部先后出现刺痛、灼痛感，持续时间较短。

鉴别诊断 不同疾病有相对特征性的肌痛部位及伴随症状，应根据患者不同临床表现、病史及辅助检查进行判断。①急性机械性损伤：剧烈运动导致的肌损伤和（或）慢性劳损是肌痛最常见的原因。疼痛部位固定，有相应诱因。②风湿病：如多发性肌炎、皮肌炎、风湿性多肌痛、纤维肌痛症等以肌痛为主要表现，但疼痛特点各有不同，多发性肌炎/皮肌炎主要累及近端肌群，伴

肌无力症状，肌酶水平多升高，肌电图及肌活检有特征性表现。风湿性多肌痛主要表现为颈肩部及骨盆肌受累，肌无力症状不突出，肌酶水平不升高，肌电图及肌活检也无异常。纤维肌痛症表现为肌肉骨骼系统多处疼痛与发僵，并在特殊部位有压痛点，常伴睡眠障碍。③局部缺血：如动脉粥样硬化、糖尿病血管病变等是肌痛的常见原因。疼痛较剧烈，常有血管狭窄的危险因素及相应表现。④感染：包括细菌、病毒、钩端螺旋体、寄生虫（弓形虫、旋毛虫、疟原虫）等均可导致肌痛，常伴发热等感染性疾病症状。⑤遗传性疾病：包括代谢性肌病，如肌磷酸化酶缺乏症、磷酸果糖激酶缺乏症、肉毒碱棕榈酰基转移酶Ⅱ缺乏症、肌腺苷酸脱氨酶缺乏症等。内分泌性疾病，如类固醇肌病、甲状腺功能亢进性肌病、甲状腺功能减退性肌病、维生素 E 缺乏症。其他疾病，如线粒体肌病、包涵体肌病、嗜酸性粒细胞性肌炎、先天性肌强直。⑥药物及毒物中毒：最常见的是他汀类降脂药所致肌溶解。

(张卓莉)

jīwúlì

肌无力（myasthenia） 肌肉力量减弱，不能产生正常运动。最常表现为四肢骨骼肌力量减弱、易疲劳。颈肌、肩背肌甚至呼吸肌、吞咽肌等均可累及。根据力量强弱，肌力可分为 0 级～5 级，0 级：肌肉完全无收缩；1 级：肌肉可产生自主收缩，但不能带动关节活动；2 级：可带动关节水平活动，但不能对抗地心引力，肢体能在床上平行移动；3 级：可对抗地心引力，但不能对抗阻力，肢体能抬离床面；4 级：能对抗阻力，但比正常弱；5 级：

正常肌力。肌力的分级与疾病严重程度及活动度呈正相关，是评价病情及治疗效果的重要指标。

发生机制 骨骼肌收缩发生机制是运动神经接受指令后产生神经冲动，继而发生神经-肌肉接头处的神经递质传导，致使骨骼肌产生收缩。周围神经病变、神经-肌肉接触处神经递质传递异常及肌肉本身病变均可导致肌无力。

鉴别诊断 应根据患者临床表现进行鉴别，必要时可行肌电图、肌活检等检查。①肌肉本身病变：多发性肌炎/皮肌炎、线粒体肌病、代谢性肌病、各种原因所致横纹肌溶解等（见肌痛）。②神经病变：运动神经元病、脑干或脑神经病变。③神经-肌肉接头处病变：重症肌无力、兰伯特-伊顿综合征（Lambert-Eaton syndrome）等。

(张卓莉)

jiànxiēxìng bǒxíng

间歇性跛行（intermittent claudication） 反复发生行走一段距离后出现的行走障碍。患者感后臀、股、小腿或足部疼痛，以及肌肉疲劳感、紧缩感、痉挛，休息后症状缓解或消失，再次活动片刻症状复现。运动时下肢肌肉组织代谢和耗氧量增加，若有神经或动脉病变，血液供应不足、缺氧，代谢产物在肌肉中蓄积从而引发疼痛。

应作以下鉴别：①神经源性因素：又称马尾神经源性间歇性跛行，因腰椎发育性或退行性狭窄造成一处或多处病变，压迫马尾神经或神经根，神经内水肿、血管通透性增加，导致神经传导和血液循环障碍、炎症介质堆积，引发疼痛。可根据相关影像学、肌电图等检查协助诊断。②血管性因素：常见有血栓闭塞性脉管

炎、动脉硬化，导致下肢供血不足。血栓闭塞性脉管炎多见于青中年男性，多有吸烟史；动脉硬化多见于老年人，通常有高血压、糖尿病等基础病变。③脊髓源性因素：比前述两种少见，可能源于脊髓动脉循环血量减少或脊髓静脉循环障碍等共同作用。交感神经可能也参与发病。

治疗方面可作以下选择：①内科治疗：戒烟，控制血糖、血压、血脂，抗血小板治疗，减少或避免跛行风险，并在监护下适当运动。②血管介入治疗。③外科手术。

（张卓莉）

kǒugān

口干（xerostomia）　唾液分泌减少所致口腔干燥感。常伴口腔黏膜和舌面干燥感。是干燥综合征的重要表现之一，70%~80%的患者诉口干，轻者仅表现为唾液黏稠感，重者因口腔黏膜、牙齿和舌发黏，讲话时需饮水，进食固体食物时需用水或流食送下，甚至需在夜间饮水。常用唾液流率判断，正常人唾液流率>0.5ml/min，≤1.5ml/15min者为异常。

发生机制　各种原因所致唾液腺分泌减少；干燥综合征患者唇腺活检可见腺体内大量淋巴细胞浸润，后者与腺泡、腺管上皮细胞间相互作用，产生多种细胞因子，导致淋巴细胞进一步增殖和组织器官免疫损伤，腺体分泌减少。

鉴别诊断　①原发性干燥综合征：临床上常有口干、眼干症状及相关检查阳性表现，唇腺活检可见灶性淋巴细胞聚集，血清中抗SS-A或抗SS-B抗体阳性，部分患者可出现关节、肾、肺等受累表现。②继发性干燥综合征：存在另一种结缔组织病（如类风湿关节炎、系统性红斑狼疮、原发性胆汁性胆管炎等），同时又符合干燥综合征的诊断标准。③丙型肝炎病毒感染：可有类似原发性干燥综合征的临床表现，常伴肝脏损害、冷球蛋白血症，缺乏干燥综合征特异性抗SS-A或抗SS-B抗体及肺、肾等器官受累。④其他：老年性腺体功能减退、获得性免疫缺陷综合征、淋巴瘤、结节病、头颈部化疗及抗乙酰胆碱药物等均可引起口干，可根据相关病史明确。

处理原则　改善症状、控制和延缓因免疫反应所致组织器官损害及继发感染。①保持口腔清洁，勤漱口。②避免用抑制唾液腺分泌的药物，如阿托品、第一代抗组胺药等，可予以柠檬酸溶液或柠檬汁漱口，刺激唾液腺分泌及代替部分唾液。③口服毛果芸香碱刺激唾液腺中尚未被破坏的腺体分泌，改善症状。④出现肺、肾等重要器官受累者，可用糖皮质激素及免疫抑制剂治疗。

（张卓莉）

Léinuò xiànxiàng

雷诺现象（Raynaud phenomenon）　寒冷或情绪激动后出现的指（趾）末端发作性苍白、青紫、潮红等病理性反应（图）。遇暖缓解，持续时间不一。频繁发作可致局部营养改变，如指（趾）尖皮肤点状坏死、萎缩、瘢痕形成，严重者可出现指腹变平、坏疽，末端指骨因缺血坏死而吸收、溶解。内脏器官（如心、肺、肾）亦可出现雷诺现象。

发生机制　①寒冷及情绪因素：可刺激血管发生痉挛。②结缔组织病：患者指（趾）端动脉内膜过度增生，40%外膜纤维化，致管腔狭窄、血管痉挛，引起动脉管壁闭塞，导致发作性局部缺血。

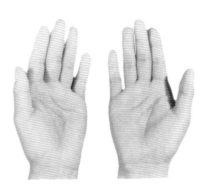

图　雷诺现象（缺血期）

鉴别诊断　①血管痉挛性变化：包括原发性雷诺现象、药源性（麦角、美西麦角、β-受体阻断剂）雷诺现象、嗜铬细胞瘤、类癌综合征及其他原发性血管痉挛综合征。②血管结构性变化：大、中动脉病变（胸廓出口综合征、大动脉炎），小动脉和微动脉病变（小动脉硬化和血栓闭塞性脉管炎，化疗，结缔组织病如系统性硬化症、系统性红斑狼疮、炎性肌病、重叠综合征等）、血液流变学改变（如冷球蛋白血症、冷沉淀纤维蛋白血症等）。

处理原则　①一般治疗：避免诱因，注意肢体及躯干保暖，避免吸烟和交感神经受刺激。②应用血管扩张药物：钙通道阻滞剂（如硝苯地平、氨氯地平、尼卡地平、哌唑嗪）及烟酸肌醇酯等。③原发病治疗。

（张卓莉）

túnqūtòng

臀区痛（hip pain）　臀区部位感觉疼痛。可表现为单侧或双侧。局部组织外伤、炎症等病因刺激局部感觉神经，邻近组织病变也可引起臀区牵涉痛或放射痛。

鉴别诊断　①外伤所致：常有较明确外伤史，查体可发现局部皮肤和软组织伤痕、肿胀、压痛。②梨状肌综合征：异常的梨状肌刺激或压迫坐骨神经，压痛点在患侧梨状肌表面投影的上缘、下缘或上下缘之间，并可触及条索样紧张的梨状肌，可伴坐骨神经痛，直腿抬高试验在60°以内呈阳性，超过60°反而呈阴性；内旋、外旋患侧下肢，牵拉坐骨神经的运动，均可加重疼痛，并出现放射性痛。③感染性疾病：如脓肿等，体温升高，局部红、肿、热明显，可触及囊性或实性肿物，诊断依靠实验室检查。④强直性脊柱炎：常见于16~30岁青年男性。起病隐袭，进展缓慢，可出现一侧或双侧臀区疼痛，可伴腰背痛、关节炎、足跟痛等，实验室检查及骶髂关节影像学检查有助于早期诊断。

处理原则 ①源于外伤、肌肉损伤等者多可自行恢复，不需特殊治疗，恢复缓慢者可局部理疗及按摩，外用或口服镇痛药。②强直性脊柱炎者需在医师指导下用药，控制炎症以减轻、缓解症状。③感染性疾病需抗感染治疗，形成脓肿者可行切开引流。

（张卓莉）

yāotòng

腰痛（lumbago） 腰部疼痛。可表现为单侧或双侧。局部感觉神经末梢受刺激可引起局部病变疼痛；胸腔、腹腔、盆腔等内脏器官病变可引起腰部牵涉痛；脊神经根受刺激可引起腰及其外部位放射性痛；腰肌痉挛也可致腰痛。

应与以下疾病鉴别：①泌尿系统感染：腰痛伴发热、尿频、尿急、尿痛等症状，如急性肾盂肾炎、泌尿系统结核等。②腰肌劳损：以青年人较为多见，常于超负荷重体力劳动后发生，实验室检查及腰部X线片检查常无明显异常。③腰椎骨关节炎、骨质疏松、压缩性骨折：腰痛以老年人居多，腰部X线平片可确诊。④椎管狭窄及肿瘤：腰痛伴脊髓压迫症状需经CT或磁共振成像检查确诊。⑤强直性脊柱炎：活动后腰痛减轻，休息或夜间加重。

明确病因后，治疗原发病。源于肌肉劳损、骨关节炎、强直性脊柱炎者，可予解热镇痛药，源于泌尿系统感染者需抗感染治疗。

（张卓莉）

yǎngān

眼干（dry eyes） 泪液减少或泪腺功能下降使眼得不到足够湿润而产生的干涩。可有发痒、疲劳、烧灼感、异物感、磨砂感、畏光表现。是最常见的眼表疾病症状之一。

不同类型的眼干发病机制不同。①蒸发过强型：主要是脂质层异常而引起泪液蒸发增加，如睑板腺功能障碍、睑腺炎、睑缘炎、眼睑缺损或异常等。荧屏终端综合征患者瞬目次数减少，蒸发多。睑裂大，暴露多也属此类。②水液缺乏型：水液性泪液生成不足所致。许多全身性因素引起此类眼干。水液性泪液质异常也导致泪膜不稳定。③黏蛋白缺乏型：主要是眼表上皮细胞受损，包括眼表化学伤、热烧伤角膜缘功能障碍。④泪液动力学异常型：泪液动力学异常，包括瞬目异常致泪液排出延缓、结膜松弛所致眼表炎症等。⑤混合型：两种或两种以上原因所致。

眼干见于慢性结膜炎，维生素A缺乏症所致角膜溃疡病，沙眼，睡眠不足，用眼过度，使用抗生素、糖皮质激素、降压药、抗抑郁药或眼药水，干燥综合征等自身免疫病。处理原则主要是保护角膜，人工泪液滴眼减轻症

状，针对病因治疗。

（张卓莉）

zúgēntòng

足跟痛（heel pain） 足跟部位疼痛。站立、行走时加重。足跟部皮肤厚，有脂肪垫，可缓冲压力，减轻震荡。脂肪垫是真皮伸展至跟骨下纤维隔形成的许多小房，每个小房由斜行及螺旋形排列纤维带加强，小房中充盈特殊弹性纤维，可以抵抗压力和吸收震荡。

跟骨受到外伤或寒冷潮湿，脂肪垫可产生炎症，跟骨跖面疼痛、肿胀、压痛。老年人足跟部脂肪纤维常有不同程度萎缩、变薄，站立或行走时足跟疼痛，尤其是久病卧床者皮肤变软，感觉过敏，跟部脂肪纤维萎缩加剧，承重行走时足跟痛加重。跟骨结节前方是跖腱膜附着点，跖腱膜犹如弓弦，伸展向前，体重增加或高弓足或长时间站立、运动量大时，跖腱膜受到积累性持续牵拉，发生慢性损伤，局部渗出，形成慢性无菌性炎症，甚至骨刺，引起疼痛并加重无菌性炎性渗出，局部产生粘连、痉挛、肿胀。发病多与慢性劳损有关。原发病主要有：跟腱周围炎、跟骨骨刺、跟骨骨膜炎、跟骨下脂肪垫损伤、跟骨骨折、跟骨皮下滑囊炎、跗骨窦软组织劳损、跟骨结核和肿瘤等。

处理原则主要是针对病因治疗，并休息、镇痛、理疗以减轻症状。

（张卓莉）

Bùxià'ěr jiéjié

布夏尔结节（Bouchard node） 近端指（趾）间关节背侧的软骨性、骨性肥大和屈曲畸形。是骨关节炎标志性体征之一，源于关节软骨钙化、骨赘形成，可伴结

节，局部轻度红肿、疼痛和压痛。布夏尔结节发生在近端指（趾）间关节。

（张卓莉）

Hèbódēng jiéjié

赫伯登结节（Heberden node）

远端指（趾）间关节背侧出现的软骨性、骨性肥大和屈曲畸形。是骨关节炎标志性体征之一，源于关节软骨钙化、骨赘形成，可伴结节，局部轻度红肿、疼痛和压痛。赫伯登结节发生在远端指（趾）间关节。

（张卓莉）

làchángzhǐ

腊肠指（dactylitis）

远端和（或）近端指间关节滑膜和腱鞘的炎症性改变。多与腊肠趾同时出现。用"腊肠"只是对指（趾）红、肿的形喻。可伴疼痛。

指（趾）间关节的炎症可造成整个指（趾）肿胀，超声、磁共振成像等检查可清晰显示受累关节肌腱、滑膜的炎症。多见于血清学阴性的脊柱关节病，如银屑病关节炎和强直性脊柱炎，也可见于反应性关节炎。29.0%~33.5%的银屑病关节炎患者首次就诊时即有此征，48%的患者在随访中至少会发生一次指（趾）炎。银屑病关节炎患者中腊肠指（趾）多伴甲病变。镰状细胞贫血患者的腊肠指（趾）主要源于血管闭塞危象造成骨梗死，导致整指（趾）肿胀，多见于6~9个月婴儿。

应作以下鉴别：①梭形肿胀：常见于类风湿关节炎，近端指（趾）间关节受累，形成纺锤样肿胀，可通过外观形态及受累部位与腊肠指（趾）区分。②骨关节炎：亦可出现远端、近端指间关节受累，但骨质增生、骨赘形成更常见，关节骨性膨大，触诊质硬，不伴周围软组织肿胀，关节红、肿不突出。

（张卓莉）

làchángzhǐ

腊肠趾（dactylitis）

远端和（或）近端趾间关节滑膜和腱鞘的炎症性改变。见腊肠指。

（张卓莉）

gǔcāyīn

骨擦音（crepitus）

关节软骨破坏导致活动时骨面互相摩擦的音（感）。与骨擦感常伴随出现，可从听觉和触觉感知。膝关节骨擦音（骨擦感）检查方法如下：一手轻置于患膝前，另一手握住患者小腿，做膝关节屈伸运动，细密的、沙砾摩擦样声音（感觉）即为骨擦音（骨擦感），提示膝关节面不光滑；若推动髌骨做上下左右活动后有摩擦感，提示髌骨表面不光滑。骨擦音（骨擦感）可伴或不伴关节痛。

关节软骨破坏必然造成表面粗糙或有颗粒样新生物，导致骨间摩擦。骨折后两个断端摩擦也会产生骨擦音和骨擦感，常伴剧烈疼痛，是骨折的三个特有体征之一。

肌腱或韧带滑动有时也会产生爆裂音，但并不持续，正常关节亦可出现，应与骨擦音鉴别。骨擦感根据查体的主观感觉可分为细骨擦感和粗骨擦感。细骨擦感常见于慢性炎症性关节病，粗骨擦感在炎症性和非炎症性关节炎中均可见。骨折断端摩擦产生的骨擦音通常音调更高、声音更大，骨擦感更强。

（张卓莉）

gǔcāgǎn

骨擦感（grating）

见骨擦音。

（张卓莉）

guānjié hóngzhǒng

关节红肿（swollen joint）

关节表面皮肤发红伴关节肿胀、发热。是关节炎的特异性表现（图）。关节红肿越明显、皮温越高，提示关节炎症越重。

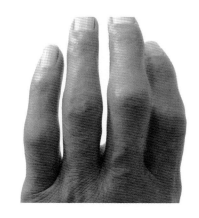

图　近端指间关节梭形肿胀

发生机制　关节腔内组织增生、液体增多、新生物等均可造成关节红肿，如滑膜增生肥厚、关节积液、半月板囊肿。关节红肿一般分为三个等级：红肿边缘未达到骨性标志为1度；红肿边缘未超过骨性标志为2度；红肿边缘超过骨性标志则为3度。红肿程度与疼痛程度并不相关，若红肿局限于某个滑膜囊且疾病进展迅速，疼痛较剧烈，疾病发展缓慢者则疼痛更易耐受。

鉴别诊断　首先需鉴别是周围软组织红肿所致还是关节滑膜炎引起。静脉或淋巴管阻塞、软组织外伤和肥胖均可造成弥漫性软组织红肿，但不局限于特定的关节、滑膜囊或肌腱，组织张力未增高，不伴主观不适和活动受限；滑膜炎如类风湿关节炎，引起的关节红肿有特定的关节分布，以近端指间关节、腕关节等小关节受累为主。因炎症组织张力增高，常伴主观不适和活动受限。

通过查体还可鉴别关节积液与关节滑膜增生。正常的滑膜因较薄触及不到，但在类风湿关节炎等慢性炎症性关节病变中，增厚的滑膜触诊时有柔韧感觉，像"面团"一样。在某些关节中，如膝关节，可通过外力将关节腔中内容物局限于某一滑膜隐窝，此时若触诊红肿边缘未超过骨性标志，且按压后红肿消失，则支持关节积液；若红肿持续存在，则更支持滑膜增厚。关节超声对区分滑膜增生和积液渗出更具重要价值。

（张卓莉）

guānjié huódòng shòuxiàn

关节活动受限（restricted range of motion）

关节活动度小于正常范围。正常情况下各关节均有一定的活动度，但各部位活动范围明显不同，其中以肩关节活动度最大，而骶髂关节基本无活动性。

发生机制　关节骨质破坏、关节周围肌腱、韧带损伤均可造成关节活动受限。常用关节活动度检查（表）。虽然每个人关节活动度不尽相同，但可将对侧未受累关节活动度作参照。

鉴别诊断　①关节僵硬：持续时间短暂、多变，关节活动受限通常更持久。②源于关节本身还是关节周围组织：需通过查体进一步鉴别。若被动活动度大于主动活动度，关节活动受限可能源于疼痛、无力或关节周围结构异常；关节活动受限可伴关节痛，若接近最大活动度时出现疼痛，活动度减小后疼痛缓解，提示疼痛源于韧带、肌肉牵拉造成的张力。主动、被动活动后关节内疼痛则提示关节内病变。关节活动受限发生的缓急对鉴别诊断有重要意义，起病急骤提示外伤导致关节结构异常，如肌腱断裂或关节软骨撕裂；起病隐匿更常见于炎症性关节疾病。

（张卓莉）

guānjié niǔkòuhuāyàng jīxíng

关节纽扣花样畸形（boutonniere deformity）

表现为近端指（趾）间关节屈曲、远端指（趾）关节过伸的关节畸形。指畸形多见。近端指间关节屈曲是由于伸肌腱中央束断裂，近端指骨头穿过两侧束中间隙，就像纽扣穿过扣眼一样；近端指骨头的牵拉使伸肌腱两侧束收缩，造成远端指间关节过伸（图）。

肌腱、韧带挛缩或骨质破坏均可造成近端指间关节屈曲和远端指关节过伸。见于类风湿关节炎、系统性硬化症、系统性红斑狼疮、外伤等，但通常将"纽扣花样畸形"作为类风湿关节炎特征性关节表现。在系统性红斑狼疮中，关节畸形源于非侵袭性关节炎造成关节半脱位，在外力作用下关节形态可恢复正常，又称雅库关节（Jaccoud joint）；虽系统性硬化症和类风湿关节炎的关节畸形在外力作用下不能纠正，但前者源于皮肤、肌腱等软组织挛缩，后者则是骨质破坏所致，影像学检查可鉴别。

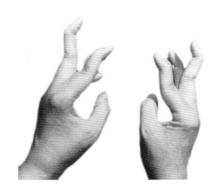

图　关节纽扣花样畸形

（张卓莉）

guānjié qiángzhí

关节强直（joint stiffness）

关节组织浆液纤维性渗出物和纤维蛋白沉积导致关节内、外组织发生纤维粘连而失去运动功能。

致关节强直的因素有：①关节炎症：较常见，如化脓性关节炎、骨结核、类风湿关节炎、强直性脊柱炎等。炎症细胞和炎症因子聚集，引起关节内部结构破坏、粘连。②创伤、骨折、出血：导致关节局部炎症、水肿、结构破坏和粘连。③长期制动或骨折术后：患肢长期固定，或未进行功能锻炼，静脉血和淋巴液回流不畅，关节囊及周围肌肉挛缩。

引起关节强直的原因与鉴别：①化脓性关节炎：起病较急，常伴关节局部红、肿、热、痛。②骨结核：多有结核感染病史，

表　关节活动度检查

关节	屈	伸	外展	内收	侧弯	旋前/旋后
颈椎关节	35°~45°	35°~45°	—	—	45°	60°~80°
指间关节	60°~90°	0°				
腕关节	50°~60°	30°~60°	30°~40°	25°~30°		
肘关节	135°~150°	10°	—			80°~90°
肩关节	90°	35°	90°	45°		45°
髋关节	130°~140°	15°~30°	—			
膝关节	120°~150°	5°~10°				10°~20°
踝关节	40°~50°	20°~30°				

伴低热、倦怠、盗汗、食欲减退、消瘦。③类风湿关节炎：受累关节以腕、手、足等中、小关节为主，呈对称分布，晚期出现关节畸形，类风湿因子检测多为阳性。④强直性脊柱炎：通常引起脊柱及骶髂关节强直。⑤创伤、骨折、出血、长期制动：有相应病史，鉴别不难。

处理原则是及时消除炎症、去除病因、积极进行功能锻炼，以预防和治疗关节强直。

（张卓莉）

guānjié tiān'éjǐngyàng jīxíng

关节天鹅颈样畸形（swan neck deformity）　掌骨屈曲，近端指间关节过伸，伴远端指间关节屈曲的畸形。简称鹅颈畸形。用"鹅颈样"是对畸形的形喻（图）。

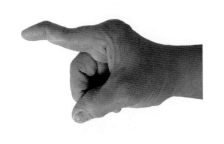

图　关节天鹅颈样畸形

指伸肌腱张力增加或指浅屈肌腱、近侧指间关节掌板破裂，长期失去关节平衡所致。拇指鹅颈畸形多为拇长伸肌腱止点断裂、拇短伸肌腱过度牵拉引起。常见于类风湿关节炎、骨筋膜间室综合征、脑性瘫痪、手外伤、手部烧伤后畸形等病变。

此征可通过重建近端指间关节的掌侧韧带治疗，通常采用浅表肌腱转移背侧瘢痕松解植皮、掌侧皮肤紧缩，伸肌腱装置部分切除，骨间肌松解，指浅屈肌腱短缩或固定，以及指间关节融合

术治疗。若出现内在肌紧张，松解内在肌腱治疗有效。

（张卓莉）

guānjié tuōwèi

关节脱位（dislocation of joint）　暴力作用于关节或关节病理性改变致骨间关节面正常关系破坏、移位。暴力或外伤所致关节脱位称创伤性脱位，疾病所致关节脱位称病理性脱位。

尽早手法复位，适当固定，以利软组织修复；及早活动，以恢复关节功能。早期复位易成功，功能恢复好；复位晚则困难大，效果差。复位中切忌粗暴，防止附加损伤，如骨折、血管和神经损伤等；必须达到解剖复位，及时正确固定是保证软组织损伤修复和防止再脱位的重要措施。

（张卓莉）

guānjié yātòng

关节压痛（joint tenderness）　关节受到外力按压时感觉疼痛。关节局部炎症反应及组织损伤所致。常见原因包括：软组织损伤（如关节周围韧带、肌肉损伤），关节软骨损伤，化脓性关节炎，骨关节炎，风湿病（如类风湿关节炎、痛风性关节炎、银屑病关节炎、强直性脊柱炎等），关节劳损（如肩周炎、网球肘等）。

常见原因与鉴别：①软组织损害或关节软骨损害：通常有明确外伤史，伴关节痛、肿胀、淤斑、活动受限、关节弹响。②化脓性关节炎：有全身其他部位感染病史或局部外伤史，压痛关节可有肿胀，常伴体温升高、炎症细胞增多。③骨关节炎：发病年龄多在40岁以后，关节压痛及疼痛晨重暮轻，关节部位的骨质增生和骨刺摩擦周围组织，可引起关节痛。④风湿性关节炎：通常是对称性、游走性关节痛及压

痛，常伴关节肿胀。⑤劳损性疼痛：因关节部位活动量大，导致关节周围肌肉等软组织劳损而引起疼痛，常见的有肩周炎、网球肘等。

出现此征者应尽早就医，明确病因，及时治疗。

（张卓莉）

4 zì shìyàn

4 字试验（Patrick test）　用于检查骶髂关节病变的方法。20 世纪初美国骨科医师根斯伦（Gaenslen）发明并运用于临床的一种骨科查体方法。4 字试验阳性常见于骶髂关节炎、强直性脊柱炎、髋关节病变、腰骶椎关节病、坐骨神经痛、内收肌痉挛等。主要用于诊断腰骶椎关节病、坐骨神经痛及强直性脊柱炎等。检查时患者取仰卧位，一侧下肢伸直，对侧下肢髋与膝屈曲，大腿外展，小腿置于伸直的下肢大腿上，形成"4"字。检查者一手按住屈曲下肢的膝关节，另一手按住对侧骨盆髂嵴处，双手同时用力下压，若患者骶髂关节处感到疼痛，或曲侧膝关节不能触及床面，则为阳性。

（张卓莉）

Xiāobó shìyàn

肖伯试验（Schober test）　用于检查腰椎前屈和过伸运动是否受限的方法。患者直立，在背部正中线第 5 腰椎棘突（通常为髂后上嵴水平或髂后凹陷处）做一标记为"0"，从此中线处向上量10cm 做另一标记。让患者在保持膝部伸直的情况下尽量向前弯腰，正常人两标记间距随着皮肤牵拉而延长，若此间距不到 15cm，则为腰椎前屈活动度降低。该试验常用于强直性脊柱炎的体格检查。若腰椎侧弯活动受限，脊柱旋转时会出现疼痛。脊柱疾病早期通

常无异常发现，脊柱前屈、后伸及侧弯活动均可正常，但正常腰椎的前屈消失通常是疾病的首个早期体征。

（张卓莉）

jīlì xiàjiàng
肌力下降（decrease of muscle strength）

肌肉自主收缩最大能力下降。一般以关节为中心，检查肌群的伸屈力量或外展内收、旋前旋后等功能。肌力检查时嘱患者做相关肌肉收缩运动，检查者从相反方向给予阻力，测试患者对阻力的克服力量。肌力分6级。0级：完全瘫痪，测不到肌肉收缩；1级：仅测到肌肉收缩，不能产生动作；2级：肢体在床面上能水平移动，但不能抵抗自身重力，即不能抬离床面；3级：肢体能抬离床面，但不能抵抗阻力；4级：肢体能做抗阻力动作，但不完全；5级：正常肌力。病因及临床表现见肌萎缩。

（张卓莉）

jīwěisuō
肌萎缩（amyotrophy）

肌纤维数目减少或体积变小导致骨骼肌容积下降。是肌力丧失、肌肉活动功能减退的一种表现。

发生机制　遗传、损伤、炎症、变性、营养代谢障碍、血供障碍，致脊髓前角细胞或脑干脑神经运动核、周围神经、神经肌肉接头、肌肉本身、脑部上运动神经元病变，以及肌肉长期失用、活动减少等，均可引起肌萎缩。

鉴别诊断　①骨髓前角灰质炎：通常为儿童发热后出现急性下运动神经元性肢体瘫痪，多以单肢（下肢）为主，节段性分布的肢带肌萎缩及瘫痪。脑脊液细胞数、蛋白质含量均升高。②运动神经元病：成年人慢性起病的进行性全身性肌萎缩，常伴肌束

颤动，若从远端开始呈对称性，为进行性脊肌萎缩。手部小肌肉及前臂广泛萎缩，有肌束颤动伴锥体束征者，为肌萎缩侧索硬化症、家族性进行性脊肌萎缩症。③脊髓空洞症：肌萎缩表现为按节段分布并伴节段性分布的感觉分离障碍（痛觉、温觉减退而触觉保留）。④肌营养不良症：遗传因素所致、以进行性骨骼肌无力和肌萎缩为特征的原发性骨骼肌变性疾病。⑤进行性腓肠肌萎缩症：慢性进行性、遗传性周围神经病，属常染色体显性或隐性遗传，常在6岁后发病，四肢（特别是下肢）末端拇长伸肌、趾长伸肌、胫前肌常先萎缩，后累及腓骨肌群。伴肌无力，致双足下垂、畸形，步行受阻；伴足部畸形，如马蹄内翻足、弓形足、爪形足等；伴手及前臂肌萎缩，肌束颤动，皮肤感觉减退，括约肌功能正常。病变肌群对电流刺激反应减退或呈变性反应。⑥多发性肌炎：一组亚急性自身免疫病。中年女性和儿童多见，主要影响肢带、颈与咽部肌肉，表现为四肢、躯干、颈屈肌等进行性无力，或有咽下困难、肌痛、游走性关节痛等，后期可有肌萎缩。实验室检查可发现红细胞沉降率增快、血清肌酶活性增高等。合并皮肤损害则称皮肌炎，典型表现有水肿、面部蝶状鳞屑红斑。40岁后发病的皮肌炎患者，半数以上伴肿瘤，且皮肌炎症状多在肿瘤发生前出现，应高度重视。

（张卓莉）

jīyātòng
肌压痛（muscle tenderness）

触碰或按压肌肉时感觉疼痛。触诊受累肌肉、定位压痛，有助于确定病变部位；触诊未受累肌肉，有助于评估压痛的重要性。确诊

肌无力伴肌压痛患者应警惕感染性肌病。纤维肌痛综合征患者不伴肌无力。

鉴别诊断　①多发性肌炎和皮肌炎：多发性肌炎系全身性疾病，起病常隐匿；病情于数周、数月、数年至高峰。骨盆带肌、肩胛带肌易受累，患者自感对称性近端肢体无力，尤其髋部周围及股无力，蹲下或起立困难。肩胛带肌群受累时双臂上举困难，受累肌肉逐渐出现肌萎缩，有些患者伴自发性肌痛及肌肉压痛；半数以上伴颈部肌无力，1/4可见吞咽困难，常见关节痛、晨僵、体重减轻、发热等全身症状。在多发性肌炎临床表现的基础上，出现典型的皮疹即可诊断为皮肌炎。实验室检查：血清肌酶活性增高（特别以肌酸激酶增高为著），90%患者肌电图异常，约2/3病例肌活检呈典型肌炎病理改变。②系统性红斑狼疮：广泛肌痛和肌肉压痛可见于40%～80%的患者，症状累及近端肌肉，以三角肌和股四头肌为主。③混合性结缔组织病：其常见症状是肌痛。④干燥综合征：主要累及全身外分泌腺的慢性自身免疫性疾病，以唾液腺和泪腺症状为主；呼吸系统、消化系统、皮肤、阴道等外分泌腺亦有相应表现；或伴肌无力，有肌炎者少于10%。原发性干燥综合征患者可伴纤维肌痛。⑤风湿性多肌痛：为急性或亚急性发病，近端肌群剧烈疼痛、僵硬，伴红细胞沉降率显著增快及非特异性全身症状，不伴肌无力或肌萎缩。⑥嗜酸性肉芽肿性多血管炎：早期常现小腿肌肉痉挛，特别是腓肠肌痉挛性疼痛。⑦结节性多动脉炎：骨骼肌压痛常见，其中肌痛占30%～73%。患者常出现与外周神经病、

肌肉关节受累、皮肤和胃肠道受累的相关疼痛。

处理原则 根据不同病因进行处理。

（张卓莉）

cuóchuāngyàng pízhěn

痤疮样皮疹（acne-like rash）

顶端有无菌性小脓疱、基底为炎性丘疹或浸润性硬结的类痤疮般皮疹的皮肤损害。又称毛囊炎样皮疹。常见于贝赫切特综合征，多发于头面、后颈、胸背、股、阴部，反复慢性发作与缓解。中性粒细胞功能亢进是贝赫切特综合征免疫病理特点，皮肤顶端无菌性小脓疱是中性粒细胞过度趋化的表现，伴周围结缔组织肉芽肿样增生。此征应与痤疮鉴别。痤疮俗称青春痘，是青春期常见毛囊皮脂腺炎症，皮疹本身与痤疮样皮疹很难鉴别，但无口腔、外阴溃疡等贝赫切特综合征的其他表现。

（马 丽）

huánxíng hóngbān

环形红斑（annular erythema）

红色丘疹或荨麻疹样丘疹呈环形皮肤损害。单发或多发，边缘逐渐扩大，中央消退成环状。一般持续数周，或渐消退，但常有新病变出现。多个红斑或互相融合，呈不规则环状，大小不一，压之褪色，多分布于躯干或肢体近端。是一种反复发作的慢性红斑，无自觉症状，可见于多种疾病，如亚急性皮肤红斑狼疮或系统性红斑狼疮；链球菌感染后、药物过敏或虫叮咬后。

发生机制尚不清楚。部分是对链球菌感染、药物或虫叮咬后的一种超敏反应；系统性红斑狼疮患者伴发的环形红斑是一种血管炎。病理提示真皮乳头血管扩张充血，血管周围轻度淋巴细胞

浸润，时有表皮轻度水肿。此征需与体癣鉴别，后者损害可为环状红斑，但表面有鳞屑，自觉瘙痒，皮屑真菌镜检可确诊。

（马 丽）

zhēncì fǎnyìng

针刺反应（acupuncture reaction）

静脉注射/穿刺或皮肤损害后皮肤出现红色硬结的非特异性超常反应。直径约 0.5cm。硬结上有 0.1～0.2cm 水疱或无菌性脓疱，似毛囊炎样皮疹。是贝赫切特综合征中有较高特异性的皮肤改变，疾病活动期比缓解期明显。中国贝赫切特综合征患者此反应阳性率为 62.2%。中性粒细胞功能亢进是贝赫切特综合征免疫病理特点，针刺反应是局部皮肤对注射、针刺后的超常反应，其组织病理学分析证实为中性粒细胞性炎症反应。应与下列情况进行鉴别：①静脉注射、穿刺或皮肤损害后局部皮肤感染：皮肤出现红、白脓点，其细菌培养阳性可鉴别。②毛囊炎样皮疹：主要发生在毛囊丰富部位，不在针刺部位出现。

（马 丽）

Gētèlóngzhēng

戈特隆征（Gottron sign）

位于关节伸面略隆起、呈暗红色或粉色丘疹的皮肤损害。可出现在掌指关节、近端指间关节、肘关节伸面及内外踝处，可融合成片，顶面扁平，少量脱屑，可伴皮肤萎缩、毛细血管扩张、色素沉着或减退，偶有皮肤破溃。是皮肌炎的特征性皮肤损害之一，60%～80% 皮肌炎患者可伴发此征。肌无力明显者此征较重，可能与关节伸面用力支撑身体活动有关。表皮慢性免疫炎症反应，导致表皮增生，棘层增厚或乳头瘤样增生伴点状萎缩，基底

层轻度黏蛋白沉积。个别正常人手指关节伸面可出现非特异性皮肤增厚，但一般无皮肤颜色改变。

（马 丽）

Kòubónà xiànxiàng

寇伯纳现象（Koebner phenomenon）

创伤或其他因素诱发后出现的与原有疾病特征相同的病变。又称同形反应。如银屑病患者在正常皮肤处行手术后，在手术创口也出现银屑皮疹。此现象也可表现在其他皮肤病上，如扁平苔藓、光泽苔藓、白癜风等。发生机制未明。除创伤外，其他因素如日光、药物过敏、激光治疗等均可引起。可能与免疫复合物沉积、血管内皮生长因子局部浓缩、溶解纤维蛋白活性损伤、肥大细胞激活、血管活性物质释放、中性粒细胞外渗等有关。

（马 丽）

diéxíng hóngbān

蝶形红斑（butterfly erythema）

鼻背和两侧面颊部呈蝶形分布的红斑样皮疹的皮肤损害。常为淡红色或鲜红色（图）。斑丘疹样或片状疹，日晒诱发或加重。是系统性红斑狼疮的特征性皮肤损害，发生率为 30%～50%，也是病情活动的表现，经糖皮质激素和（或）羟氯喹治疗皮疹可消退，不留瘢痕。发生机制是由于自身抗体引起的皮肤小血管炎。紫外线可使皮肤细胞的 DNA 变形，刺激机体产生自身抗体。鉴别诊断：①妊娠斑：孕妇妊娠 4 个月后，因内分泌改变，脸上可出现茶褐色斑，分布于鼻背、双颊，也可见于前额部，呈蝴蝶形。②雀斑：一种浅褐色小斑点，针尖至米粒大，常出现于前额、鼻背和脸颊等处。这两种皮疹均为非炎症性，鉴别不难。

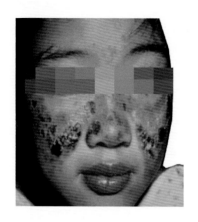

图　蝶形红斑

（马　丽）

jìgōngshǒu

技工手（craftsman hand）　指掌面、侧面皮肤角化、裂纹、粗糙及脱屑样病理改变。与长期手工操作的技术工人手相似。此改变可出现在足跟部、手指其他部位。是皮肌炎的相对特征性皮肤病变。抗 Jo-1 抗体阳性的皮肌炎患者多见，特别是血清抗 Mi-2 抗体阳性者。发生机制是由于免疫反应所致表皮增生或萎缩、过度角化，皮肤胶原纤维断裂。此征应与真菌感染或慢性湿疹所致皮肤角化或皲裂鉴别，真菌感染局部涂片可发现真菌，或试验性抗真菌治疗有效。

（马　丽）

jiǎ dǐngzhēnyàng gǎibiàn

甲顶针样改变（thimble-like change）　甲板表面出现多个点状似顶针的小凹陷样病变。针尖大小，疏散分布或排列成线状，单甲可有 20 个以上的凹陷。主要见于银屑病患者，约 80% 银屑病关节炎患者有指（趾）甲顶针样病变，而无关节炎的银屑病患者指甲病变仅占 20%。指炎或远端指间关节炎伴甲顶针样改变是银屑病关节炎特征性变化，是由于远端指间关节炎或皮疹导致指甲床

发育障碍所致。指（趾）甲床附近出现湿疹、真菌感染、扁平苔藓，也可致指（趾）甲改变，但甲板表面小凹陷较大，不均匀，同时有相应皮疹。

（马　丽）

jiǎzhōu gěngsè

甲周梗塞（infarct around the nail）　甲周小动脉闭塞所致甲周围暗红色斑点样病变。稍高于皮面，直径为 1~2mm，有压痛，可单发或多发。是皮肌炎常见的皮肤损害，源于甲皱微循环改变，是皮肤血管炎表现之一，可随病情缓解而消失。系统性红斑狼疮伴甲周红斑者可出现此病变。皮肌炎和系统性红斑狼疮基本病理改变均为小血管炎，甲周小血管炎是全身疾病的局部表现，血管炎导致甲周小动脉闭塞。

（马　丽）

jiéjié hóngbān

结节红斑（erythema nodosa）　感染或其他疾病所致结节样皮肤损害。常发生在小腿伸侧，少数可发生在股、上肢，甚至面、颈及躯干。初起为散在分布的鲜红色痛性结节，如同杏核或鸡蛋大小，略高出皮面；不破溃，数日后色变暗红，数周渐消退。有短暂性色素沉着，不遗留凹陷性瘢痕。此症是源于感染（溶血性链球菌、结核杆菌等）或某些疾病（如结节病、贝赫切特综合征、溃疡性结肠炎、淋巴瘤）的 III 型超敏反应。主要病理改变是真皮深层或皮下组织的局限性血管炎。鉴别诊断：①硬红斑：多发生于小腿屈侧，常单发或数个，皮肤损害较大，病程长，可自发性破溃，形成溃疡，愈合后留不同程度萎缩。②结节性血管炎：好发小腿外、后侧，为皮下结节或较大浸润性红斑，病变缓慢，偶破

溃。病理表现主要为肉芽肿性血管炎。

（马　丽）

lángchuāngxìng tuōfà

狼疮性脱发（lupus alopecia）　系统性红斑狼疮所致脱发。只见于部分患者。呈弥漫性但集中在前额部，头发稀疏、枯黄、易折断。与疾病活动相关，病情缓解后毛发逐渐再生。系统性红斑狼疮病情活动者，出现头皮下小血管炎及皮疹，导致对毛囊营养供应障碍，甚至毛囊破坏，使毛发生长发育受影响，导致毛发质量差、脱发。脂溢性脱发者脂溢出过多，亦可致头皮油腻潮湿，但一般从两额角、前额和头顶中间开始脱发，继而弥漫于整个头顶，应与此症区别。

（马　丽）

lèifēngshī jiéjié

类风湿结节（rheumatoid nodule）　类风湿关节炎特征性改变的皮下结节。直径约 1cm，椭圆形或半球形，质地较硬，不易活动，触痛不明显。多发生于尺骨鹰嘴下、膝关节及跟腱附近等易受摩擦的骨突起部。偶发于胸膜、心包、心内膜、中枢神经系统、巩膜及肺。见于 5%~15% 的类风湿关节炎患者，伴类风湿因子效价显著升高，病情较重，结节与病情活动相关，病情控制后结节可缩小或消失。

皮下结节是由于超敏反应引起的关节外局部组织增生性病变。病理可见结节中央为坏死组织，周围有栅状排列的吞噬细胞、成纤维细胞；外层血管周围有免疫复合物沉积和慢性炎症反应。

应与下列情况鉴别：①其他良性结节：可见于无关节炎和类风湿因子阴性的健康儿童，常发生于胫骨前区、足和头皮。②痛

风石：因尿酸盐结晶沉淀，在关节周围形成小的、突出于皮肤的病变，患者有多年高尿酸血症病史，结节较软。

（马 丽）

pánzhuàng hóngbān
盘状红斑（discoid erythema）

界限清楚的圆形或不规则形浸润性硬红斑的慢性皮肤损害。色素增深，边缘明显、略高于中心，中央色淡伴表皮萎缩和毛细血管扩张，上覆鳞屑，鳞屑与下面皮肤紧贴，揭掉鳞屑可见毛囊栓塞。最多见于盘状红斑狼疮，无系统性损害，常见于日光暴露部位，如前额、颧部、鼻和手背，也可出现在头皮，造成局部脱发。红斑可出现在口唇或舌部，呈灰白色片状糜烂，绕以紫红色晕。也可以是系统性红斑狼疮的皮肤改变，见于5%的患者，且可先于该病症状10余年出现。发生机制尚不清楚，有真皮-表皮交界处免疫复合物介导的基膜损伤，被认为是病理性免疫反应。

应与下列情况鉴别：①扁平苔藓：口腔内盘状红斑应与其鉴别，依靠组织活检。②不典型银屑病皮疹：有时可能与盘状红斑混淆，借助组织活检鉴别。

（马 丽）

pījiānzhēng
披肩征（shawl sign）

后颈和双肩背部连片的暗红点状红斑样皮肤损害。形似披肩状。是皮肌炎较特异的一种皮疹，常与该病其他皮疹同时出现，如向阳疹，面部、颈部和前胸V形区皮疹。患者抗Mi-2抗体常阳性，对治疗敏感。发生机制尚不清楚。一般认为是血管炎样改变，皮疹处病理为非特异性免疫炎症反应。此征需与日光性皮炎鉴别，后者有日光照射史，呈一过性，无皮肌炎

的其他表现。

（马 丽）

shēngzhíqì kuìyáng
生殖器溃疡（genital ulcer）

生殖器皮肤、黏膜的局限性破溃。可单发也可多发，直径2~10mm，中央黄白色，周边有红晕。一般比口腔溃疡更深、更痛，约2周渐愈合，多留瘢痕。男性分布于阴囊、包皮、阴茎和肛周；女性多分布于大小阴唇、阴道口、会阴处。主要见于贝赫切特综合征，发生率约为70%。伴口腔溃疡者，称不完全性贝赫切特综合征；伴口腔溃疡、眼炎者，称完全性贝赫切特综合征。

发生机制为机体出现一种黏膜或皮肤抗体（自身抗体的一种）的病理性免疫反应，所致生殖器黏膜和皮肤小血管炎。此征应与梅毒外阴溃疡鉴别，后者可出现在梅毒一期和二期，特征是无痛、深红色炎性硬结，圆形，直径1~2cm，表面呈边缘整齐、周边隆起的浅溃疡，有浆液性脓性分泌物，梅毒螺旋体抗体阳性。

（马 丽）

tòngfēngshí
痛风石（tophus）

嘌呤代谢障碍致尿酸盐结晶沉积于关节周围组织，引起慢性炎症和纤维组织增生形成的结节肿。又称痛风结节，是慢性痛风的一种表现。多在血尿酸升高5~10年出现。小的如芝麻，大的如鸡蛋或更大，最常见于指、趾、鹰嘴等关节周围肌腱、腱鞘和结缔组织处，呈偏心性较大结节（图）。其磨损破溃，可排白色的尿酸盐结晶。耳郭是典型部位，但其发生率不高。还可侵袭关节附近骨骼，使其出现虫蚀样破坏。

其形成与高尿酸血症程度和持续时间有关。血尿酸水平持续

超过其饱和度，可致尿酸盐以结晶形式沉积在关节软骨、骨质、滑膜、肌腱和皮下结缔组织中，引起局部慢性炎症反应，周围有大量单核-巨噬细胞，可有中性粒细胞浸润，形成皮下肉芽肿。

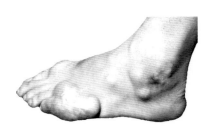

图 痛风石

应与下列情况鉴别：①类风湿结节：是类风湿关节炎的关节外表现，伴类风湿因子效价明显升高、病情严重、关节肿痛明显，病情控制后可缩小或消失。②黄瘤病：多伴血浆脂蛋白和胆固醇水平升高，不累及骨，无血尿酸水平增高和急性关节炎反复发作。

（马 丽）

wǎngzhuàng qīngbān
网状青斑（livedo reticularis）

皮肤局限性青紫色网状病变。多见于下肢，可累及上肢和躯干，遇冷加重，抬高患肢后网状青斑可减轻或消失。分为原发性和继发性，前者无原发病，青斑是唯一表现，多无其他症状，少数患肢可有胀感；后者见于多种自身免疫病，如抗磷脂综合征、结节性多动脉炎、系统性红斑狼疮。此征源于皮肤内垂直小动脉痉挛，导致末梢循环障碍。需与下肢静脉曲张鉴别，后者下肢浅表静脉扩张、延长、弯曲成团，呈蚯蚓状，明显凸出于皮下，晚期可并发慢性溃疡，多见于中年男性，或长时间负重、站立者。

（马 丽）

xiàngyángzhěn
向阳疹（heliotrope rash） 上睑和眶上的水肿性暗红斑疹样皮肤损害。可延至额部，多为双侧，光照后加重。是皮肌炎特征性皮肤损害及病情活动的表现，发生率为 60%～80%，糖皮质激素和免疫抑制剂治疗可消退。发生机制尚不清楚。一般认为是血管的非特异性免疫炎症反应。应与颜面过敏反应鉴别，后者皮疹突然出现，伴痒感，有变应原接触史。

（马 丽）

zhǐfù xiāoshī
指腹消失（disappearance of finger pulp） 指远端掌侧皮下组织硬肿、萎缩、皮肤反复溃疡所致凹陷、指腹变薄的病理表现。是系统性硬化症的临床表现之一，特别是肢端型系统性硬化症，其皮肤硬变始于指。系统性硬化症有明显的中、小动脉及微动脉血管及其周围炎症细胞浸润，小动脉血管内膜增厚、管腔狭窄，伴受寒后指端血管痉挛，导致手指远端血供不良，局部营养障碍。此征应与冷球蛋白血症鉴别，后者因肢端血管内冷球蛋白沉积致血管炎或血管堵塞，缺血性管壁坏死或痉挛，指腹血运障碍，指腹消失甚至指坏疽或缩短，测定冷球蛋白含量可确定。

（马 丽）

zhǐjiān túdīngyàng gǎibiàn
指尖图钉样改变（fingertip thumbtack-like change） 手指远端腹侧中心较深、周围较浅的凹陷性小萎缩或瘢痕改变。又称指端图钉样瘢痕。可单发或多发。是系统性硬化症的皮肤病变，常伴较重的雷诺现象和指腹消失。源于指尖微小动脉血管壁增厚，导致血管腔闭塞、局部组织缺血，形成小萎缩灶或小溃疡后发展为瘢痕。

（马 丽）

chāngjuéxìng qǔchǐ
猖獗性龋齿（rampant caries） 多个牙齿变黑继而小块状脱落只留残根的严重龋齿。是干燥综合征的临床特征，发生率>50%。患者诉口、眼干燥，进干食需液体辅助。腮腺反复肿大，唇腺活检示灶性淋巴细胞浸润和腺管破坏。血清中常有抗核抗体和（或）抗 SS-A/SS-B 抗体阳性。是由于腮腺、颌下腺及导管周围出现淋巴细胞和浆细胞浸润，腺泡破坏、萎缩，导管扩张，唾液分泌减少，使牙齿缺少滋润、冲洗与清洁所致。鼻咽癌头颈部放疗可破坏大量唾液腺，导致龋齿，应与此征鉴别。

（马 丽）

kǒuqiāng kuìyáng
口腔溃疡（oral ulcer） 口腔黏膜表浅性破溃。又称口疮。可从米粒至黄豆大、圆形或类圆形、边缘清楚、深浅不一，底部有黄色覆盖物、周围有边缘清晰的红晕，或伴疼痛。一般 1～2 周可自行消退，不留瘢痕。可为贝赫切特综合征的首发症状。反复发作，每年至少 3 次，溃疡成批出现，多在舌缘、颊、唇、软腭和咽部。系统性红斑狼疮患者可出现无痛性口腔溃疡，是病情活动的标志。许多口腔溃疡患者并无系统性疾病，为单纯口腔溃疡，反复发作，称为复发性口腔溃疡。

一般认为是免疫性血管炎造成局部黏膜坏死。系统性疾病、遗传、免疫及微生物等因素对其发生、发展可能起一定作用。诱因疑是局部创伤，精神紧张，食物、药物、激素水平改变。

应与疱疹性口炎鉴别，后者是 I 型单纯疱疹病毒所致急性口腔黏膜感染，黏膜有较大充血区，溃疡数目多且小，患者疼痛难忍，唾液增多。

（马 丽）

tuòyèxiàn zhǒngdà
唾液腺肿大（salivary gland enlargement） 唾液腺肿胀增大。为干燥综合征的重要体征。约 40% 原发性干燥综合征有腮腺和颌下腺弥漫性肿大，伴压痛，以腮腺肿大多见，可为单侧或双侧，大部分 1～2 周可自行消退、反复出现，半数患者遗留永久性单侧、双侧腮腺肿大，腮腺肿大比口干早出现多年。此征是由于自身抗体（如抗 SS-A 和抗 SS-B 抗体）造成免疫炎症反应，唾液腺小叶大量淋巴细胞浸润，引起腺体导管上皮细胞增生、退化、萎缩、破坏，以纤维组织代之。

应与下列疾病进行鉴别：①唾液腺肿瘤：腮腺持续肿大、变硬或呈结节状者应警惕淋巴瘤，年轻者多为良性，老年者恶性肿瘤较常见。②唾液腺炎：主要是唾液腺结石及感染所致，唾液腺红肿、胀痛。细菌感染者唾液腺导管口发红，可挤出脓液；病毒感染者导管口唾液清亮；唾液腺淋巴结炎者其导管口正常，常伴体温升高。

（马 丽）

ānbí
鞍鼻（saddle nose） 鼻背低于正常，重者呈凹陷畸形。又称鞍鼻畸形，俗称塌鼻梁。在复发性多软骨炎中，约 3/4 的患者发生鼻软骨炎，表现为突然鼻背红、肿、压痛，数天后可缓解。反复发作导致鼻软骨局限性塌陷，后期形成鞍鼻畸形或在发病 1～2 天鼻背突然下陷，形成鞍鼻。源于机体产生针对 II 型胶原的自身免疫反应，鼻软骨组织周围炎症细胞浸润，逐渐出现软骨变性、坏死、溶解及液化，最终鼻背软骨塌陷。肉芽肿性多血管炎患者通常表现为持续流脓鼻涕并进行性加重，伴鼻黏膜溃疡、结痂和鼻出血，重症者鼻中隔穿孔，鼻骨破坏，出现鞍鼻。肉芽肿性多血管炎是一种坏死性肉芽肿，破坏鼻软骨和骨。

（马 丽）

ěrguō hóngzhǒng
耳郭红肿（ear swelling） 耳郭
突发性红紫，肿胀，皮温升高，散在红斑结节伴疼痛。是耳郭急性软骨炎的表现。耳郭软骨炎是复发性多软骨炎最主要的临床表现，95%患者有此征。发病后数日至数周可自行缓解，或经糖皮质激素治疗缓解，反复发作导致外耳郭松弛、塌陷、畸形。鼻软骨、气管软骨可同时受累。发生机制尚不清楚。一般认为是体内的抗Ⅱ型胶原等自身抗体介导的异常免疫反应，激活软骨降解酶，溶解耳郭软骨，伴软骨急性免疫炎症反应。此征应与耳郭软骨膜炎鉴别，后者又称耳郭假囊肿，是软骨膜的无菌性炎症。浆液性者常仅有耳郭局限肿起，有弹性感，不红，无明显疼痛；化脓性者耳郭剧痛，检查可见耳郭红肿、明显压痛，有波动感，有的破溃出脓，无其他软骨受累。

（马 丽）

nièdòngmài yūqū
颞动脉迂曲（temporal artery tortuosity） 单侧或双侧颞动脉变粗、迂曲、搏动减弱或消失，沿动脉有触痛性小硬结节。是颞动脉炎的一种表现。颞动脉炎是巨细胞性动脉炎的一部分。颞动脉炎主要表现为供血不足的相关症状和体征，如额部痛、间歇性下颌运动障碍；重者伴眼部受累甚至失明。诊断的金标准是病变处

做颞动脉活检。颞动脉炎时，动脉各层均可受累，但以动脉内弹力层病变最明显。除大量淋巴细胞和巨噬细胞浸润外，可见平滑肌坏死，内弹力层断裂，故表现为颞动脉迂曲，重者可致动脉瘤。血压高、头痛时，部分患者可出现颞动脉显露，但无压痛和炎症表现，应予区别。

（马 丽）

wúmài
无脉（pulseless） 腕部桡动脉无
搏动或搏动减弱致脉搏不能触及。多出现在头臂动脉型多发大动脉炎或巨细胞性动脉炎。此两类疾病均为主动脉弓及其主要分支血管受累，故以左、右锁骨下动脉狭窄常见。无脉可单侧或双侧，患侧肱动脉和锁骨下动脉也触不到搏动，血压低或测不到，伴缺血表现，如患肢无力、麻木和冷感，活动后间歇性肢体疼痛，严重者有皮温降低、指端发绀及坏死。此征源于受累动脉壁大量炎症细胞浸润，形成肉芽组织，管腔严重狭窄或闭塞，极少或无血流通过，导致不能触及搏动。颈部肿瘤或淋巴瘤压迫锁骨下动脉也可造成无脉症，颈部触诊可鉴别。

（马 丽）

xuèguǎn záyīn
血管杂音（vascular murmur）
血管听诊闻及吹风样或连续性杂音。正常血管无此杂音。分动脉性、静脉性两种。风湿病性多发性大动脉炎出现典型的动脉性杂音。两侧锁骨上、颈后三角区或背部可闻及，腹主动脉或肾动脉受累可在腹部或背部闻及。血管狭窄程度与杂音相关，腹主动脉管腔狭窄达60%者有血管杂音，达73%者杂音最响，78%以上则杂音减弱或听不到。是由于受累动脉内膜不规则增生，管腔狭窄

或闭塞，血流通过时阻力增大，产生收缩期血管杂音。若有侧支循环，则血流经过扩张弯曲的侧支血管可产生连续性血管杂音。

应与下列情况鉴别：①甲状腺功能亢进症：在甲状腺上、下极有时可闻及连续性杂音，有此病的其他表现可鉴别。②在人造动静脉瘘的部位可听到连续性杂音，但非病理性。

（马 丽）

yìnóngxìng pífū jiǎohuàzhèng
溢脓性皮肤角化症（purulent skin keratosis） 掌、跖部位无菌
性脓疱干瘪成角化结节的皮肤损害。又称掌跖脓疱病。多为双侧性，脓疱多在红斑基础上出现，大小为2~4mm，8~10天形成角化小结，迁延反复。是反应性关节炎常见的一种皮肤损害。患者皮肤棘层上部棘细胞水肿，内有大量中性粒细胞浸润形成的海绵状脓疱，伴表皮角化过度或角化不全。

应与下列情况鉴别：①不典型湿疹：溢脓不明显，皮疹表面以清亮渗出为主。②脓疱性银屑病：表现为溢脓性皮肤角化症。

（马 丽）

miànjùyàng miànróng
面具样面容（mask-like face）
面部皮肤绷紧，呈蜡样光泽，无汗毛和出汗，正常面纹消失，皮肤厚如皮革样，口唇变薄，张口困难，鼻尖变小，面容刻板无表情样病理改变。是系统性硬化症的特征性表现之一。此征源于真皮层免疫炎症反应，血管周围有大量淋巴细胞浸润，微血管内皮细胞损伤、血管壁增厚，导致真皮和皮下组织胶原纤维肿胀、增生、硬化，失去弹性。成年人患系统性硬化症时发病前常有急性感染性疾病史，伴低热、乏力。

皮肤损害从面、颈或背部开始，皮肤水肿、发硬，界限不清。舌、喉受累者还可出现吞咽困难。皮肤病理检查有助于诊断，有自愈倾向。

（马丽）

miǎnyì qiúdànbái

免疫球蛋白（immunoglobulin, Ig）

具有抗体活性或化学结构上与抗体相似的球蛋白。可通过其抗原结合区与外源性物质即抗原发生特异性结合，而后再由生物活性区诱导机体免疫系统针对抗原的一系列免疫反应。由两种多肽链组成，一种分子量约为50kD，称重链；另一种分子量为25kD，称轻链。每个抗体均有两条轻链和两条重链组成，重链之间以及重链和轻链之间由二硫键连接形成四肽链结构。根据免疫球蛋白重链的结构和抗原性差异，免疫球蛋白可分成 IgM、IgG、IgA、IgE 和 IgD 五种类型。不同类型间分子量有差异，一般在140~190kD。其中，IgG 又可分为 IgG1、IgG2、IgG3 和 IgG4 四种亚类，IgA 则可分为 IgA1 和 IgA2 两种亚类。IgA 和 IgM 一般由以 J 链连接的多聚体形式存在。各个亚类的抗体在机体复杂的免疫应答中起着不同的作用。

检测方法 IgM、IgG、IgA、IgE 和 IgD 均可用免疫散射比浊法、免疫透射比浊法和放射免疫扩散法测定。分泌型 IgA 可用酶联免疫吸附试验、火箭免疫电泳法和放射免疫扩散法进行测定。风湿病相关自身抗体检测则多采用间接免疫荧光法、双向免疫扩散法、线性免疫印迹法、被动血凝法、颗粒凝集法、对流免疫电泳法、蛋白印迹法、免疫斑点法、免疫沉淀法、斑点酶免疫渗透试验、斑点金免疫结合试验、化学

发光法、液相芯片技术、芯片酶联免疫技术和蛋白芯片法等。

正常值 成年人血清中各免疫球蛋白亚类的正常值：IgM 0.84 ~ 1.32g/L；IgG 11.52 ~ 14.22g/L；IgA 2.01 ~ 2.69g/L；IgE 男性 31 ~ 5500μg/L，女性 31 ~ 2000μg/L；IgD 0.003 ~ 0.140g/L。

临床意义 血清中 Ig 减少主要源于合成减少、丢失增加、高分解代谢或多因素合并。与之相关的疾病有选择性 IgA 缺陷、选择性 IgM 缺陷、联合免疫缺陷、甲状腺功能亢进症和病毒感染等。血清 Ig 持续增高者，提示免疫系统正进行性的针对抗原作出反应。

检测不同亚类免疫球蛋白水平的变化可更全面反映疾病进展和预后。IgM 是机体在初次免疫应答时最先产生的抗体。IgG 则是再次免疫应答中的主要抗体。分泌型 IgA 可有效抵御病原体经黏膜上皮的感染。IgE 升高是过敏性疾病的特征性指标。IgD 是 B 细胞分化成熟的标志。

自身抗体检测对风湿病的临床意义广泛：①风湿病诊断与鉴别诊断：疾病标志性抗体或特异性抗体或疾病相关性自身抗体对风湿病诊断与鉴别诊断意义重大，如抗 Sm 抗体对系统性红斑狼疮（systemic lupus erythematosus，SLE）的诊断具有较高特异性，是公认的 SLE 的血清标志抗体，对早期、不典型的 SLE 的诊断或经治疗缓解后的 SLE 回顾性诊断有很大帮助。②风湿病的病情评估与治疗监测：某些自身抗体与疾病活动性密切相关，通过自身抗体效价的消长判断疾病的活动性，观察治疗反应，指导临床治疗。临床常见的疾病活动性相关自身抗体，如 SLE 中的抗双链 DNA 抗体、系

统性血管炎中的抗蛋白酶 3 抗体和抗髓过氧化物酶抗体。③风湿病的病程转归与预后判断：某些自身抗体与疾病发展、转归相关，如局限型系统性硬化症中抗着丝点抗体阳性患者预后良好，而弥漫型系统型硬化症中抗 Scl-70 抗体阳性且年长发病患者预后较差。④风湿病预警：某些自身抗体在风湿病发病前出现，可对疾病进行早期预警，坚持随访有利于患者的早期诊断与治疗，如抗环瓜氨酸肽抗体早在类风湿关节炎发病前 10 年即可在患者体内出现。⑤风湿病致病机制的研究：通过自身抗体临床应用实践，可进一步研究和阐明风湿病发病机制，如 SLE 中的抗核抗体与多器官或组织的细胞核结合，导致多器官损伤。

（李永哲 邓垂文）

miǎnyì qiúdànbái yàlèi

免疫球蛋白亚类（immunoglobulin subclass，Ig subclass）

依据同一类 Ig 重链的抗原性及二硫键数目和位置不同将 Ig 分为不同亚类。其中 IgG 可分为 IgG1、IgG2、IgG3 和 IgG4 四个亚类，IgA 可分为 IgA1 和 IgA2 两个亚类。IgG1、IgG3、IgG4 可透过胎盘屏障，在新生儿抗感染免疫中起重要作用；IgG1、IgG3 可高效激活补体，并可与巨噬细胞、自然杀伤细胞表面 Fc 受体结合，发挥调理作用、细胞毒作用等；IgG1、IgG2、IgG4 可通过其 Fc 段与葡萄球菌蛋白 A 结合，借此可纯化抗体，或用于免疫诊断。各 IgG 亚类在多种疾病的发生发展过程中发挥不同的作用。在免疫反应中，因为抗原种类、剂量和进入体内途径的不同，以及宿主遗传学倾向的不同，可产生不同的 IgG 亚类。IgG 亚类在风湿病中有重要的临床意义，而 IgA 亚类应用较少。

检测方法 Ig 亚类可用免疫比浊法进行检测。

正常值 IgG1 3.86~9.95g/L；IgG2 1.39~8.22g/L；IgG3 0.11~1.31g/L；IgG4 0.09~0.76g/L。

临床意义 针对细菌和病毒抗原产生的抗体以 IgG1 为主，有时伴 IgG3 产生，IgG2 水平较低。针对多糖抗原可产生不同亚类的 IgG 抗体，如用奈瑟球菌属或嗜血杆菌属接种免疫产生 IgG2 较多，但在 2~3 岁的儿童体内针对多糖抗原产生的抗体为 IgG1，如用 T 细胞依赖型抗原长期反复刺激可产生 IgG4。一些血友病患者长期用凝血因子Ⅷ或Ⅸ进行治疗，体内 IgG4 水平可明显升高。米库利奇病（Mikulicz disease）、自身免疫性胰腺炎、间质性肾炎及腹膜后纤维化等多种 IgG4 相关性疾病患者血清中的 IgG4 均有不同程度的升高。在类风湿关节炎（rheumatoid arthritis，RA）患者中，IgG4 升高的程度较其他亚型更明显，且与疾病活动性相关，可能是 RA 发病的主要抗体亚类。在系统性红斑狼疮患者中以 IgG1、IgG2 和 IgG3 升高为主，在缓解患者中 IgG3 水平可降低。IgG 亚类缺陷多发生于幼儿、儿童和少年，如小儿肺炎、多种呼吸道疾病等。成年人常见的肺炎、气管炎、慢性阻塞性肺疾病、支气管扩张和支气管哮喘等疾病也与 IgG 亚类缺陷有关。

（李永哲 邓垂文）

bǔtǐ

补体（complement） 存在于血清、组织液和细胞膜表面的经激活后具有参与和调节机体免疫功能多种生物学效应的蛋白质。补体经 3 条补体激活途径，即经典途径、旁路途径和凝集素途径发挥作用，其主要功能是与免疫细胞及其他免疫分子（包括激肽类和细胞因子）一起参与机体的自然防御，包括清除抗原和免疫复合物。补体系统约由 20 种血浆蛋白和至少 8 种细胞受体组成。补体系统通过其活性片段的强烈结合改变细胞膜和可溶性抗原，而后与补体受体结合并诱导巨噬细胞对结构改变的抗原包括循环免疫复合物和细胞碎片等进行摄入，同时激活淋巴细胞以诱发机体体液免疫反应。此外，补体系统还可通过激活途径释放多种活性介质，活化邻近细胞并刺激其释放多种趋化因子和炎症因子，诱导多种免疫细胞和免疫分子进入病变区域以防御感染。补体系统既独立于抗原而发挥作用，又受免疫系统效应分子如免疫球蛋白的调节。

检测方法 总补体溶血活性（CH_{50}）测定、旁路途径的溶血活性（$AP\text{-}CH_{50}$）测定、补体激活酶免疫试验、散射免疫浊度测定、透射免疫浊度法、C1-酯酶抑制物活性（C1q）测定、细胞结合补体成分测定和细胞受体检测。

正常值 ①总补体溶血活性测定：CH_{50} 为 50~100U/ml。②旁路途径的溶血活性测定：$AP\text{-}CH_{50}$ 为 16.3~27.1U/ml。③蛋白浓度测定：C1q 为 0.159~0.233g/L；C3 为 0.9~1.8g/L（20~70 岁）；C4 为 0.1~0.4g/L（20~70 岁）。

临床意义 补体系统的检测有助于了解患者机体的免疫状态，补体激活途径是否健全，对疾病的诊断和治疗有一定的辅助作用。①高补体血症：见于全身感染、非感染性慢性炎症状态和生理情况（如妊娠）。②低补体血症：是免疫复合物性疾病，包括系统性红斑狼疮（systemic lupus erythematosus，SLE）、类风湿关节炎、原发性膜增生性肾小球肾炎、慢性活动性感染性肾小球肾炎、荨麻疹性脉管炎综合征、冷球蛋白血症、毒性弥漫性甲状腺肿（格雷夫斯病）和多发性骨髓瘤等，补体为这些疾病是否活动的标志。多种非免疫性因素导致的疾病也引起血清补体成分的减少。C3 和 C4 的检测可用于 SLE 及相关综合征的初步诊断和跟踪治疗过程，尤其是当其浓度降低时，说明疾病处于活动期。若恢复正常值，说明有临床改善并提示预后良好。C1q、C4 或 C2 的单基因缺陷可引起 SLE。约 30% 的 SLE 患者及约 70% 的 SLE 并发肾炎患者体内可检出抗 C1q 抗体，这些抗体的产生主要是针对大量固定于免疫复合物的 C1 应答所致，可能与 SLE 患者中常见的低补体血症及肾小球损伤有关。

（李永哲 邓垂文）

xúnhuán miǎnyì fùhéwù

循环免疫复合物（circulating immune complex，CIC） 抗原稍过量时形成中等大小游离于体液的可溶性免疫复合物。CIC 既不能被吞噬细胞清除，又不能通过肾小球滤孔排出，可较长时间游离于血液和其他体液中。血管壁通透性增加时，此类复合物可随血流沉积在某些部位的毛细血管壁或嵌合在肾小球基膜上，激活补体导致免疫复合物沉积。

正常值 ①聚乙二醇沉淀试验：正常值为 4.3±2.0。②抗补体试验：以 50% 溶血的管作为判定终点，凡实验排比对照排溶血活性低于 1 管或 1 管以上者为抗补体试验阳性。③抗补体成分3-循环免疫复合物-酶联免疫吸附试验：P/N ≥ 2.1 判定为阳性。④葡萄球菌 A 蛋白夹心酶联免疫吸附试验：> 28.4g/L 为阳性。

⑤C1q 结合试验：≥20RU/ml 为阳性。⑥胶固素结合试验：高于正常人+2s 为阳性。

临床意义 在许多疾病中均可检出相应的 CIC，如系统性红斑狼疮（systemic lupus erythematosus，SLE）、类风湿关节炎、冷球蛋白血症和血栓闭塞性脉管炎等。CIC 沉积是 SLE 常见肾脏病理改变之一，CIC 检测有助于判别 SLE 疾病活动性及肾脏损伤程度。类风湿关节炎以类风湿因子与 IgG 结合形成的 CIC 最常见，主要沉积于关节骨膜、皮下组织等处引起关节病理改变等。免疫复合物相关疾病以外的许多其他疾病中也可发现 CIC 浓度的升高，如细菌感染、病毒感染、寄生虫感染、超敏反应、自身免疫病、肿瘤、神经系统疾病及皮肤和消化道的慢性疾病等。虽然 CIC 不具有疾病特异性，但其检测能提供相关免疫病理、疾病的发展和预后信息。CIC 的存在是体内正在进行免疫防卫或自身免疫反应的标志。在某些微生物感染、自身免疫病或肿瘤患者中，检测 CIC 可用作疾病活动性、评价机体功能和监测疗效的指标。

(李永哲 邓垂文)

C fǎnyìng dànbái

C 反应蛋白（C-reactive protein，CRP）

钙离子存在情况下与菌体多糖 C 反应而产生沉淀的蛋白质。CRP 在白介素-6 的介导下由肝脏合成，分子量 115 ~ 140kD，由 5 个完全相同的多肽链亚单位非共价结合而成。CRP 的主要生物学功能是结合大范围的内源性和外源性物质，通过调理作用促进它们从血液及组织中清除。超敏 C 反应蛋白（high-sensitivity C-reactive protein，hs-CRP）是采用超敏感检测技术，根据 CRP 检测方法在较低浓度检测出的 CRP，并不是一种新的 CRP，其实是根据测定 CRP 方法更敏感而命名。

检测方法 免疫扩散、放射免疫、免疫比浊法及酶联免疫吸附试验。胶乳增强的免疫比浊法等技术显著提高了分析的敏感性（检测低限为 0.005 ~ 0.100mg/L），在低浓度 CRP（如 0.15 ~ 10.00mg/L）测定范围内有很高的准确度，是检测 hs-CRP 的主要方法。

正常值 ≤3mg/L。

临床意义 CRP 在血清或血浆中含量较低，而在多种造成组织损伤、感染或炎症的疾病状态中，CRP 含量会在发生这些急性事件后的 4~8 小时内增多并超出正常值。CRP 的增多为炎症作用及相关性疾病的诊断和治疗监控提供了有价值的信息。CRP 为 10 ~ 50mg/L 提示轻度炎症；为 100mg/L 提示疾病较严重；超过 100mg/L 常提示严重的疾病过程并可能伴发细菌感染。治疗监控中，可根据 CRP 的水平对疾病进行治疗，持续升高的 CRP 一般提示抗炎治疗无效，并提示预后较差。CRP 对类风湿关节炎（rheumatoid arthritis，RA），系统性红斑狼疮（systemic lupus erythematosus，SLE）和强直性脊柱炎（ankylosing spondylitis，AS）等风湿病有重要临床意义。活动性 RA 成人患者 CRP 浓度一般在 20 ~ 30mg/L，病情较严重者可 > 100mg/L。有效的 RA 治疗药物可将 CRP 浓度降低约 40%，抗肿瘤坏死因子-α 治疗 1 周后 RA 患者的 CRP 可降低约 75%。CRP 还具有判断 RA 预后的价值，其浓度升高与磁共振成像检出的早期滑膜炎和侵袭、滑膜炎症细胞浸润、破骨细胞激活和骨密度降低有关。SLE 患者伴急性浆膜炎或慢性滑膜炎时，CRP 可明显升高，但伴有其他症状如肾炎时仅轻度升高。AS 患者经英夫利昔单抗治疗 12 周后 CRP 浓度可下降 75%。CRP 还是评价未来心血管和外周血管疾病发生风险的一个强有力的独立预测因子。hs-CRP 可增加其用于评价心血管和外周血管疾病风险标志物的预测价值。

(李永哲 邓垂文)

xuèqīng diànfěnyàng wùzhì A

血清淀粉样物质 A（serum amyloid A，SAA）

急性时相反应时肝脏合成并分泌可与高密度脂蛋白、低密度脂蛋白和极低密度脂蛋白结合的物质。为一种急性时相蛋白，分子量 12kD，巨噬细胞对 SAA 与高密度脂蛋白结合体的亲和力是对高密度脂蛋白自身亲和力的 2 ~ 3 倍。SAA 的生理功能尚未明确。

检测方法 应用酶联免疫吸附试验、免疫散射法或免疫浊度法测定。

正常值 ≤10mg/L。

临床意义 SAA 作为一种急性时相蛋白，其含量在炎症反应约 8 小时增加，且超过参考上限时间早于 C 反应蛋白（C-reactive protein，CRP），可用于评估急性时相反应进程。感染性疾病中，SAA 增加较 CRP 增加更常见且上升幅度更高。SAA 与 CRP 在急性感染恢复阶段的水平平行。此蛋白水平在系统性红斑狼疮和炎症性肠病中不高。在移植排斥反应中，SAA 是一个较灵敏的指标。不可逆转的肾移植排斥反应患者，其浓度>720mg/L；可逆转的排斥反应患者，其相关水平为（271±31）mg/L。类风湿关节炎、结核和麻风患者，SAA 的逐渐累积是诱导淀粉样物质 A-淀粉纤维合成的先决条件，检测 SAA 可辅助诊断继发性淀粉样变性病变。原发性干燥综合征患者，SAA 可抑制 B 细胞过度活化，减少免疫球蛋白 G 和自身抗体的产生，高浓度 SAA 是原发性干燥综合征的保护因子。

（李永哲　邓垂文）

kàngliánqiújūnróngxuèsù O shìyàn

抗链球菌溶血素 O 试验（anti-streptolysin O test）

检测人体感染 A 族溶血性链球菌后 B 细胞分泌的抗链球菌溶血素 O（anti-streptolysin O，ASO）抗体的试验。以 β-链球菌溶血素 O 为抗原，检测待测血清中相应抗体效价。

检测方法　应用胶乳凝集试验和散射比浊法测定。

正常值　成年人 < 200U/ml，儿童（5~15 岁）正常值上限为 240U/ml。

临床意义　ASO 试验可为链球菌感染，如风湿热、猩红热、扁桃腺炎和肾小球肾炎等提供有价值的信息。一般链球菌感染 1 周后 ASO 抗体效价开始上升，4~6 周达高峰，第 2 个月开始下降，6~12 个月恢复感染前水平。ASO 抗体效价升高并不一定患风湿热或风湿性心脏病，因为其抗原成分是链球菌体外产物，不能提示自身免疫反应；ASO 抗体效价高的链球菌感染儿童中发生风湿热仅占 0.5%；约 30% 正常儿童的 ASO 抗体效价也增高；少数非溶血性链球菌感染性疾病 ASO 抗体效价也可增高。相反，ASO 抗体效价不高也不能完全排除风湿热或风湿性心脏病。由于广泛应用抗生素和糖皮质激素及检测因素等，风湿热患者中 ASO 抗体阳性率仅为 30%~50%。因此，需结合临床病史对试验结果进行分析。

（李永哲　邓垂文）

lěngqiúdànbái

冷球蛋白（cryoglobulin）

血清或含此种蛋白质的溶液冷却后能形成凝胶或絮状沉淀抑或自发结晶的免疫球蛋白。是血清中的一种病理性蛋白质，此蛋白质 4℃ 不溶解，30℃ 易聚合，而在 37℃ 时又溶解。分 3 型：Ⅰ 型为单克隆免疫球蛋白，多为 IgM 或 IgG，少为 IgA 或本周蛋白。Ⅱ 型为混合冷球蛋白，含抗多克隆 IgG 抗体活性的单克隆成分。单克隆免疫球蛋白通常为 IgM 型，少为 IgA 型。Ⅲ 型为由多克隆抗免疫球蛋白形成的混合型冷球蛋白，绝大部分为结合于其他免疫球蛋白的 IgM 类，如 IgA 或 IgG，形成免疫复合物。

检测方法　红细胞比容管法或分光光度计法。

正常值　红细胞比容管法正常为阴性；分光光度计法正常值 < 80mg/L。

临床意义　冷球蛋白可通过堵塞血管和激活补体引起全身性血管炎，常为小动脉或静脉炎症。冷球蛋白存在引起的机体损伤称为冷球蛋白血症，其主要临床表现为紫癜、荨麻疹、雷诺现象、关节痛、腹痛和膜增生性肾小球肾炎等。Ⅰ 型冷球蛋白见于恶性 B 细胞疾病，如原发性巨球蛋白血症或浆细胞瘤，此型占冷球蛋白血症的 5%~10%，冷球蛋白浓度一般 > 1000mg/L。Ⅱ 型冷球蛋白见于慢性丙型肝炎、白血病和其他慢性感染等，此型占冷球蛋白血症的 50%~65%，40% 患者冷球蛋白浓度一般为 100~500mg/L，而 60% 患者冷球蛋白浓度一般 > 500mg/L。Ⅲ 型冷球蛋白主要见于慢性丙型肝炎和结缔组织病，主要包括系统性红斑狼疮、类风湿关节炎和干燥综合征等。在类风湿关节炎患者的关节液中冷球蛋白检出率较高，在血液中则较低，多认为冷球蛋白浓度与系统性红斑狼疮的肾损伤有一定相关性，此型占冷球蛋白血症的 30%，冷球蛋白浓度一般 < 100mg/L。实际上，冷球蛋白血症最常见的病因就是慢性丙型肝炎所致的肝损伤。Ⅱ 型、Ⅲ 型冷球蛋白是慢性丙型肝炎的特点，约 50% 冷球蛋白血症患者的丙型肝炎病毒感染标志物阳性。

（李永哲　邓垂文）

kàng hé kàngtǐpǔ

抗核抗体谱（anti-nuclear antibodies，ANAs）

抗细胞核（或整个细胞）的核酸和核蛋白等细胞成分的抗体的总称。是自身抗体的一个"家族"。自 1948 年哈格雷夫斯（Hargraves）首先描述的狼疮细胞开始，人们对抗核抗体的认识不断加深，已衍生出具有不同临床意义的三十余种抗核抗体，形成了抗核抗体谱。随着分子生物学、细胞生物学、免疫化学的深入研究，人们对这一"家族"成员的特征及其在自身免疫性疾病中扮演的"角色"的认识逐步加深，并不断有新的抗核抗体被发现。根据细胞内靶抗原分子的理化特性和分布部位，ANAs 可分为六大类：抗 DNA 抗体、抗组蛋白抗体、抗 DNA 组蛋白复合物抗体、抗非组蛋白抗体、抗核仁抗体和抗其他细胞成分抗体，每一大类又因不同的抗原特性再分为许多亚类（表）。

（李永哲　胡朝军）

kàng hé kàngtǐ

抗核抗体（anti-nuclear antibody，ANA）

以真核细胞的细胞核成分为靶抗原的器官非特异性自身抗体。属自身抗体中的一组抗体。除以培养细胞或动物组织冷冻切

表　ANAs 分类

抗 DNA 抗体	抗双链 DNA 抗体、抗单链 DNA 抗体
抗组蛋白抗体	抗组蛋白亚单位 H1、H2A、H2B、H3、H4 及其复合物抗体
抗 DNA 组蛋白复合物抗体	狼疮细胞、抗脱氧核糖核蛋白抗体和抗核小体抗体 抗非组蛋白抗体
抗可提取性核抗原抗体	抗 Sm、nRNP、SS-A/Ro、SS-B/La、rRNP、Scl-70、Jo-1、PCNA、Ku、PM-1、RA33、Ki、SRP、RANA、Mi-2、PL-7、PL-12、P80 和 SP100 等抗体
抗染色体 DNA 蛋白抗体	抗着丝点抗体
抗核仁抗体	抗 RNA 聚合酶 Ⅰ/Ⅱ/Ⅲ、原纤维蛋白、NOR-90 和 Th/To 等抗体
抗其他细胞成分抗体	抗核孔复合物、板层素、线粒体、高尔基体、溶酶体、肌动蛋白、波形纤维蛋白、原肌球蛋白、细胞角蛋白、中心体、纺锤体、中间体等抗体

片作为实验基质的间接免疫荧光法外，其他针对特异性抗体的检测方法也相继被应用于临床，如酶联免疫吸附试验、免疫扩散法、免疫印迹法、液相芯片法及抗原蛋白芯片法等。ANA 作为自身免疫病的重要标志物，对其诊断与鉴别诊断、病情监测与疗效观察、病程转归与预后判断及阐明发病机制等均有重要临床意义。

（李永哲　邓垂文）

miǎnyì yíngguāng kàng hé kàngtǐ

免疫荧光抗核抗体（immuni-fluorescence anti-nuclear antibody，FANA）

用间接免疫荧光技术检测以真核细胞细胞核或其他细胞成分为靶抗原的器官非特异性自身抗体。1957 年霍尔博罗（Holborow）及弗柳（Friou）等首先应用。与狼疮细胞检查相比，间接免疫荧光（indirect immunofluorescence，IIF）法检测抗核抗体（anti-nuclear antibody，ANA）敏感性高、方法简便且对 ANA 谱检测范围广，已成为自身免疫病最基本的筛选试验。临床常规检测的 ANA 主要是指 IIF 法。

检测方法　ANA 通过观察实验基质的细胞或组织的荧光强度判断阳性结果，通过荧光模式进行 ANA 特异性抗体的初步鉴别。

使用人细胞培养实验基质检测 ANA 敏感性优于动物组织冷冻切片实验基质，如采用 HEp-2 细胞作为实验基质具有如下优点：属人来源培养细胞；核抗原丰富、特异性强、含量高；核大、细胞结构清晰、易于结果观察及荧光染色核型分析。HEp-2 细胞实验基质较鼠肝（肾）冷冻切片实验基质检测 ANA，阳性率可提高 10%~20%，这些抗核抗体包括抗 SS-A 抗体、抗着丝点抗体、抗增殖细胞核抗原抗体、抗核糖体 P 蛋白抗体、抗线粒体抗体、抗各种细胞器抗体、抗细胞骨架抗体、抗细胞周期抗原成分抗体等。

临床意义　FANA 阳性最常见于各种自身免疫病，特别是系统性自身免疫病，某些非结缔组织病也可阳性（如慢性活动性肝炎、重症肌无力、慢性淋巴细胞性甲状腺炎等），正常老年人也可出现低效价的 ANA 阳性。FANA 检测在临床上是一个重要的筛选试验，阳性结果有助于提示进行进一步的特异性抗体检测和（或）确认试验。ANA 阳性（高滴度）提示自身免疫病的可能性，对自身免疫病的诊断与鉴别诊断、病情监测与疗效观察、病程转归与预后判断及阐明其发病机制等均有重要的临床意义。

（李永哲　胡朝军）

kàng hé kàngtǐ yíngguāng móxíng

抗核抗体荧光模型（immuno-fluorescent pattern of anti-nuclear antibody）

被检血清中存在针对不同靶抗原性质的特异性抗核抗体，同检测底物靶抗原结合后通过荧光标记的二抗底物细胞呈现形态各异的荧光染色模型（表）。通过荧光染色模型分析，可初步判断相应抗体性质范围，指示进一步检测特异性抗体。

常见荧光染色模型　包括以下几种。

均质型　又称弥散型。分裂间期细胞核染色均匀一致，分裂期细胞质染色阳性，核仁区可阳性也可阴性（图 1）。此染色型与抗脱氧核糖核蛋白抗体、抗双链 DNA 抗体、抗组蛋白抗体和抗核小体抗体有关。

表　抗核抗体荧光模型

细胞核	细胞质	细胞骨架	细胞周期
均质型	细颗粒型	束状纤维型	增殖细胞核抗原型
斑点型	核糖体型	细纤维型	中心体（粒）型
致密斑点型	线粒体型	原肌球蛋白型	纺锤丝型
核点型	高尔基体型	纽带（联接）蛋白型	纺锤体型
核仁型	溶酶体型	结蛋白（桥粒）型	中间体型
核膜型	内质网型		
	过氧化物酶型		

斑点型 又称核颗粒型、核斑块型。分裂间期细胞核质染色呈斑点状、斑块状，核仁阴性，分裂期细胞染色质阴性（图2）。此荧光染色型与抗可溶性核抗原抗体有关。

致密斑点型 分裂间期细胞核呈现细颗粒型荧光染色；分裂期细胞浓缩的染色体区为强的荧光染色（图3）。抗 DFS-70 抗体的靶抗原分子量为70kD，与核糖核酸聚合酶Ⅱ作用过程相关的转录辅助激活蛋白。

核仁型 分裂间期细胞核仁着染荧光，分裂期细胞染色质阴性（图4）。此荧光染色型与系统性硬化症相关的自身抗体有关。核仁颗粒型，常与抗 U3nRNP/核仁纤维蛋白抗体、抗 RNA 聚合酶Ⅰ抗体相关；核仁均质型，常与抗 PM-Scl（PM-1）抗体、抗 7-2-RNP（To）抗体，抗 4-6-RNA 抗体相关；核仁点型（1~2点），常

与抗核仁形成中心抗体相关。

核膜型 又称周边型。分裂间期细胞荧光染色在核膜周围，分裂期细胞染色质阴性（图5）。此荧光染色型与抗核包膜蛋白抗体（抗板层素抗体或抗 gp210 抗体）相关。此外，由于抗原底物片固定方法或制备过程中的影响，某些抗双链 DNA 抗体亦呈核膜型，分裂间期细胞荧光染色质阴性或呈周边型。

着丝点型 又称散在斑点型。分裂间期细胞核内均匀散布大小较一致的着染荧光细颗粒（40~60个），无核膜结构，分裂期细胞的细胞染色质着丝点密集排列（图6）。若分裂期细胞呈典型阳性荧光染色，即可判断抗着丝点抗体阳性。

胞质型 分裂间期细胞质荧光染色阳性（图7）。又可分为线粒体型（胞质粗颗粒型）、核糖体型（胞质细颗粒型或均质型，有时

可见核仁阳性）、Jo-1 型（胞核、胞质颗粒型）、细颗粒型（PL-7、PL-12）等。

混合型 指两种或两种以上混合的荧光染色模型。有时一份血清内因含有多种抗体，可出现不同的染色模型（混合型），用不同稀释度的血清检测或观察不同分裂期细胞的荧光染色特点，有助于区分所含有的各种荧光染色模型（图8）。

临床意义 ANA 免疫荧光模型，同一种自身抗体可以出现不同的荧光模型，不同自身抗体可以出现相同的荧光模型。荧光模型具有一定的提示作用，但仅根据荧光模型特点来推断自身抗体的特异性具有片面性。除了抗着丝点抗体、抗增殖细胞核抗原抗体及一些具有特殊荧光模型抗体外（如抗高尔基抗体、抗中心体抗体等），对 ANA 特异性的判断应根据特异性抗体检测方法（如

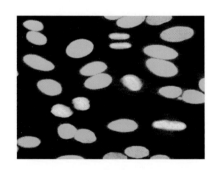

图1 ANA 均质型

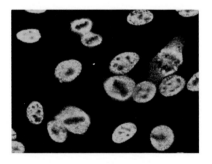

图2 ANA 斑点型

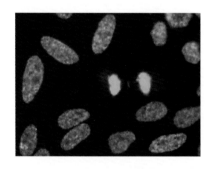

图3 ANA 致密斑点型

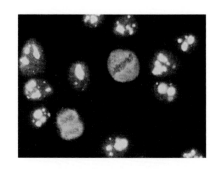

图4 ANA 核仁型

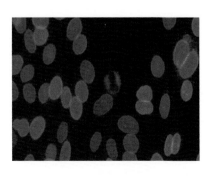

图5 ANA 核膜型

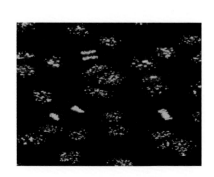

图6 ANA 着丝点型

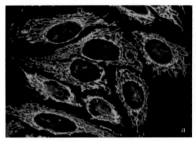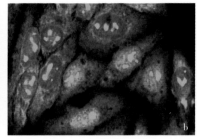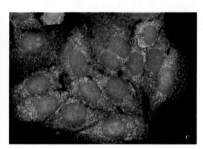

图7 ANA 胞质型

注：a. 粗颗粒胞质型；b. 胞质和核仁混合型；c. 细颗粒胞质型

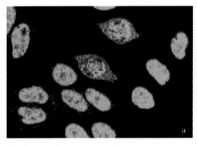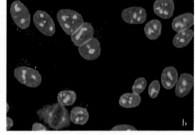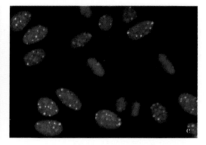

图8 ANA 混合型

注：a. 斑点和着丝点混合型；b. 核仁和核膜混合型；c. 均质和核点混合型

酶联免疫吸附试验、免疫印迹法、对流电泳法、免疫扩散法等）确定。此外，间接免疫荧光检测ANA，结果判断时应注意有丝分裂期细胞，尤其是分裂中期细胞荧光染色特点，对荧光模型分析有重要帮助。

（李永哲 胡朝军）

lángchuāng xìbāo

狼疮细胞（lupus erythematosus cell）

系统性红斑狼疮患者中性粒细胞吞噬狼疮小体而形成的病理细胞。1948 年哈格雷夫斯（Hargraves）等首先在系统性红斑狼疮（systemic lupus eythematosus，SLE）患者的骨髓和胸腔积液涂片中发现了狼疮细胞现象。狼疮细胞的发现奠定了 SLE 的自身免疫病的基础，在自身免疫和自身抗体的研究历史中占有重要地位。

形成 狼疮细胞的形成需患者血清中存在抗脱氧核糖核蛋白抗体，在补体辅助下，与轻微受损（血液用玻璃珠冲撞或凝血后被捣碎通过细金属网过滤）的白细胞核内的 DNA 组蛋白复合物（脱氧核糖核蛋白）起作用时，细胞核膨胀，核染色质结构不清，嗜碱性减弱，细胞分裂、溶解，形成一种淡紫色质模糊的均匀游离体（均质体，即狼疮小体），均质体再被中性粒细胞吞噬并将细胞核推向一边，即形成典型的狼疮细胞现象。涂片中还可见到游离的狼疮小体或其周围有中性粒细胞。因此，狼疮细胞形成因素有：血清中存在狼疮因子（抗脱氧核糖核蛋白抗体）、损伤的白细胞、补体参与、活跃吞噬功能的中性粒细胞。

临床意义 狼疮细胞在未治疗的活动性 SLE 中阳性率为50%~80%；缓解期和治疗后，阳性率低，且通常转为阴性。其他各种结缔组织病，如干燥综合征、混合性结缔组织病等，部分患者亦可出现阳性，但阳性率很低。某些非结缔组织性疾病（如慢性活动性肝炎、药物过敏性疾病、结核病、肾小球肾炎、白血病等）亦可见到狼疮细胞。因此将找到狼疮细胞作为诊断 SLE 的唯一标准或未查到狼疮细胞就排除 SLE，显然是不正确的。

狼疮细胞检测是临床上第一个用于诊断 SLE 的血清学指标。国内外 SLE 诊断标准（1982 年美国风湿病学会标准，1987 年中华医学会风湿病学分会上海标准）中一直将狼疮细胞阳性作为 SLE 诊断的实验室指标之一，对 SLE 诊断具有重要意义，但狼疮细胞形成因素多，缺一不可，且最终根据细胞形态镜检观察加以确认，实验操作过程复杂、费时，技术因素影响大，狼疮细胞检查对 SLE 诊断的敏感性差、特异性不强，不能定量，已逐渐被操作简便、快速、更具鉴别诊断价值的免疫试验所取代。1994 年美国临床病理家协会的实用参数/测定结果委员会明确提出：狼疮细胞检查是一项已过时（废弃）的试验，它应被更具有确定性的免疫学方法所取代。可替代狼疮细胞试验的方法有：抗核抗体、抗脱氧核糖核蛋白抗体和抗核小体抗体检测等。

（李永哲　胡朝军）

kàng tuōyǎnghétánghédànbái kàngtǐ

抗脱氧核糖核蛋白抗体（anti-deoxyribose nucleoprotein antibody，anti-DNP antibody）

重要的针对 IgG 类抗脱氧核糖核蛋白的自身抗体。又称抗 DNP 抗体。是形成狼疮细胞过程中主要因素的狼疮因子。抗 DNP 抗体胶乳凝集试验敏感性、特异性均高于传统的狼疮细胞检查法，且操作简单、快速，可作为狼疮细胞检查替代实验，假阴性率仅为 1%，对系统性红斑狼疮（systemic lupus eythematosus，SLE）的诊断和鉴别诊断均有重要帮助。

检测方法　抗 DNP 抗体乳胶凝集试验。从小牛胸腺中提取脱氧核糖核蛋白抗原，致敏聚苯乙烯胶乳，制成抗 DNP 抗体胶乳凝集试剂。应用该试剂同血清进行胶乳凝集试验，若被检血清中存在抗 DNP 抗体，便与胶乳颗粒上的脱氧核糖核蛋白抗原结合，使胶乳颗粒相互凝集出现肉眼可见的凝集颗粒。根据凝集反应强弱判断阳性强度，并可根据需要将检测出的阳性血清倍比稀释后做半定量试验，检测血清中抗 DNP 抗体效价。

临床意义　抗 DNP 抗体阳性主要见于 SLE，活动期阳性率为 80%～90%，非活动期阳性率约 20%。其他结缔组织病等阳性率低（一般<10%），且部分阳性患者合并 SLE。某些非结缔组织病（如肝炎等）偶见阳性。抗 DNP 抗体乳胶凝集试验可作为 SLE 重要的筛选试验，特别是强阳性（2+以上）者应高度考虑 SLE 诊断；抗 DNP 抗体阴性时，SLE 排除诊断需慎重，应结合其他免疫学指标决定，如抗核抗体、抗可提取性核抗原抗体以及抗磷脂抗体等。

（李永哲　胡朝军）

kàng héxiǎotǐ kàngtǐ

抗核小体抗体（anti-nucleosome antibody）

以核小体为靶抗原的自身抗体。是系统性红斑狼疮（systemic lupus eythematosus，SLE）患者的特异性抗体。核小体是 SLE 患者中致病性 T 辅助细胞识别的自身抗原，不仅引起同源 B 细胞产生核小体特异性自身抗体，而且引起抗 DNA 抗体和抗组蛋白抗体的形成。核小体含有成对出现的四种核心组蛋白 H2A、H2B、H3 和 H4，形成组蛋白八聚体，146 个碱基对构成的 DNA 环绕其两周。分别由两个 H3 和 H4 分子组成的四聚体复合物，构成核小体核心颗粒的内部。H2A-H2B 二聚体位于核小体的表面。H1 占据核小体顶部位置，通过联结 DNA 与相邻核小体连接，H1 参与螺旋 DNA 的聚合和解离。在电子显微镜下核小体呈串珠状，是真核细胞染色质基本结构的亚单位，对于细胞核中 DNA 的组成非常重要。

检测方法　酶联免疫吸附试验。早期因核小体抗原纯化制备方法存在技术上的问题，纯化的核小体抗原常含有 H1、Scl-70（DNA 拓扑异构酶 I，一种 DNA 结合蛋白）、残留的染色质 DNA 和其他非组蛋白等蛋白成分，导致多种结缔组织病患者血清与核小体抗原的交叉反应，尤其是在 10%～68% 的系统性硬化症患者中也可检测出抗核小体抗体，使得此抗体作为 SLE 特异性抗体的临床应用价值受到了很大限制，这也是此自身抗体长期未引起临床重视的主要原因。随着抗原纯化技术的提高，纯化的核小体抗原制品只含核小体单体，不含上述 DNA 和组蛋白等杂质成分，可排除系统性硬化症患者血清的假阳性反应，极大提高了抗核小体抗体对 SLE 的特异性，已开始应用于临床常规检测。

临床意义　核小体在 SLE 中作为主要自身抗原已得到证实。靶器官中免疫复合物的沉积和炎症介质（包括补体）的大量活化是引起 SLE 全身性组织炎症损伤的基本机制之一。有证据表明，除了传统的致病性抗双链 DNA 抗体及其抗原-抗体复合物外，核小体和组蛋白成分的自身抗体及其抗原-抗体复合物，在 SLE 的发病机制中可起关键作用，尤其是在肾小球肾炎（狼疮肾炎）致病机制上意义重大。核小体的组蛋白成分（氨基末端带强阳性电荷）可促进免疫复合物与肾小球基膜阴离子位点的结合，包括既可使原位免疫复合物得以形成，也可使含有核小体-核小体特异性抗体的循环免疫复合物沉积。在以上两种情况下，均可使肾小球基膜的通透性增加，且产生炎性免疫应答反应。

抗核小体抗体对 SLE 的临床诊断和治疗的作用得到重视，且与 SLE 疾病活动性及狼疮肾炎的发生明显相关，成为 SLE 的特异性抗体之一。抗核小体抗体在 SLE 诊断中的敏感性为 58%～71%，特异性为 97%～99%。抗核小体抗体多见于活动性 SLE 特别是狼疮肾炎，已成为 SLE 的特异性抗体，与抗双链 DNA 抗体、抗脱氧核糖核蛋白抗体和抗 Sm 抗体等 SLE 的其他特异性抗体同时检测，可明显提高 SLE 临床诊断的敏感性和特异性。

（李永哲　胡朝军）

kàng zǔdànbái kàngtǐ

抗组蛋白抗体（anti-histone antibody，AHA）　以细胞核染色质中组蛋白为靶抗原的自身抗体。是一组与 DNA 结合的含大量阳性电荷氨基酸（富含赖氨酸与精氨酸）的小分子蛋白，无种属特异性及器官特异性，是染色质的基本结构核小体的重要组成部分。组蛋白分子量为 11.2～21.5kD，其作用是稳定 DNA 双链，也可能在基因调控中起作用。组蛋白可分为五种：H1、H2A、H2B、H3、H4，此五种组蛋白亚单位及其复合物（H2A-H2B-DNA 复合物、H3-H4 复合物）均有各自对应的自身抗体。组蛋白通常以八聚体形式存在，其中心由 H3-H3-H4-H4 四聚体组成。H2A-H2B 二聚体位于其两侧，组蛋白部分被 DNA 双链围绕形成了高度结合的核小体。此核小体像一串珍珠结合在一起，在结合区，DNA（连接 DNA）与组蛋白 H1 相关联。

检测方法　临床常规检查包括用酶联免疫吸附试验、免疫印迹法，以前者检测总 AHA 为主，也包括抗组蛋白亚单位多肽抗体。

临床意义　AHA 可在多种结缔组织病中出现，不具诊断特异性，如系统性红斑狼疮（30%～80%）、药物性狼疮（drug-induced lupus，DIL）（>95%）、类风湿关节炎（15%～75%）、幼年特发性关节炎（30%～75%）、原发性胆汁性胆管炎（40%～60%）、系统

性硬化症（30%）、局限型系统性硬化症（45%）、费尔蒂综合征（80%）、干燥综合征（<10%）、混合性结缔组织病（<10%）等。此外，AHA 与某些感染性疾病（如人类免疫缺陷病毒感染）、肾脏疾病（如原发性肾小球肾炎、IgA 肾病、膜增生性肾小球肾炎和自发性肾病综合征等）、神经系统疾病（如阿尔茨海默病）等也有一定的相关性。

AHA 在 DIL 患者阳性率较高，若抗 AHA 阳性而不伴其他抗核抗体（抗单链 DNA 抗体除外），则强烈支持 DIL 诊断。IgG 型 AHA 更有利于 DIL 诊断，IgM 型 AHA 抗组蛋白抗体可向 IgG 型转化。可诱发 DIL 的常见药物有普鲁卡因胺、异胭肼、肼屈嗪、奎尼丁、尼酸、青霉胺及氯丙嗪。不同的药物可诱导出针对不同组蛋白亚单位的抗体，如肼屈嗪所致的 DIL 患者，以抗 H1 和抗 H3-H4 抗体为主；普鲁卡因胺诱发的 DIL 患者，以抗 H2A-H2B 抗体为主。

（李永哲　胡朝军）

kàng DNA kàngtǐ

抗 DNA 抗体（anti-deoxyribonucleic acid antibody，anti-DNA antibody）　一组存在于某些自身免疫病患者血清中的抗脱氧核糖核酸的自身抗体。可分成与天然（双链）DNA 反应的抗体（抗 dsDNA抗体）和与变性（单链）DNA 反应的抗体（抗 ssDNA 抗体）。1957 年塞佩里尼（Ceppelini）等首先描述了系统性红斑狼疮（systemic lupus eythematosus，SLE）患者血清中存在与 DNA 反应的成分，1975 年斯托拉（Stollar）等报道了抗 DNA 抗体与 SLE 有密切关系，并认识到抗 DNA 抗体检查对 SLE 的诊断价值。20 世

纪 70 年代中后期，数种定性、定量的抗 DNA 抗体检测方法被建立、完善，并应用于临床检测。

（李永哲　胡朝军）

kàng dānliàn DNA kàngtǐ

抗单链 DNA 抗体（anti-single stranded deoxyribonucleic acid antibody，anti-ssDNA antibody）　靶抗原为变性 DNA 的抗体。反应位点基本上是来自嘌呤及嘧啶碱基区。检测方法常用酶联免疫吸附试验。抗单链 DNA 抗体对疾病诊断缺乏特异性，虽然系统性红斑狼疮患者中其阳性率为 70% 以上，但也可以在多种风湿病（如药物性狼疮为 60%～80%，混合性结缔组织病为 20%～50%，多发性肌炎/皮肌炎为 40%～50%，系统性硬化症为 14%，干燥综合征为 13%，类风湿关节炎为 8%）或非风湿病（如慢性活动性肝炎、细菌、病毒感染等）中出现，有些正常老年人也存在抗单链 DNA 抗体，故临床应用价值不大，一般不用于常规检测。

（李永哲　胡朝军）

kàng shuāngliàn DNA kàngtǐ

抗双链 DNA 抗体（anti-double stranded deoxyribonucleic acid antibody，anti-dsDNA antibody）　靶抗原为成双碱基对的 DNA 双螺旋结构的抗体。反应位点位于 DNA（外围区）脱氧核糖磷酸框架上。

检测方法　间接免疫荧光（indirect immunofluorescence，IIF）法，包括短膜虫间接免疫荧光（CL-IIF）法（图）和马疫锥虫间接免疫荧光（TE-IIF）法；放射免疫分析（radioimmunoassay，RIA）法，以 Farr 氏法为主；酶联免疫吸附试验（enzyme-linked immunosorbent assay，ELISA）；免疫印迹法；斑点金免疫渗滤试验，即金标记；间接（被动）血凝试

验。临床常规检测以 ELISA、IIF、RIA 为主。

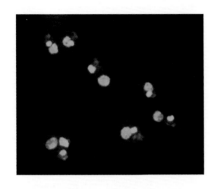

图　短膜虫间接免疫荧光法检测抗双链 DNA 抗体阳性

临床意义　抗双链 DNA 抗体的检测对于系统性红斑狼疮（systemic lupus eythematosus，SLE）的诊断和治疗极为重要，但不同方法检测该抗体的敏感性、特异性略有差异，临床应用各有优缺点。ELISA、RIA 的敏感性大于 CL-IIF、TE-IIF；CL-IIF、TE-IIF 的特异性大于 ELISA、RIA。此外，还受以下因素影响：①双链 DNA 抗原的特异性、稳定性：若含单链 DNA、组蛋白等成分将引起假阳性结果。双链 DNA 抗原在纯化包被处理过程中，易造成部分 DNA 内部位点人为暴露，变性解链，变成单链 DNA。抗原稳定性问题可影响检测结果的特异性。②高亲和力与低亲和力抗双链 DNA 抗体：低亲和力抗 DNA 抗体存在于多种风湿病中，对 SLE 诊断价值低。低亲和力 DNA 抗体适用 ELISA 法检测，高亲和力 DNA 抗体适用法尔（Farr）法检测。

抗双链 DNA 抗体主要见于 SLE，是公认的 SLE 高度特异性抗体，被列为 SLE 诊断标准之一，阳性率为 60%～90%。活动期 SLE 阳性率为 80%～100%；非活动期 SLE 阳性率低于 30%。抗双链 DNA 抗体对活动期 SLE 诊断特异性为 90%，敏感性为 70%，阳性者 90% 以上为活动期 SLE 患者，而在非 SLE 患者和正常人则多为阴性。有时其他结缔组织病患者抗双链 DNA 抗体也可阳性，但阳性率低。

抗双链 DNA 抗体与 SLE 疾病活动性关系密切，其抗体效价随疾病的活动或缓解而升降，活动期增高，缓解期降低甚至转阴，常被作为 SLE 活动的指标，用于监视病情变化、判断疾病活动期、观察药物治疗效果。

抗 DNA 抗体在 SLE 的发病机制中起重要作用。在一些 SLE 患者中，DNA 大分子可存在于循环中或黏附于多种器官的微血管结构，抗 DNA 抗体与之结合后可形成抗原-抗体免疫复合物，激活炎症系统，在一些器官中（如肾脏、肺、关节和脑组织）引起免疫复合物介导的疾病，导致组织损伤。临床常表现为肾小球肾炎、关节炎、皮肤红斑、精神神经症状及多部位血管炎等。

（李永哲　胡朝军）

kàng kětíqǔxìng hékàngyuán kàngtǐ

抗可提取性核抗原抗体（anti-extractabe nuclear antigen antibody，anti-ENA antibody）　可溶于盐溶液而被提取的核物质中一类蛋白抗原的抗体总称。又称抗 ENA 抗体。此组抗原不含组蛋白，大多属于酸性核蛋白，由许多小分子的 RNA 和多肽组成，对 RNA 酶敏感，属于小核糖核蛋白家族，发现的其相应抗体已有二十余种。临床常规检测的抗 ENA 抗体包括抗 Sm 抗体、抗 U1RNP 抗体、抗 SS-A 抗体、抗 SS-B 抗体、抗 rRNP 抗体、抗 Scl-70 抗体和抗 Jo-1 抗体共 7 种自身抗体，其他抗 ENA 抗体还包括抗增殖细胞核抗原抗体、抗 PM-1 抗体、抗 Ku 抗体、抗 Mi-2 抗体、抗 RA 33 抗体、抗 Ki 抗体、抗 SRP 抗体、抗类风湿关节炎核抗原抗体、抗 PL-7 抗体和抗 PL-12 抗体等。检测方法包括对流免疫电泳、免疫双扩散法、免疫印迹法、酶联免疫吸附试验、免疫沉淀法等。不同的抗 ENA 抗体在各种结缔组织病中的阳性率有明显差异，有些自身抗体属某些疾病的标志性抗体或特异性抗体，对自身免疫病的诊断与鉴别诊断均有重要意义。

（李永哲　胡朝军）

kàng Sm kàngtǐ

抗 Sm 抗体（anti-Sm antibody）　以细胞核内一组由核蛋白与核糖核酸所构成的分子颗粒为靶抗原的自身抗体。1966 年塔恩（Tan）和孔克尔（Kunkel）等用双向免疫扩散法在系统性红斑狼疮（systemic lupus erythematosus，SLE）患者血清中首次发现，并以首例被发现的患者名字（Smith）命名。抗 Sm 抗体的靶抗原位于细胞核内一组由核蛋白与核糖核酸（ribonucleic acid，RNA）所构成的分子颗粒上，被称为小核糖核蛋白（small nuclear ribonucleoprotein，snRNP）。这组小分子的 snRNP 中尿嘧啶含量丰富，故又被称为 UsnRNP。现已发现哺乳动物细胞中的 UsnRNP 至少有 13 种（U1～U13），大都分布于细胞核。UsnRNP 在细胞内通过形成剪接体，参与信使 RNA 的成熟过程。UsnRNP 中能被抗 Sm 抗体识别的蛋白组分被称为 Sm "共同核心"，主要存在于除 U3 以外的 U1、U2、U4/6 和 U5 中，包括 B/B'、D、E、F、G 五种蛋白多肽。已知蛋白多肽的分子量为 B/B'（28kD/29kD）、D（16kD）、E

（12kD）、F（11kD）和 G（9kD），其中 B/B′ 及 D 与其他组分相比具有更高的亲和力，为抗 Sm 抗体较高特异性靶抗原组分。Sm 抗原对 DNA 酶胰蛋白酶抵抗，与信使 RNA 前体剪切有关。

检测方法 传统方法是双向免疫扩散法，其他方法还有：酶联免疫吸附试验（enzyme-linked immunosorbent assay，ELISA）、免疫印迹法（immunoblotting，IB）、斑点印迹法等。国外临床常规检测以 ELISA 为主，中国一般以双向免疫扩散法、IB 为主。IB 检测抗 Sm 抗体显色区带出现在分子量为 28kD、29kD 和 13.5kD。在免疫荧光抗核抗体试验中抗 Sm 抗体阳性常显示为强斑点型荧光染色。

临床意义 抗 Sm 抗体对 SLE 的诊断有较高特异性，是公认的 SLE 的血清标志性抗体，阳性率为 20%~40%。抗 Sm 抗体阴性并不能排除 SLE 诊断。抗 Sm 抗体检测对早期、不典型的 SLE 或经治疗缓解后 SLE 回顾性诊断有很大帮助。

（李永哲　胡朝军）

kàng hétánghédànbái kàngtǐ

抗核糖核蛋白抗体（anti-nuclear ribonucleoprotein antibody，anti-nRNP antibody） 靶抗原位于小核糖核蛋白分子颗粒，识别各种小核糖核蛋白中除 Sm 共同核心外的另一类蛋白组分的抗体。简称抗 RNP 抗体或抗 nRNP 抗体。1971 年马蒂奥利（Mattioli）等用双向免疫扩散法（double immunodiffusion，DID）在混合性结缔组织病（mixed connective tissue disease，MCTD）患者血清中首次发现。已发现的有抗 U1RNP 抗体、抗 U2RNP 抗体、抗 U4/6RNP 抗体、抗 U5RNP 抗体、抗 U7RNP 抗体及抗 U11RNP 抗体等。抗 U1RNP

抗体对结缔组织病的诊断及鉴别诊断具有重要临床意义，其他的抗 URNP 抗体虽然可出现在系统性红斑狼疮（systemic lupus erythematosus，SLE）等结缔组织病患者中，但阳性率较低，故临床常规检测抗 RNP 抗体主要以检测抗 U1RNP 抗体为主。抗 U1RNP 抗体的抗原决定簇位于与 U1RNP 相连接的蛋白多肽上，其成分至少包括 9 种蛋白多肽所组成的复合物，其中主要成分为 70kD 蛋白、蛋白 A（32kD）和蛋白 C（20kD）3 种多肽。

检测方法 主要是 DID，其他方法有酶联免疫吸附试验（enzyme-linked immunosorbent assay，ELISA）、免疫印迹法（immunoblotting，IB）等。临床常规检测以 ELISA、DID、IB 为主。IB 检测抗 RNP 抗体显色区带出现在分子量为 70kD、32kD 和 17.5kD。Sm 和 RNP 的抗原是同一分子复合物（RNA-蛋白质颗粒）中的不同抗原位点，两种抗原具有相关性，分离提纯十分困难。临床上抗 Sm 抗体阳性者常伴抗 RNP 抗体阳性，单一抗 Sm 抗体阳性者少见。在免疫荧光抗核抗体试验中抗 RNP 抗体阳性常显示为强斑点型荧光染色。

临床意义 抗 RNP（U1RNP）抗体检测对 MCTD 等其他结缔组织病的诊断和鉴别诊断有重要帮助。抗 RNP（U1RNP）抗体在 MCTD 患者中阳性率最高，阳性率>95%。出现高效价的抗 RNP 抗体（尤其是抗 70kD U1RNP 抗体），且无其他特异性的抗核抗体，是诊断 MCTD 的重要血清学依据。抗 RNP（U1RNP）抗体可在多种风湿病中出现，并不具有诊断特异性。其他结缔组织病中阳性率分别为：SLE 为 30%~

40%、干燥综合征为 14%、原发性干燥综合征为 12%、多发性肌炎/皮肌炎为 15%。在抗 RNP（U1RNP）抗体阳性的 MCTD 或 SLE 患者，常与肌炎、食管蠕动功能低下、雷诺现象、关节痛、指硬化和肺间质性改变等临床症状密切相关，且此抗体阳性的患者肾炎的发病率极低。

（李永哲　胡朝军）

kàng SS-A kàngtǐ

抗 SS-A 抗体（anti-Sjögren syndrome antigen A antibody） 靶抗原属小分子细胞质核糖核蛋白，最主要为 52kD 和 60kD 两种蛋白的自身抗体。1969 年拉克（Lark）等首先描述在系统性红斑狼疮（systemic lupus eythematosus，SLE）患者存在 Ro 抗体系统。1975 年阿尔斯波（Alspaugh）等在干燥综合征（Sjögren syndrome，SS）患者体内检测到三种不同的抗体，命名为抗 SS-A 抗体、抗 SS-B 抗体、抗 SS-C 抗体。后发现抗 SS-A 抗体与抗 Ro 抗体、抗 SS-B 抗体及 1974 年马蒂奥利（Mattioli）等发现的抗 La 抗体，都是与 SS 相关的同一抗体，而抗 SS-C 抗体后来又命名为抗类风湿关节炎核抗原抗体（抗 RANA 抗体），这种抗体是识别经 EB 病毒感染后的细胞核抗原，与类风湿关节炎关系密切。抗 Ro 抗体和抗 La 抗体则来自首次被发现含有此抗体的患者名字的前两个字母。抗 SS-A 抗体的靶抗原为细胞质 Y 族 hYRNA，包括 hY1、hY2、hY3、hY4、hY5，大小 80~112 个碱基不等。SS-A/Ro 抗原在促使 RNA 翻译活性分子的过程中起作用，可能参与转录的调控过程。抗 SS-A 抗体的靶抗原主要位于细胞核，但在细胞质中也可发现。

检测方法 传统方法是双向

免疫扩散法（double immunodiffusion，DID），尚有酶联免疫吸附试验（enzyme-linked immunosorbent assay，ELISA）、免疫印迹法（immunoblotting，IB）、斑点印迹法等。传统的 DID 法检测抗 SS-A 抗体敏感性低，在 SS 患者阳性率为 40%～60%；而采用 ELISA 法检测，较 DID 法更敏感，在 SS 患者阳性率为 90%～95%。IB 法检测抗 SS-A 抗体显色区带出现在分子量为 52kD 和 60kD。在免疫荧光抗核抗体试验中，因在底物细胞中 Ro 抗原的浓度较低，特别是胞质型的 SS-A 在该试验中有时呈阴性反应（如应用鼠肝/肾抗原底物片），呈阳性反应时常显示为弱的斑点型荧光染色。

临床意义 抗 SS-A 抗体检测对原发性 SS 及其他结缔组织病的诊断、鉴别诊断具有重要意义。抗 SS-A 抗体主要见于原发性 SS，阳性率为 40%～95%，不同的检测方法对敏感性影响很大。抗 SS-A 抗体也可见于 SLE（20%～60%）、类风湿关节炎（3%～10%）、系统性硬化症（24%）、原发性胆汁性胆管炎（20%）及多发性肌炎等，偶见于慢性活动性肝炎。抗 SS-A 抗体能直接参与组织的病理损害，特别是皮肤损害，可引起亚急性皮肤型狼疮的皮肤损害，抗体阳性率为 70%～90%；与 SLE 的广泛光过敏皮炎症状也相关；IgG 类抗体通过胎盘进入胎儿后，可引起新生儿狼疮综合征，抗体阳性率>90%；与胎儿的传导系统结合，可造成先天性心脏传导阻滞；此外还与 SS、SLE 的肾脏与关节损害、C2/C4 缺乏密切相关。抗 SS-A 两种蛋白（52kD 和 60kD）的抗体均可见于 SS 及 SLE，但单独出现抗 52kD 抗体更多见于 SS 中，只

出现抗 60kD 抗体则更多见于 SLE，尤其是亚急性皮肤红斑狼疮。

（李永哲　胡朝军）

kàng SS-B kàngtǐ
抗 SS-B 抗体（anti-Sjögren syndrome antigen B antibody）

靶抗原属小分子细胞核核糖核蛋白，分子量为 48kD 的磷酸化蛋白的自身抗体。又称抗 La 抗体、抗 Ha 抗体。1974 年马蒂奥利（Mattioli）等用免疫扩散法在干燥综合征（Sjögren syndrome，SS）患者血清中首次发现。靶抗原 RNA 由 RNA 聚合酶Ⅲ所转录，其生物作用可能与 RNA 聚合酶Ⅲ有密切关系，可作用该酶转录的终止因子，能与 RNA 聚合酶Ⅲ转录所合成的 RNA 结合。靶抗原主要位于细胞核，仅 10% 的抗原发现于细胞质。抗 SS-B 抗体可与分子量为 48kD、47kD、45kD 的 3 种蛋白多肽反应，但 48kD 更具特异性。

检测方法 传统方法是双向免疫扩散法（double immunodiffusion，DID），尚有酶联免疫吸附试验（enzyme-linked immunosorbent assay，ELISA）、免疫印迹法（immunoblotting，IB）、斑点印迹法等。传统的 DID 法检测抗 SS-B 抗体敏感性低，在 SS 中的阳性率为 40%～60%；ELISA 法检测，比 DID 法更敏感。常规检测以 ELISA、DID、IB 为主。

临床意义 抗 SS-B 抗体检测对原发性 SS 及其他结缔组织病的诊断和鉴别诊断有重要帮助。抗 SS-B 抗体对诊断 SS 具有高度特异性，是 SS 的血清特异性抗体，原发性 SS 阳性率为 65%～85%。抗 SS-A 抗体和抗 SS-B 抗体常同时出现，抗 SS-B 抗体较抗 SS-A 抗体诊断 SS 更具特异性。抗 SS-B 抗体仅在少数系统性红斑狼疮患者中

出现，阳性率为 10%～15%，且大多合并 SS（继发性 SS）。同抗 SS-A 抗体一样，抗 SS-B 抗体亦可引起新生儿狼疮综合征，可造成先天性心脏传导阻滞。在其他自身免疫病中若出现抗 SS-B 抗体，患者常伴继发性 SS，唾液腺、唇腺活检可见大量淋巴细胞浸润。SS 中的抗 SS-A 抗体和抗 SS-B 抗体除用于疾病的诊断与鉴别诊断外，还可作为 SS 的预后参考，常与血管炎、淋巴结肿大、紫癜、高丙种球蛋白血症、严重的唾液腺功能障碍、腮腺肿胀、出现高效价的类风湿因子、白细胞减少症、光过敏和皮肤损害等相关。

（李永哲　胡朝军）

kàng Scl-70 kàngtǐ
抗 Scl-70 抗体（anti-scleroderma-70 antibody）

靶抗原是 DNA 拓扑异构酶 1，蛋白分子量 70kD 抗原的自身抗体。1979 年窦维斯（Douvas）等首先应用双向免疫扩散法（double immunodiffusion，DID）发现系统性硬化症［硬皮病（scleroderma，Scl）］患者血清中存在一种与小牛胸腺核提取物成分反应的自身抗体，对 Scl 具有高度特异性，蛋白分子量为 70kD，故命名。1986 年希罗（Shero）等首先确定了抗 Scl-70 抗体的靶抗原是 DNA 拓扑异构酶 1（topoisomerase 1，Top1），故又称抗拓扑异构酶 1 抗体（抗 Top1 抗体）。抗 Scl-70 抗体的靶抗原位于 DNA 拓扑异构酶 1 的 C 端末区，存在于核质与核仁中，核仁中的浓度尤其高。此酶天然蛋白分子量为 100kD，最初在免疫印迹试验中仅发现客观存在的分子量为 70kD 的降解物。后经证实低于 100kD 分子量的蛋白是在纯化过程中被蛋白酶降解的产物。该酶在 DNA 双链的复制和转录中起

作用，参与超螺旋 DNA 的解螺旋，使 DNA 能形成复制与转录所需的拓扑结构，是细胞内有重要生物功能的关键蛋白。

检测方法 包括 DID、酶联免疫吸附试验（enzyme-linked immunosorbent assay，ELISA）、免疫印迹法（immunoblotting，IB）等。IB 法检测抗 Scl-70 抗体阳性，显色区带出现在分子量为 86kD、70kD 的蛋白多肽条带上。ELISA 法包被抗原多采用纯化的天然牛胸腺提取物或重组 Top1。ELISA 法检测抗 Scl-70 抗体较 DID 法敏感性高，比 IB 法特异性高。在免疫荧光抗核抗体试验中，抗 Scl-70 抗体阳性荧光染色模型表现为细胞分裂间期 HEp-2 细胞核质呈现弱的细颗粒到均质型荧光染色，核仁呈现细颗粒或均质型荧光染色。

临床意义 抗 Scl-70 抗体为 Scl 的血清标志抗体，对其诊断及鉴别诊断有重要临床价值，尤其是进行性 Scl。未经选择的 Scl 患者，抗 Scl-70 抗体阳性率为 25%（DID 法）或 40%（IB 法），重症弥漫性为 75%，CREST 综合征为 13%，多发性肌炎/系统性硬化症重叠综合征为 12%。局限型 Scl 患者此抗体一般为阴性。抗 Scl-70 抗体对诊断系统性硬化症的特异性为 100%，敏感性为 40%。此抗体阳性与弥漫性皮肤病变、近端皮肤硬化、肺间质纤维化、心脏受累、肾脏受累、远侧骨质溶解、指端凹陷性瘢痕、指（趾）关节畸形、并发肿瘤及神经系统受累密切相关，被视为预后不良的指标。在其与人类白细胞抗原（human leukocyte antigen，HLA）相关性的研究中发现，抗 Scl-70 抗体阳性与 HLA-DR5、HLA-B8、HLA-DR3、HLA-DR52、HLA-DRw11、HLA-DR2 的关系密切。抗 Scl-70 抗体在其他结缔组织病和非结缔组织病阳性率低，可称为系统性硬化症的血清标志性抗体。

（李永哲　胡朝军）

kàng Jo-1 kàngtǐ

抗 Jo-1 抗体 （anti-Jo-1 antibody）

靶抗原分子量为 50kD 的组氨酰转运核糖核酸合成酶的自身抗体。又称抗 PL-1 抗体。1980 年尼西凯（Nishikai）等首次报道应用免疫扩散法（immunodiffusion，ID）在原发性多发性肌炎患者血清中发现了抗 Jo-1 抗体，并以首先被发现的患者名字 John 命名。其靶抗原为分子量为 50kD 的组氨酰转运核糖核酸（transfer ribonucleic acid，tRNA）合成酶，一种细胞质磷酸蛋白，在细胞质中以小分子核糖核蛋白形式出现，属氨酰 tRNA 合成酶家族的一个成员。抗氨酰 tRNA 合成酶抗体特异性识别的主要靶抗原是合成酶与 tRNA 构成的复合物。在多发性肌炎（polymyositis，PM）/皮肌炎（dermatomyositis，DM）患者中共发现 5 种抗氨酰 tRNA 合成酶抗体，均被公认为 PM/DM 的血清标志抗体，分别是抗组氨酰、甘氨酰、丙氨酰、苏氨酰及异亮氨酰 tRNA 合成酶抗体，临床上分别称之为抗 Jo-1、抗 EJ 抗体、抗 PL-12 抗体、抗 PL-7 抗体和抗 OJ 抗体。5 种抗 tRNA 合成酶抗体在 HEp-2 细胞实验基质上可产生相似的细胞质荧光染色模型，有相似的临床意义。75% 的抗氨酰 tRNA 合成酶抗体阳性患者为抗 Jo-1 抗体阳性，常规检测抗氨酰 tRNA 合成酶抗体以抗 Jo-1 抗体为主。抗 Jo-1 抗体及其他抗氨酰 tRNA 合成酶抗体为 PM/DM 的血清标志抗体。

检测方法 酶联免疫吸附试验（enzyme-linked immunosorbent assay，ELISA）、免疫印迹法（immunoblotting，IB）、双向免疫扩散（double immunodiffusion，DID）法等。IB 法检测抗 Jo-1 抗体阳性，显色区带出现在分子量为 55kD 的蛋白多肽条带上。ELISA 法包被抗原多采用纯化的天然牛胸腺提取物（组氨酰 tRNA 合成酶成分）。ELISA 法检测抗 Jo-1 抗体较 DID 法敏感性高，较 IB 法特异性高，并可实现定量检测。在免疫荧光抗核抗体试验中，抗 tRNA 合成酶抗体阳性荧光染色模型表现为细胞分裂间期 HEp-2 细胞胞质呈现细颗粒样荧光染色。若在上述试验中表现为细胞质细颗粒样荧光染色，排除常见的抗细胞质成分抗体（如抗核糖体 P 蛋白抗体、抗线粒体抗体、抗 SS-A 抗体等）后，应注意检测抗氨酰 tRNA 合成酶抗体。

临床意义 抗 Jo-1 抗体为 PM/DM 的血清标志性抗体，在 PM/DM 中的阳性率为 20% ~ 30%，且多数患者伴间质性肺部疾病、多关节炎、关节痛等。在合并肺间质变的 PM/DM 患者，抗 Jo-1 抗体的阳性率高达 60%。抗 Jo-1 抗体对肌炎的诊断具有较高特异性（>95%），抗体效价与疾病的活动性相关，与患者的肌酸激酶水平及肌炎活动的指标有关。以急性发热、对称性关节炎、技工手（机械手）、雷诺现象、肌炎并有肺间质病变、抗 Jo-1 抗体阳性为临床表现者，称为"抗 Jo-1 抗体综合征"。抗 Jo-1 抗体阳性肌炎患者与抗体阴性者相比，前者发病年龄相对较轻、病情进展快、疗效差，肌力和酶完全恢复的可能性小，药物减量或停药易复发。抗 Jo-1 抗体阳性与

HLA-DRW52 相关。PM 患者中更多见抗 Jo-1 抗体，DM 患者则更多见其他抗氨酰 tRNA 合成酶抗体。抗 Jo-1 抗体在 PM 中阳性率可达 40%，在 DM 中约为 5% 阳性，非肌炎患者未发现阳性，是 PM/DM（尤其是 PM）的血清标志抗体。

（李永哲　胡朝军）

kàng hétángtǐ P dànbái kàngtǐ

抗核糖体 P 蛋白抗体（anti-ribosomal P-protein autoantibody）

以细胞质中 60S 核糖体大亚基上 P0、P1 和 P2 三个磷酸化蛋白为靶抗原的自身抗体。又称抗 rRNP 抗体。1985 年埃尔肯（Elkon）和弗朗克尔（Francoeur）等首次报道。靶抗原富含丙氨酸，有别于 U1RNP，位于核糖体大亚基的基部，此部位亦是鸟苷三磷酸酶结构区。靶抗原（P1 和 P2）参与蛋白合成和鸟苷三磷酸酶的激活。核糖体最初产生于核仁，以后转送释放至细胞质，由此构成了抗 rRNP 抗体的特征性荧光染色模型（胞质及核仁荧光模型）。

检测方法　常规方法是酶联免疫吸附试验（enzyme-linked immunosorbent assay，ELISA）、免疫印迹法（immunoblotting，IB）、双向免疫扩散法（double immunodiffusion，DID），尚有放射免疫法、免疫沉淀法等。IB 检测抗 rRNP 抗体阳性，显色区带出现在分子量为 38kD、16.5kD（16kD）、15kD 的蛋白多肽条带上。应用 ELISA 包被抗原多采用合成 P 肽、融合 P 蛋白或纯化的天然 60S 核糖体 P0/P1/P2 亚单位（从牛或兔胸腺中）。ELISA、DID 和 IB 法诊断 SLE 的敏感性分别为 40%、22%、12%，ELISA 和 IB 间存在显著性差异。在免疫荧光抗核抗体试验中，抗 rRNP 抗体阳性荧光染色模型表现为细胞分裂间期 HEp-2 细胞胞质呈现非常致密的、均匀细颗粒样荧光染色，细胞核仁呈现细颗粒或均质型荧光染色。

临床意义　抗 rRNP 抗体为系统性红斑狼疮（systemic lupus erythematosus，SLE）的特异性自身抗体（阳性率为 10%～40%），对 SLE 的诊断有重要帮助。抗 rRNP 抗体存在种族差异，不同种族的 SLE 患者抗 rRNP 抗体阳性率不同。SLE 患者出现抗 rRNP 抗体与中枢神经系统、肝或肾受累相关。抗 rRNP 抗体常在 SLE 活动期中存在，有时不会随病情的缓解立即消失，可持续 1～2 年后才转为阴性。抗 rRNP 抗体更多出现在有严重精神病表现，特别是合并抑郁症的 SLE 患者。行为异常发作者抗 rRNP 抗体效价的升高对狼疮脑病的诊断有一定提示作用。有脑炎和精神病症状的 SLE 患者，抗 rRNP 抗体的敏感性为 56%～90%。

（李永哲　胡朝军）

kàng zēngzhíxìbāohékàngyuán kàngtǐ

抗增殖细胞核抗原抗体（anti-proliferating cell nuclear antigen antibody，anti-PCNA antibody）

靶抗原是 DNA 聚合酶 δ 的辅助蛋白，分子量为 36kD 核蛋白的自身抗体。又称抗 PCNA 抗体、抗增殖蛋白 I 抗体。1978 年米亚茨（Miyachi）等首次应用间接免疫荧光法（indirect immunofluorescence，IIF）和免疫扩散法（immune diffusion，ID）在系统性红斑狼疮（systemic lupus erythematosus，SLE）患者血清中发现。此抗体可与小牛或兔胸腺的盐水提取物有沉淀反应。IIF 检测时显示处于静止期的底物细胞核无荧光染色，处于 G 后期与 S 早期的底物细胞核则呈现较强的特异性荧光染色，提示此抗原主要于 DNA 合成前期表达。其靶抗原可能在控制细胞周期中起关键作用，在 DNA 合成与加工中必不可少。

检测方法　IIF、ID、酶联免疫吸附试验、免疫印迹法和免疫沉淀法等。常规检测抗 PCNA 抗体以 IIF 和 ID 法为主。在免疫荧光抗核抗体试验中，抗 PCNA 抗体阳性荧光染色模型表现为 HEp-2 细胞分裂间期细胞的细胞核部分（约半数）呈现明亮的细颗粒样荧光染色，而另一部分分裂间期细胞的细胞核则呈现阴性或较弱的细颗粒样荧光染色。若该试验选用动物器官冷冻切片的抗原底物（鼠肝或鼠肾底物），因缺乏增殖性细胞底物，不能检测出抗 PCNA 抗体。

临床意义　抗 PCNA 抗体为 SLE 的血清标志性自身抗体，对 SLE 的诊断有重要帮助，但敏感性较低，仅为 3%～6%。抗 PCNA 抗体与 SLE 活动性及 SLE 的弥漫性增生性肾小球肾炎存在一定的关系。

（李永哲　胡朝军）

kàng Ku kàngtǐ

抗 Ku 抗体（anti-Ku antibody）

靶抗原位于间期细胞的细胞核和核仁内，分子量为 70kD 和 80kD 两个亚单位核蛋白组成的自身抗体。以首例患者名字命名。1981 年三森（Mimori）等首先在患者 Ku 的血清中发现。其靶抗原位于间期细胞的细胞核和核仁内，由分子量为 70kD 和 80kD 两个亚单位核蛋白组成（即 P70 和 P80），以二聚体形式存在且结合于 DNA 的自由端，故又称抗 P70/P80 抗体。抗 P70 抗体和抗 P80 抗体可在不同的疾病中发挥作用。Ku 抗原与 DNA 依赖性蛋白激酶 P350 密切相关，靶抗原的功能可能与转录激活、DNA 复制、细胞增殖、DNA 螺旋酶的活性及细胞信号的释放密切相关。

检测方法 间接免疫荧光法、免疫扩散法、酶联免疫吸附试验、免疫印迹法和免疫沉淀法等。在免疫荧光抗核抗体试验，抗 Ku 抗体阳性可出现特征性荧光染色模型：HEp-2 细胞实验基质分裂间期细胞细胞核质、核仁呈现均质斑片型荧光染色；分裂期细胞浓缩的染色体区为阴性，有时可呈周边型荧光染色，染色体区外围呈细颗粒型荧光染色。动物器官猴肝组织冷冻切片实验基质细胞核呈特征性网状或周边型荧光染色。若观察到此种荧光染色模型，建议采用抗 Ku 抗体特异性检测方法。

临床意义 抗 Ku 抗体存在多发性肌炎/系统性硬化症重叠综合征中，在其他自身免疫病（如干燥综合征、多发性肌炎和混合性结缔组织病等）患者中阳性率为 5%~15%，在原发性肺动脉高压患者阳性率为 20%，在格雷夫斯病（Graves disease）患者阳性率为 50%。此外，抗 Ku 抗体阳性与雷诺现象、关节痛、表皮增厚及食管反流关系密切。抗 P70 抗体与多发性肌炎/系统性硬化症重叠综合征相关，抗 P80 抗体与系统性硬化症或系统性红斑狼疮相关。

(李永哲　胡朝军)

kàng PM-Scl kàngtǐ

抗 PM-Scl 抗体（anti-polymyositis-scleroderma antibody，anti-PM-Scl antibody）

靶抗原主要位于核仁的颗粒部分，由 11~16 种蛋白多肽组成复合物的自身抗体。1977 年沃尔夫（Wolfe）等应用免疫扩散法（immunodiffusion，ID）在多发性肌炎（polymyositis，PM）/皮肌炎（dermatomyositis，DM）及多发性肌炎/系统性硬化症［硬皮病（scleroderma，Scl）］

的患者血清中首先报道抗 PM-1 抗体，该抗体因多见于 PM 患者而得名。后来认为此抗体更多见于 PM 和 Scl 相重叠的患者，故又称抗 PM-Scl 抗体。免疫沉淀法（immunoprecipitation，IP）可显示靶抗原，其分子量 20~110kD，其中 100kD、70kD、75kD 和 37kD 是主要的靶抗原。免疫印迹法（immunoblotting，IB）显示，其抗体仅与分子量为 75kD 和 100kD 的两条蛋白多肽带发生反应。大部分患者血清与 100kD 的蛋白多肽抗原反应，其抗原决定簇位于 N 末端，100kD 蛋白多肽与丝氨酸和苏氨酸蛋白激酶在氨基酸序列上具有同源性；约 50% 的患者血清与 75kD 的蛋白多肽抗原反应，其抗原决定簇位于 C 末端。100kD 蛋白多肽与 75kD 蛋白多肽两者之间的抗原性相互独立。抗 PM-Scl 抗体靶抗原在细胞中的功能尚不明确，可能对细胞的增殖有调节作用或参与部分 RNA 的合成。

检测方法 酶联免疫吸附试验（enzyme-linked immunoadsordent assay，ELISA）、ID、IB 和 IP 法等，前三种方法可用于临床常规检测。IB 法检测抗 PM-Scl 抗体的抗原是从 HEp-2 细胞中提取，阳性时显色区带出现在分子量为 100kD 或 75kD 的蛋白多肽条带上。ELISA 法检测抗 PM-Scl 抗体包被抗原多采用大肠埃希菌表达的重组抗原。ELISA 法检测抗 PM-Scl 抗体比 ID 法敏感性高，比 IB 法特异性高，并可实现定量检测。在免疫荧光抗核抗体试验中，抗 PM-Scl 抗体阳性可出现特征性荧光染色模型，即 HEp-2 细胞实验基质分裂间期细胞细胞核核仁呈现强均质型荧光染色，核质呈现弱的细颗粒或均质型荧光染色，有丝分裂期细胞浓缩的染色体区

为阴性，在染色体区外围呈细颗粒型荧光染色。抗核抗体常规检测时，若观察到此种荧光染色模型，应进一步应用抗 PM-Scl 抗体特异性检测方法进行检测。

临床意义 抗 PM-Scl 抗体对肌炎、系统性硬化症等结缔组织病的诊断及鉴别诊断有重要的临床价值。抗 PM-Scl 抗体常见于 PM/Scl 重叠综合征患者中，在肌炎合并系统性硬化症且无系统性红斑狼疮特征的患者中该阳性率高达 25%，而 50% 抗体阳性患者为肌炎合并系统性硬化症。抗 PM-Scl 抗体也可单独存在 PM 患者中，阳性率约为 8%。系统性硬化症患者中的阳性率为 2%~5%，抗 PM-Scl 抗体阳性的系统性硬化症患者常合并肌炎，即使肌炎临床症状不明显，也可见到肌酶水平升高。抗 PM-Scl 抗体阳性可能与关节炎、皮肌炎型皮肤损害、钙化、技工手、湿疹及 HLA-DR3 和 HLA-DR4 有关。与其他抗核抗体阳性的患者相比，抗 PM-Scl 抗体阳性的患者更易发生严重的肌肉、肌腱及肾损害。

(李永哲　胡朝军)

kàng Ki kàngtǐ

抗 Ki 抗体（anti-Ki antibody）

靶抗原为分子量 32kD 的非组蛋白的酸性核蛋白的自身抗体。又称抗 SL 抗体。1981 年东条（Tojo）等应用免疫扩散法（immunodiffusion，ID）在系统性红斑狼疮（systemic lupus erythematosus，SLE）和重叠综合征患者 Kikuta 血清中首先发现并命名了抗 Ki 抗体。伯恩斯坦（Bernstein）等和坂本（Sakamoto）等分别于 1986 年和 1989 年分离纯化了 Ki 抗原，免疫学检测未发现该蛋白与 Sm、U1RNP、SS-A、SS-B、Scl-70、Jo-1、DNA、增殖细胞核抗原等抗

原存在交叉反应。抗 Ki 抗体的靶抗原在细胞中的功能尚不清楚。

此抗体检测主要用 ID 与酶联免疫吸附试验（enzyme-linked immunoadsordent assay，ELISA）。在免疫荧光抗核抗体试验中，抗 Ki 抗体阳性无特征性荧光染色模型，HEp-2 细胞实验基质分裂间期细胞细胞核核质呈现颗粒型荧光染色，分裂期细胞浓缩的染色体区为阴性。

抗 Ki 抗体主要见于 SLE 及重叠综合征患者，阳性率分别为12% 及 20%。ID 法检测示 SLE 患者的阳性率为 6% ~ 12%，ELISA 法检测示 SLE 阳性率为 19% ~ 37%、类风湿关节炎为 1.4% ~ 3.0%、系统性硬化症为 7% ~ 12%、混合性结缔组织病为 3% ~ 8%、多发性肌炎/皮肌炎为 30%、特发性血小板减少性紫癜为 3%、原发性胆汁性胆管炎为 3%。在抗 Ki 抗体阳性的 SLE 患者，肺间质纤维化、浆膜炎、中枢神经系统受累较为多见。

（李永哲　胡朝军）

kàng lèifēngshī guānjiéyán hékàngyuán kàngtǐ

抗类风湿关节炎核抗原抗体（anti-rheumatoid arthritis nuclear antigen antibody，anti-RANA antibody）

靶抗原是一种与 EB 病毒感染有关，存在于 EB 病毒感染的 B 淋巴样细胞内的酸性可溶性蛋白的自身抗体。1975 年阿尔斯波（Alspaugh）和坦（Tan）首次从 EB 病毒转化的 B 淋巴细胞株中提取类风湿关节炎核抗原（rheumatoid arthritis nuclear antigen，RANA），因最初与抗 SS-A 抗体、抗 SS-B 抗体一样可见于干燥综合征，抗 RANA 抗体曾被称为抗 SS-C 抗体。此自身抗体主要存在于类风湿关节炎（rheumatoid ar-

thritis，RA）患者血清中，故又称类风湿关节炎沉淀素。抗 RANA 抗体的靶抗原是一种与 EB 病毒感染有关的酸性可溶性蛋白，存在于 EB 病毒感染的 B 淋巴样细胞内，主要位于由 20 个氨基酸组成的 EB 病毒 1 型核抗原 p62 多肽上。

检测方法 包括间接免疫荧光法、免疫扩散法、免疫印迹法、酶联免疫吸附试验。间接免疫荧光法是以含有 EB 病毒基因组的人淋巴细胞（Raji 或 Wil-2 细胞系）作为抗原底物进行检测，阳性时表现为底物大多数细胞核及细胞质内出现分布均匀密集的细小颗粒型的特异性荧光染色。免疫扩散法是以 EB 病毒感染细胞的提取物作为抗原进行检测。酶联免疫吸附试验是以人工合成的 p62 多肽作为靶抗原进行检测。

临床意义 抗 RANA 抗体主要存在于 RA 患者，表现为对 EB 病毒编码抗原特异性的免疫应答。抗 RANA 抗体在 RA 中的阳性率为 40% ~ 60%，且抗体效价较高。抗 RANA 抗体与角蛋白、肌动蛋白及胶原有交叉反应，正常人的阳性率为 5%，但抗体效价较低。抗 RANA 抗体对 RA 的诊断及与其他结缔组织病或不同性质关节炎的鉴别诊断具有一定的临床意义。

（李永哲　胡朝军）

kàng p80 luóxuándànbái kàngtǐ

抗 p80 螺旋蛋白抗体（anti-p80-collin antibody）

以与核质中螺旋小体相关联的 80kD 核蛋白（P80 螺旋蛋白）和小核核糖核蛋白成分为靶抗原的自身抗体。又称抗核少点抗体，属抗核点抗体之一。靶抗原的功能可与小核核糖核蛋白从细胞核到细胞质的转送相关。检测方法主要是间接免疫荧光法，尚有免疫扩散法、免疫印迹法、酶联免疫吸附试验等。

在免疫荧光抗核抗体试验中，抗 P80 螺旋蛋白抗体阳性荧光染色模型多表现为分裂间期细胞细胞核核质 1 ~ 6 个分散的圆点状荧光染色，有丝分裂期细胞浓缩的染色体区为阴性。抗 P80 螺旋蛋白抗体可见于干燥综合征（4%）、原发性胆汁性胆管炎和慢性活动性肝炎等患者。

（李永哲　胡朝军）

jīyán tèyìxìng zìshēn kàngtǐ

肌炎特异性自身抗体（myositis-specific autoantibody，MSA）

包括抗 tRNA 合成酶抗体、抗信号识别粒子抗体和抗 Mi-2 抗体等的肌炎特异性自身抗体。存在于约 50% 的原发性肌炎患者，包括多发性肌炎和皮肌炎。自身抗体的类型有助于区分肌炎的临床类型：抗 tRNA 合成酶抗体阳性者，典型存在雷诺现象、关节炎和间质性肺病的临床表现，春天易急性发作且预后不佳；抗信号识别粒子抗体阳性者，易秋季急性发作，常累及心脏，预后不佳；抗 Mi-2 抗体阳性者，存在典型的皮肌炎临床表现，且预后良好。其他肌炎特异性自身抗体还包括以下几种：① 抗 KJ 抗体：靶抗原为 34kD 蛋白，肌炎中阳性率 < 1%。② 抗 Fer 抗体：靶抗原为延长因子-1α，肌炎中阳性率为 1%。③ 抗 Mas 抗体：靶抗原为丝氨酸 tRNA，肌炎中阳性率为 1%。这些肌炎特异性自身抗体在肌炎中罕见，其临床意义尚不清楚。

（李永哲　胡朝军）

kàng Mi-2 kàngtǐ

抗 Mi-2 抗体（anti-M2 antibody）

以细胞核内分子量为 34 ~ 240kD 的 8 种核蛋白质复合物（主要抗原特异性成分为 240kD）为靶抗原的自身抗体。1976 年赖希林（Reichlin）和马蒂奥利（Mattioli）

应用补体结合抑制试验首先在一位叫"Mi"的皮肌炎患者血清中，发现了一种与小牛胸腺细胞核盐水提取物有沉淀反应新的抗核抗体，命名为抗 Mi 抗体。在免疫扩散法中，原始的 Mi 血清与小牛胸腺核提取蛋白形成两条沉淀线，1980 年迈思凯（Mishikai）等将它们命名为抗 Mi-1 抗体和抗 Mi-2 抗体，其中抗 Mi-2 抗体属肌炎特异性抗体，对肌炎的诊断具有重要意义。其主要的抗原特异性成分不含任何核酸成分，由第 12 号染色体编码，结构属于解旋酶家族，此复合物主要通过染色体重组来对细胞增殖进行调控。抗 Mi-2 抗体的靶抗原可参与 DNA 的加工与转录的调节或类似的细胞调控功能。

检测方法 主要有免疫扩散法、免疫印迹法、酶联免疫吸附试验和免疫沉淀法。在免疫荧光抗核抗体试验中，抗 Mi-2 抗体表现为 HEp-2 细胞实验基质的间期细胞呈现细胞核强的细颗粒荧光染色，核仁呈弱阳性荧光染色，细胞质则呈完全阴性。

临床意义 抗 Mi-2 抗体阳性通常为高效价（>1∶640），是多发性肌炎/皮肌炎（polymyositis，PM/dermatomyositis，DM）中最常见的抗核抗体。抗 Mi-2 抗体，出现于成人 DM（15%~25%）、幼年型 DM（10%~15%）、PM/DM（5%~10%）及 PM（<3%）患者血清中，对 DM 有高度特异性（>97%），在正常人及其他结缔组织病患者中常无表达。抗 Mi-2 抗体阳性患者 95% 有皮肤病变，多表现为"V"型及"披肩"型皮疹与表皮增生。与其他抗 tRNA 合成酶抗体阳性的 DM 患者相比，抗 Mi-2 抗体阳性的患者对治疗的反应与预后均较好。系统性硬化

症、肺间质纤维化及关节炎在抗 Mi-2 抗体阳性的患者中发病率亦较低。抗 Mi-2 抗体阳性与 HLA-DR7、HLA-DR5、HLA-DQA0201 相关。

（李永哲　胡朝军）

kàng xìnhào shíbié lìzǐ kàngtǐ

抗信号识别粒子抗体（anti-signal recognition particle antibody, anti-SRP antibody）

靶抗原为一种位于细胞质中的核糖核蛋白复合物，由 7SLRNA 和一组分子量分别为 72kD、68kD、54kD、19kD、14kD 和 10kD 的 6 种蛋白质组成的自身抗体。又称抗 SRP 抗体。其中 54kD 的蛋白质携带有抗原决定簇和膜蛋白的信号顺序，在细胞质内参与新合成的蛋白多肽在内质网内的移位。1986 年里夫（Reeve）等首先在一名多发性肌炎患者血清中发现。

检测方法主要有免疫印迹法、酶联免疫吸附试验和免疫沉淀法等。在免疫荧光抗核抗体试验中，抗 SRP 抗体阳性呈现的荧光染色模型与抗 tRNA 合成酶抗体阳性荧光染色模型相同，即表现为细胞质细颗粒样或均质型荧光染色，排除常见的抗细胞质成分抗体（如抗核糖体 P 蛋白抗体、抗线粒体抗体、抗 SS-A 抗体等）后，应注意检测抗 SRP 抗体或抗氨酰 tRNA 合成酶抗体。

抗 SRP 抗体多见于多发性肌炎，阳性率为 4%~5%。此抗体阳性患者的病理特点常较一致，主要表现为明显的肌纤维坏死，但常无炎症细胞浸润，肌细胞表达主要组织相容性复合体 I 类分子也不明显。

（李永哲　胡朝军）

kàng zhuósīdiǎn kàngtǐ

抗着丝点抗体（anti-centromere antibody, ACA）

靶抗原为细胞着丝点蛋白（位于在细胞分裂时

与纺锤体相互作用的动原体/动粒的内板与外板上）的自身抗体。曾称抗动原体或抗动粒抗体。1980 年迈默瑞（Moroi）等应用间接免疫荧光法（indirect immunofluorescence，IIF）首先在系统性硬化症患者血清中发现，主要的靶抗原为着丝点蛋白 B。与 ACA 反应的着丝点蛋白常见有 4 种：着丝点蛋白 A（CENT-A，17kD）、着丝点蛋白 B（CENT-B，80kD）、着丝点蛋白 C（CENT-C，140kD）和着丝点蛋白 D（CENT-D），能与含有各种着丝点抗体的血清起反应。以后陆续发现识别着丝点蛋白 E（CENT-E）及着丝点蛋白 F（CENT-F）及着丝点蛋白 G（CENT-G）的抗着丝点抗体，但比较少见。着丝点蛋白在包裹 DNA 动原体中发挥重要作用，主要是通过蛋白-蛋白和蛋白-核酸间的相互作用。

检测方法 包括 IIF、酶联免疫吸附试验（enzyme-linked immunosorbent assay，ELISA）、免疫印迹法（immunoblotting，IB）等。应用分裂细胞染色体为抗原基质的 IIF 法，检测效果较佳，ACA 阳性时可见染色体中间的狭窄部位（即两条单个染色体结合部位—主缢痕处）出现一个或一对明亮的特异性荧光染色颗粒，但因染色体片制片及保存较为困难，此方法难在临床常规检测中使用。以培养细胞（如 HEp-2 细胞）为实验基质的 IIF 法，是检测 ACA 常用的方法。HEp-2 细胞抗原底物要求至少应含有少量分裂期细胞（分裂中期或后期细胞），已有 HEp-2 细胞培养时用秋水仙碱处理过（可使细胞分裂中止到中期）的特殊的抗核抗体检测试剂，HEp-2 细胞抗原底物富含分裂期细胞，适合于 ACA 检

测。IIF 法抗核抗体筛选实验，ACA 阳性时分裂间期细胞可见细的、大小相同的、明亮的荧光颗粒均匀散布于细胞核位置，颗粒数量一般为 40~80 个（通常每个细胞核含有 46 或 92 个着丝点）；有丝分裂期细胞（尤其是分裂中期细胞）染色体区呈现密集棒状或带状排列的着丝点荧光染色。ACA 荧光染色型又称散点型。ELISA 法检测 ACA 通常以提纯或重组的着丝点蛋白 B（CENT-B）为包被抗原，检测抗主要靶抗原着丝点蛋白 B 抗体。以提取的 HEp-2 细胞全细胞抗原为靶抗原的 IB 法，可同时检测多种 ACA 亚型抗体，如抗着丝点蛋白 B 抗体、抗着丝点蛋白 A 抗体和抗着丝点蛋白 C 抗体等。

临床意义　在未分型的系统性硬化症患者血清中，ACA 的阳性率为 22%~36%，此自身抗体阳性与雷诺现象有密切关系。ACA 是系统性硬化症的亚型 CREST 综合征（局限型系统性硬化症）的特异性抗体，阳性率可达 80%~98%。ACA 阳性通常是患者预后较好的一个指标。原发性雷诺现象患者（无其他 CREST 症状或体征）中 ACA 的阳性率为 25%，抗体阳性者易发展成局限型系统性硬化症，此类患者可能是 CREST 综合征的早期变异型或顿挫型。弥漫型系统性硬化症中 ACA 较少见，阳性率约为 8%。ACA 很少与抗 Scl-70 抗体同时存在。ACA 除主要与局限型系统性硬化症相关外，还偶见于局限性肺动脉高压、其他结缔组织病、关节痛和原发性甲状腺炎伴雷诺现象等患者中。

ACA 还见于原发性胆汁性胆管炎（primary biliary cholangitis，PBC）患者，阳性率为 10%~20%。ACA 阳性的 PBC 患者常同时存在 CREST 综合征的临床症状，如雷诺现象、指（趾）系统性硬化症等。PBC 患者中 ACA 的靶抗原性质同系统性硬化症，以着丝点蛋白 B（CENT-B，80kD）为主。应用 IIF 检测时可以发现，PBC 患者中 ACA 阳性常伴 PBC 其他相关自身抗体，最常见的是抗线粒体抗体（anti-mitochondrial antibody，AMA），PBC 患者中约 20% 的 AMA 阳性伴 ACA 阳性。ACA 伴抗核点抗体、抗核包膜蛋白抗体的荧光染色模型也可见到。多种 PBC 相关自身抗体同时出现，可提高对其诊断的特异性。

（李永哲　胡朝军）

kàng hérén kàngtǐ

抗核仁抗体（anti-nucleolar antibody）　靶抗原位于细胞核核仁结构区的抗核抗体。主要包括抗 Scl-70 抗体、抗 PM-Scl 抗体、抗 RNA 聚合酶 I 抗体、抗原纤维蛋白抗体、抗 NOR-90 抗体和抗 Th/To 抗体。这些自身抗体主要见于系统性硬化症患者。用间接免疫荧光法进行筛选试验，以酶联免疫吸附试验、免疫印迹法等进行特异性抗体确认试验。在免疫荧光抗核抗体试验中，20%~40% 的系统性硬化症患者可呈抗核仁抗体阳性，其他结缔组织病患者有时也可呈核仁荧光染色，如抗核糖体 P 蛋白抗体或抗 Ku 抗体等阳性者。

（李永哲　胡朝军）

kàng RNA jùhéméi kàngtǐ

抗 RNA 聚合酶抗体（anti-RNA polymerase antibody）　以核糖核酸聚合酶为靶抗原的自身抗体。包括抗 RNA 聚合酶 I、RNA 聚合酶 II 和 RNA 聚合酶 III 三种自身抗体。1982 年斯泰特勒（Stetler）等首次报道应用生物化学方法提纯了 RNA 聚合酶 I 蛋白成分，1987 年赖默（Reimer）等确认血清中存在 RNA 聚合酶 I 特异性自身抗体。欧卡罗（Okano）等于 1993 年始陆续报道了应用放射免疫沉淀技术发现抗 RNA 聚合酶 II 抗体和抗 RNA 聚合酶 III 抗体，并发现这三种自身抗体与系统性硬化症相关，尤其是弥漫性皮肤受损者。抗 RNA 聚合酶抗体的靶抗原为真核生物的 RNA 聚合酶，包括三组合成酶（I、II、III）、两个高分子多肽及多个蛋白亚单位。RNA 聚合酶 I 和 III 是多蛋白复合体，分别由 10 种以上蛋白亚单位组成。RNA 聚合酶 I 位于核仁，可合成核糖体 RNA，主要抗原决定簇为 190kD 和 126kD 两个最大蛋白亚单位。RNA 聚合酶 II 也是多蛋白复合体，分别由 8~10 种以上蛋白亚单位组成，位于核仁，可合成信使 RNA，主要抗原决定簇为 220kD 和 140kD 两个大蛋白亚单位。RNA 聚合酶 III 位于核质，一些小分子 RNA（如 5SRNA 和转运 RNA），主要抗原决定簇为 155kD 和 138kD 的两个大蛋白亚单位。

检测方法　主要应用放射免疫沉淀法和免疫印迹法等。在免疫荧光抗核抗体试验中，抗 RNA 聚合酶抗体阳性荧光染色模型多表现为分裂间期细胞点状或细颗粒型核仁荧光染色，有丝分裂期细胞浓缩的染色体区不发荧光。

临床意义　抗 RNA 聚合酶 I 抗体和抗 RNA 聚合酶 III 抗体为系统性硬化症特异性抗体，阳性率为 5%~33%（存在种族差异）。抗体阳性者常伴严重的器官受累，主要是肺和肾，预后不良。抗 RNA 聚合酶 II 抗体在系统性硬化症中阳性率为 5%~20%，此外还见于系统性红斑狼疮（9%~

14%)、混合性结缔组织病和重叠综合征等。

（李永哲　胡朝军）

kàng yuánxiānwéidànbái kàngtǐ

抗原纤维蛋白抗体（anti-fibrillarin antibody）

以核仁中原纤维蛋白为靶抗原的自身抗体。又称抗U3RNP抗体、抗U3核仁RNP抗体、抗U3-snRNP抗体、抗U3-nRNP抗体和抗Scl-34抗体等。是位于核仁密集原纤维丝蛋白结构上的与U3RNA结合的34kD碱性蛋白，是参与核糖核蛋白前体成熟过程的核糖核蛋白粒子U3-snRNP的组成成分。主要应用放射免疫沉淀法和免疫印迹法等检测。间接免疫荧光法为抗原纤维蛋白抗体重要的筛选实验，阳性荧光染色模型多表现为分裂间期细胞核仁明亮的大颗粒型（成簇状）荧光染色，并趋向均质型，此型又称核仁簇型；有丝分裂期细胞浓缩的染色体区呈现均质型或细颗粒型或环型的阳性荧光染色。抗原纤维蛋白抗体为系统性硬化症特异性抗体，阳性率为5%~10%。主要见于无关节炎和肺纤维化症状的弥漫型系统性硬化症等患者中，此抗体阳性常与肌肉、肺和心脏受损相关，且男性患者的发生率（33%）高于女性患者（14%），黑种人发生率高。偶见于肝癌等患者。

（李永哲　胡朝军）

kàng NOR-90 kàngtǐ

抗NOR-90抗体（anti-nucleole organizer region 90kD protein antibodiy）

以核仁编组区90kD蛋白为靶抗原的自身抗体。又称抗核仁编组区抗体和抗人类上游结合因子抗体。这种位于核仁编组区的靶抗原又称人类上游结合因子，是RNA聚合酶Ⅰ转录因子，参与核糖体RNA转录的调节。主要应用放射免疫沉淀法和免疫印迹法等检测。间接免疫荧光法为重要的筛选实验，阳性荧光染色模型多表现为分裂间期细胞细胞核仁粗斑或颗粒型荧光染色，有丝分裂期细胞浓缩的染色体区可见一个或数个强的点状荧光染色。抗NOR-90抗体常见于系统性硬化症患者，但阳性率很低，阳性者多伴雷诺现象。此外，此抗体偶见于结缔组织病（系统性红斑狼疮、类风湿关节炎、干燥综合征）、原发性胆汁性胆管炎和肝癌等患者。

（李永哲　胡朝军）

kàng Th/To kàngtǐ

抗Th/To抗体（anti-Th/To antibody）

由核糖核酸酶P和核糖核酸线粒体RNA处理酶（mitochondrial RNA processing，MRP）组成，分子量40kD蛋白质的核仁小核糖核蛋白颗粒为靶抗原的自身抗体。又称抗7-2-核糖核蛋白抗体、抗核糖核酸酶MRP抗体。靶抗原蛋白分子由核糖核酸酶P（8-2-RNP）和核糖核酸酶MRP（7-2-RNP）分子组成的40kD蛋白质，主要参与转移RNA前体的加工及线粒体DNA的复制。主要用放射免疫沉淀法和免疫印迹法等检测。间接免疫荧光法为抗Th/To抗体重要的筛选实验，阳性荧光染色模型多表现为分裂间期细胞核仁点状均质型或颗粒均质型荧光染色，有丝分裂期细胞浓缩的染色体区为阴性。抗Th/To抗体为系统性硬化症的特异性抗体，阳性率为5%~10%。主要见于局限型系统性硬化症患者，与抗着丝点抗体阳性的系统性硬化症患者临床症状相似，预后良好。抗Th/To抗体还偶见于多发性肌炎/系统性硬化症重叠综合征中，阳性率为3%。

（李永哲　胡朝军）

kàng hébāomó dànbái kàngtǐ

抗核包膜蛋白抗体（anti-nuclear envelope protein antibody）

以核包膜蛋白为靶抗原的自身抗体。应用间接免疫荧光法进行抗核抗体检测时，在自身免疫性肝病患者中出现的纤细、光滑的核膜型荧光染色模型，其对应的靶抗原属位于核包膜结构上的蛋白。核包膜结构由核板、核膜和核孔复合物组成。核板是一直径10nm的中间丝状结构，与核内膜的内面连结，组成板层结构的蛋白称为板层素，一般分为4型：板层素A（60kD）、板层素B（68kD）和板层素C（74kD）及板层素D。核膜分内膜和外膜，核内外膜借核孔膜连接，后者又与核孔复合物连接。核内膜的结构蛋白是核板层和染色质的附着部位，核板层B受体及板层相关多肽等成分位于核内膜上。核外膜有核糖体及粗面内质网附着。核孔复合物为直径120nm、分子量124kD的超分子结构，由80~100种不同的蛋白质组成。已有数种核孔复合物被分离、鉴定，其中包括与原发性胆汁性胆管炎密切相关的两种跨膜蛋白（gp210蛋白和p62蛋白）。对自身免疫性肝病的诊断具有重要临床价值的抗核包膜（被）蛋白抗体主要有：抗板层素抗体、抗核板层B受体抗体、抗板层相关多肽抗体、抗gp210抗体和抗p62抗体。

检测方法　间接免疫荧光法为重要的筛选试验，阳性荧光染色模型多表现为分裂间期细胞核膜纤细、明亮的荧光染色，两个细胞核接触间的核膜更为明显；有丝分裂期细胞浓缩的染色体区呈阴性。应注意与表现为均质核周型的抗双链DNA抗体的荧光染色模型进行鉴别。

临床意义　约25%的自身免疫性肝病患者抗核包膜蛋白抗体阳性。抗板层素/核板层B受体抗体的核膜型荧光染色模型表现为光滑边缘型，抗gp210抗体则表现为点状边缘型的核膜型荧光染色模型，但抗核抗体检测出现核膜型荧光染色模型时，从细胞的荧光染色模型形态上仍很难区分是抗板层素抗体与抗gp210抗体或其他抗核包膜蛋白抗体。应用聚焦或数字减影技术可有助于荧光染色模型区分、鉴别，但检测设备昂贵，不适于临床常规检验。随着分子生物学技术的应用，以重组蛋白或合成多肽作为抗原，应用免疫印迹法或酶联免疫吸附试验检测抗核包膜蛋白特异性自身抗体，已广泛应用于临床常规检测。抗核包膜蛋白靶抗原特异性抗体的检测，对自身免疫性肝病患者的诊断及鉴别诊断具有重要的临床意义。

（李永哲　胡朝军）

kàng bǎncéngsù kàngtǐ

抗板层素抗体（anti-lamin antibody）

以核包膜蛋白板层素为靶抗原的自身抗体。又称抗核纤层抗体。根据所对应的靶抗原性质，分为抗板层素A抗体、抗板层素B（B1和B2）抗体和抗板层素C抗体3种。在免疫荧光抗核抗体试验中，抗板层素抗体的核膜型荧光染色模型表现为光滑边缘型。以重组蛋白或合成多肽作为抗原，用免疫印迹法或酶联免疫吸附试验可检测板层素特异性自身抗体。抗板层素A抗体和抗板层素C抗体，可见于原发性胆汁性胆管炎（6%～8%）、自身免疫性肝炎（9%～23%）等自身免疫性肝病中，并与疾病活动性密切相关。抗板层素B抗体多见于合并抗磷脂综合征的系统性红斑狼疮，阳性率为6%～12%，阳性患者出现抗磷脂抗体和（或）狼疮抗凝物异常者占47%，表现为血小板减少等抗磷脂综合征症状者占17%。抗板层素B抗体检测有助于临床症状不典型的特殊类型的系统性红斑狼疮的诊断。此外，抗板层素B抗体在慢性疲劳综合征患者阳性率可达52%。抗板层素抗体偶见于类风湿关节炎、干燥综合征、系统性硬化症、血管炎和原发性雷诺现象等。

（李永哲　胡朝军）

kàng hébǎncéng B shòutǐ kàngtǐ

抗核板层B受体抗体（anti-lamin B receptor antibody，anti-LBR antibody）

以一种可连结核板层B由60个氨基酸组成的核内膜多肽蛋白为靶抗原的自身抗体。又称抗LBR抗体。抗核包膜蛋白抗体的种类之一。靶抗原表位于核包膜区核胞质侧抗原多肽蛋白的氨基末端区。在免疫荧光抗核抗体试验中，抗LBR抗体的核膜型荧光染色模型表现为光滑边缘型。以重组蛋白或合成多肽作为抗原，用免疫印迹法或酶联免疫吸附试验可检测抗LBR抗体。抗LBR抗体仅见于原发性胆汁性胆管炎患者，是其特异性自身抗体，但其敏感性极低（约为13%）。

（李永哲　胡朝军）

kàng bǎncéng xiāngguān duōtài kàngtǐ

抗板层相关多肽抗体（anti-lamina-associated polypeptide antibody，anti-LAP antibody）

以位于核内膜上与核板层相连结的板层相关多肽成分为靶抗原的抗体。属抗核包膜蛋白抗体。又称抗LAP抗体。分为LAP1和LAP2两种。在免疫荧光抗核抗体试验，抗LAP抗体的荧光染色模型表现为核膜型。以重组蛋白或合成多肽作为抗原，应用免疫印迹法或酶联免疫吸附试验可检测抗LAP抗体。抗LAP抗体可见于多种自身免疫病及非自身免疫病中，如系统性红斑狼疮、血清阴性多关节炎、原发性干燥综合征、风湿性多肌痛、多发性肌炎、抗磷脂综合征、慢性肝炎、神经炎和痛风等。

（李永哲　胡朝军）

kàng p62 kàngtǐ

抗p62抗体（anti-p62 antibody）

以位于核孔复合物上的62kD跨膜蛋白为靶抗原的自身抗体。又称抗核孔蛋白p62抗体。属抗核包膜蛋白抗体。在免疫荧光抗核抗体试验，抗p62抗体的荧光染色模型表现为核膜型。以重组蛋白或合成多肽作为抗原，用免疫印迹法或酶联免疫吸附试验可检测抗p62抗体。抗p62抗体为原发性胆汁性胆管炎特异性自身抗体，特异性高达97%。在其他肝病或自身免疫病中未检出，其敏感性为23%～32%。抗p62抗体与原发性胆汁性胆管炎患者的抗线粒体抗体无相关性。抗p62抗体与原发性胆汁性胆管炎疾病进展相关，此抗体在症状明显的患者阳性率更高，抗体阳性患者病情更重，并提示存在肝硬化或并发症。抗p62抗体阳性者其血清胆红素水平较高，且其肝脏病理检查显示炎症浸润更严重。

（李永哲　胡朝军）

kàng xìbāozhì chéngfèn kàngtǐ

抗细胞质成分抗体（anti-cytoplasm antibody）

一类以抗细胞质中各种成分为靶抗原的自身抗体。用HEp-2细胞基质间接免疫荧光法检测抗核抗体表现为细胞质荧光染色的自身抗体种类很多，包括：①抗细胞质可溶性颗粒成分抗体：如抗可提取性核抗原抗体中的抗核糖体P蛋白抗体、抗

tRNA 合成酶抗体和抗信号识别粒子抗体等。②抗细胞器抗体：如抗线粒体抗体、抗高尔基体抗体、抗溶酶体抗体、抗过氧化物酶抗体和抗内质网抗体等。③抗细胞质纤维结构抗体：如抗肌动蛋白抗体、抗波形纤维蛋白抗体、抗原肌球蛋白抗体、抗细胞角蛋白抗体、抗纽带蛋白抗体等。若间接免疫荧光法常规检测抗核抗体结果为抗细胞质成分抗体阳性，应结合荧光染色模型特点及患者的临床症状，用免疫印迹法、酶联免疫吸附试验等方法进行特异性抗体检测。抗细胞质成分抗体的靶抗原性质、荧光染色模型特点及临床意义见表（表）。

（李永哲 胡朝军）

kàng Gāo'ěrjītǐ kàngtǐ

抗高尔基体抗体（anti-Golgi apparatus antibody，AGAA）

以细胞质高尔基蛋白为靶抗原的自身抗体。较罕见。靶抗原种类复杂，有数种不同的自身抗原从高尔基复合体中被鉴定出，靶抗原功能不清。应用免疫荧光抗核抗体试验，在 HEp-2 细胞为实验基质上呈现特征性的荧光模型。用免疫印迹法可进行针对不同分子量蛋白靶抗原的抗高尔基体抗体分型。抗高尔基体抗体无组织特异性，偶见于系统性红斑狼疮、干燥综合征及其他弥漫性结缔组织病。亦有报道小脑功能障碍、小脑肿瘤性病变及病毒（巨细胞病毒、EB 病毒、人类免疫缺陷病毒）感染者该抗体阳性。

（李永哲 胡朝军）

kàng róngméitǐ kàngtǐ

抗溶酶体抗体（anti-lysosomal antibody）

以细胞质溶酶体蛋白为靶抗原的自身抗体。包括溶酶体中的各种酶，如组织蛋白酶及溶酶体膜蛋白。该抗体检测应用免疫荧光抗核抗体试验，在 HEp-2 细胞为实验基质上呈现特征性的荧光模型。偶见于系统性红斑狼疮患者。

（李永哲 胡朝军）

kàng jīdòngdànbái kàngtǐ

抗肌动蛋白抗体（anti-actin antibody）

以细胞骨架微丝蛋白 84kD 亚单位蛋白为靶抗原的自身抗体。肌动蛋白与细胞运动及细胞内信号转导有关。应用间接免疫荧光法检测，可选用培养细胞（HEp-2 细胞）、复合组织抗原基质片（胃、肾、肝复合组织冷冻切片）检测。另外，可应用体外培养的成纤维细胞为抗原底物，间接免疫荧光法检测抗肌动蛋白自身抗体；应用纯化或重组的肌动蛋白或 F/G-肌动蛋白为靶抗

表 抗细胞质成分抗体的靶抗原性质、荧光染色模型特点及临床意义

抗细胞质成分抗体	HEp-2 细胞荧光染色模型	靶抗原	临床意义
抗细胞质颗粒成分抗体			
抗核糖体 P 蛋白抗体	胞质细颗粒型（多伴核仁型）	60S 核糖体磷酸化蛋白	SLE 特异性抗体
抗转运 RNA 合成酶抗体	胞质细颗粒型（核周强）	转运 RNA 合成酶	PM/DM 特异性抗体
抗信号识别粒子抗体	胞质细颗粒型（核周强）	信号识别粒子（54kD）	PM/DM 特异性抗体
抗细胞质细胞器抗体			
抗线粒体抗体	胞质粗颗粒型	线粒体 M1~M9	常见于 PBC、SS（肝损害）、SSc
抗高尔基体抗体	胞质核周一端粗颗粒型	高尔基复合体蛋白	偶见于 CTD（SLE、SS）
抗溶酶体抗体	胞质大小不等大颗粒型	溶酶体蛋白酶	SLE 偶见，非特异性抗体
抗过氧化物酶抗体	胞质均匀分散颗粒型	过氧化物酶	自身免疫病，非特异性抗体
抗内质网抗体	胞质融溶细颗粒型	内质网（P450 酶）	药物性或自身免疫性肝炎
抗细胞质纤维结构抗体			
抗肌动蛋白抗体	直束状横贯细胞纤维型	微丝肌动蛋白（84kD）	自身免疫性肝炎，特异性抗体
抗波形纤维蛋白抗体	丰富散发蛛网样细纤维丝型	波形纤维蛋白（53kD）	炎症性疾病、肿瘤
抗原肌球蛋白抗体	细胞骨架弯曲横贯细胞纤维型	原肌球蛋白	炎症性疾病、肿瘤
抗细胞角蛋白抗体	横贯细胞核、细胞质网状纤维型	细胞角蛋白 8，细胞角蛋白 18，细胞角蛋白 19	RA、肿瘤
抗纽（带）蛋白抗体	胞质短索状纤维型	纽（带）蛋白（117kD）	慢性炎症性疾病
抗结（桥粒）蛋白抗体	胞质纤维型（伴颗粒型）	结蛋白	炎症性疾病，非特异性抗体

注：PBC：原发性胆汁性胆管炎；SS：干燥综合征；SSc：系统性硬化症；CTD：结缔组织病；SLE：系统性红斑狼疮；RA：类风湿关节炎；PM：多发性肌炎；DM：皮肌炎

原，酶联免疫吸附试验或免疫印迹法检测抗肌动蛋白抗体或抗F/G-肌动蛋白抗体。肌动蛋白可以单体（G）及聚合体（F）形式存在于微丝中。其中以F肌动蛋白自身抗原与自身免疫性肝炎关系密切，G肌动蛋白自身抗原则与酒精性肝硬化有关。抗肌动蛋白自身抗体为自身免疫性肝炎、慢性活动性肝炎诊断的重要抗体，可见于52%～85%的慢性活动性自身免疫性肝炎及22%～24%的原发性胆汁性胆管炎患者。

（李永哲　胡朝军）

kàng bōxíngxiānwéidànbái kàngtǐ
抗波形纤维蛋白抗体（anti-vimentin antibody）

以细胞骨架中等纤维的一种53kD蛋白为靶抗原的自身抗体。波形纤维蛋白存在于所有的间质组织中，包括结缔组织、骨和软骨细胞等，起维持细胞形态的作用。该抗体检测应用免疫荧光抗核抗体试验，在HEp-2细胞和动物组织（肝）冷冻切片为实验基质上呈现特征性的荧光模型。抗波形纤维蛋白抗体可见于各种自身免疫病（如类风湿关节炎、系统性红斑狼疮）、肝脏疾病、肿瘤、血液系统疾病、慢性

炎症性疾病（如克罗恩病）等。

（李永哲　胡朝军）

kàng yuánjīqiúdànbái kàngtǐ
抗原肌球蛋白抗体（anti-tropomyosin antibody）

以真核细胞质中原肌球蛋白为靶抗原的自身抗体。原肌球蛋白具有调节肌动蛋白、肌球蛋白、肌钙蛋白相互作用所引起的肌肉收缩的功能。该抗体检测应用免疫荧光抗核抗体试验，在HEp-2细胞上呈现特征性的荧光模型。抗原肌球蛋白抗体无疾病特异性，可见于类风湿关节炎、混合性结缔组织病、慢性活动性肝炎、肺鳞状细胞癌、克罗恩病等疾病，亦可见于少数正常人。

（李永哲　胡朝军）

kàng xìbāo zhōuqī kàngyuán chéngfèn kàngtǐ
抗细胞周期抗原成分抗体（anti-cyclin antigen antibody）

以与细胞周期抗原成分相关蛋白为靶抗原的自身抗体。包括抗着丝点抗体、抗Na抗体、抗增殖细胞核抗原抗体、抗中心体抗体、抗纺锤体抗体、抗纺锤体纤维抗体、抗中间体抗体和抗染色体相关抗体等。抗细胞周期抗原成分

抗体的靶抗原性质、荧光染色模型特点及临床意义如下表（表）。应用HEp-2细胞基质间接免疫荧光法检测抗核抗体。

（李永哲　胡朝军）

kàng zhōngxīntǐ kàngtǐ
抗中心体抗体（anti-centrosome antibody）

以抗细胞周期抗原成分中心粒为靶抗原的自身抗体。属抗细胞周期抗原成分抗体，以神经元特异性烯醇酶（又称磷酸丙酮酸水合酶）为主要靶抗原。较少见，靶抗原为一种48kD热休克蛋白，其功能为参与糖酵解过程。其他靶抗原包括59kD、110kD/115kD和190kD的中心粒相关蛋白。该抗体检测应用免疫荧光抗核抗体试验，在HEp-2细胞特别是在有丝分裂期细胞上呈现特征性的荧光模型。可见于雷诺现象、系统性硬化症、系统性红斑狼疮、混合性结缔组织病等疾病。

（李永哲　胡朝军）

kàng fǎngchuítǐ kàngtǐ
抗纺锤体抗体（anti-nuclear mitoticspindle apparatus antibody）

以细胞周期抗原成分纺锤体蛋白为靶抗原的自身抗体。又称抗核有丝分裂器抗体（抗NuMA抗

表　抗细胞周期抗原成分抗体的靶抗原性质、荧光染色模型特点及临床意义

抗细胞周期抗体	HEp-2细胞荧光染色模型	靶抗原	临床意义
抗着丝点抗体	40～60个均匀散布荧光颗粒	着丝点蛋白A、B、C	CREST综合征、PBC
抗Na抗体	着丝点和细胞核细颗粒型	着丝点蛋白F	肺癌、RA、肝病
抗PCNA抗体	增殖期核质、核仁均质斑片型	DNA聚合酶δ辅助蛋白	SLE
抗中心体抗体	核周核质1～2个明亮圆点染色	中心体（48kD热休克蛋白）	雷诺现象、SSc
抗纺锤体（MSA-1）抗体	分裂期细胞两极纺锤体染色	MSA-1/NuMA（250kD蛋白）	CTD
抗中间体（MSA-2）抗体	分裂期细胞赤道板带状染色	MSA-2/中间体（130kD蛋白）	雷诺现象、SSc
抗纺锤体纤维（MSA-3）抗体	纺锤体及纤维型染色	不清	呼吸系统肿瘤
抗染色体相关抗体	分裂期细胞染色体染色	不清	炎症性疾病

注：CREST综合征：局限型系统性硬化症特殊亚型；PBC：原发性胆汁性胆管炎；PCNA：增殖细胞核抗原；RA：类风湿关节炎；SLE：系统性红斑狼疮；SSc：系统性硬化症；CTD：结缔组织病；MSA-1/NuMA：有丝分裂纺锤体-1/核有丝分裂器；MSA-2：有丝分裂纺锤体-2

体），抗有丝分裂纺锤体-1 抗体（抗 MSA-1 抗体）。属抗细胞周期抗原成分抗体，靶抗原为核染色质结构中与细胞分裂纺锤体功能有关的 250kD 蛋白。该抗体检测主要用免疫荧光抗核抗体试验，在 HEp-2 细胞特别是在有丝分裂中后期细胞上呈现特征性的荧光模型。属临床非特异性抗体，主要见于各种自身免疫病如干燥综合征，偶见于系统性红斑狼疮、CREST 综合征（局限型系统性硬化症）、混合性结缔组织病、原发性胆汁性胆管炎和多关节炎等。

(李永哲 胡朝军)

kàng zhōngjiāntǐ kàngtǐ

抗中间体抗体（anti-midbody antibody）

以抗细胞周期抗原成分中间体相关蛋白为靶抗原的自身抗体。又称抗有丝分裂纺锤体-2 抗体（抗 MSA-2 抗体）、抗分离带抗体。属抗细胞周期抗原成分抗体，靶抗原为中期细胞染色质及后期或末期细胞中间体中 130kD 的细胞分离蛋白。该抗体检测用免疫荧光抗核抗体试验，在 HEp-2 细胞特别是在有丝分裂期细胞上呈现特征性的荧光模型。抗中间体抗体属非特异性抗体，偶见于系统性红斑狼疮、干燥综合征、系统性硬化症、混合性结缔组织病、雷诺现象等。

(李永哲 胡朝军)

kàng fǎngchuítǐ xiānwéi kàngtǐ

抗纺锤体纤维抗体（anti-mitotic spindle apparatus fibers antibody）

以抗细胞周期抗原成分纺锤体纤维蛋白为靶抗原的自身抗体。又称抗纺锤丝抗体、抗有丝分裂纺锤体-3 抗体（抗 MSA-3 抗体）。属抗细胞周期抗原成分抗体。该抗体检测应用免疫荧光抗核抗体试验，在 HEp-2 细胞特别是在有丝分裂期细胞上呈现特征性的荧光

模型。抗纺锤体纤维抗体属临床非特异性抗体，偶见于传染性单核细胞增多症、酒精性肝硬化、慢性淋巴细胞性甲状腺炎、慢性寄生虫感染、吉兰-巴雷综合征（Guillain-Barré syndrome）等慢性疾病。

(李永哲 胡朝军)

kàng línzhī kàngtǐpǔ

抗磷脂抗体谱（anti-phospholipid antibodies，APAs）

一组能与多种含磷脂结构的抗原物质发生反应的自身抗体。其中包括抗心磷脂抗体、抗 β_2-糖蛋白 1 抗体、狼疮抗凝物、抗磷脂酰丝氨酸抗体、抗磷脂酸抗体、抗磷脂酰肌醇抗体和抗凝血酶原抗体等。

APAs 可见于多种疾病，如抗磷脂综合征、系统性红斑狼疮、干燥综合征、混合性结缔组织病、类风湿关节炎，以及其他疾病如药物诱发性疾病、感染和神经系统疾病。APAs 是抗磷脂综合征的主要标志物，与血栓形成、血小板减少、习惯性流产等风险增加有关。APAs 可有 IgG、IgM 或 IgA 型，同一患者几种 Ig 类型的 APAs 可共存。测定狼疮抗凝物及抗心磷脂抗体、抗 β_2-糖蛋白 1 抗体（包括 IgG、IgM 和 IgA 亚型）对疑有抗磷脂综合征患者的诊断具有重要意义。抗磷脂酸抗体和抗磷脂酰肌醇抗体分为 IgG、IgM 或 IgG/IgM 型抗体，常采用酶联免疫吸附试验测定，可与抗磷脂综合征、系统性红斑狼疮、银屑病及一些病毒感染有相关性，尤其是抗磷脂综合征者。

(李永哲 李萍)

kàng xīnlínzhī kàngtǐ

抗心磷脂抗体（anti-cardiolipin antibody，aCL）

以多种带负电荷的磷脂为靶抗原的自身抗体。是抗磷脂抗体谱的最常见的一种自身抗体。aCL 可能是一类密切

相关的抗带负电的磷脂（如心磷脂、磷脂酰丝氨酸、磷脂酰肌醇）抗体的一个亚型。aCL 的一个亚群（约 75%）依赖于 β_2-糖蛋白 1（β_2-glycoprotein1，β_2-gp1）作为识别抗原的协同因子。

检测方法 放射免疫测定法、酶联免疫吸附试验。酶联免疫吸附试验采用溶于乙醇中的牛心中分离提纯的心磷脂作为抗原，吸附到包被有氮的聚氯乙烯板上，再加入标准的心磷脂氧化剂，4℃放置 12 小时，其结果根据国际参考标准的 IgG 磷脂单位（GPL）和 IgM 磷脂单位（MPL）表示。用 100 个正常个体平均值的 95% 计算出 GPL 和 MPL 分别为 21 和 8 时，标本的结果视为阳性。

临床意义 传统 aCL 检测用含心磷脂的牛心作底物（也是 β_2-gp1 的来源），包括一组异质性抗体，具有两种不同的特性：β_2-gp1 依赖和 β_2-gp1 不依赖性。研究结果表明，aCL 所针对的抗原可能不是磷脂而是与磷脂结合后暴露出新的抗原决定簇的 β_2-gp1。与心磷脂直接结合不依赖 β_2-gp1 的 aCL 在梅毒和其他感染性疾病中常见，与抗磷脂综合征（anti-phospholipid syndrome，APS）无关，不具有形成血栓的致病作用，这些抗体的抗原是磷脂本身；APS 起致病作用的 aCL 与 PL-β_2-gp1 复合物结合，β_2-gp1 依赖性 aCL 比传统 aCL 对 APS 诊断更特异。APS 患者的抗体与 CL-β_2-gp1 复合物或心磷脂（PL）修饰的 β_2-gp1 产生的新抗原决定簇反应，但是在 APS 患者中检测不到单纯抗 β_2-gp1 的抗体，只有当 PL 存在或被吸附到氧化的聚苯乙烯板后才能检测到抗 β_2-gp1 抗体，对 APS 有高度特异性。这些证据表明对 APS 特异的新抗原决

定簇位于被心磷脂 PL 或氧化的聚苯乙烯人工修饰的 β_2-gp1 中。因此抗 β_2-GP1 抗体比 aCL 对 APS 诊断更特异。

aCL 可有 IgA、IgG 或 IgM 亚型，诊断价值最高的是高浓度 IgG 型抗体，但很多患者血清中可检出 IgA 型和 IgM 型 aCL。另外，有证据表明高浓度的 IgG 型抗体与血小板减少症高度相关，高浓度的 IgM 型抗体与溶血性贫血高度相关。

与 aCL 相关的临床并发症统称为 APS：静脉和动脉血栓形成、血小板减少症、自发性流产、死胎和早产、中枢神经系统症状及疾病（包括头痛甚至脑血栓形成等）、骨坏死的早期体征、肺动脉高压等。aCL 见于 50% 的系统性红斑狼疮患者和 5%~40% 的其他结缔组织病患者。检出 aCL 的患者有发展为静脉和动脉血栓的危险（存在高浓度的 aCL 者，发病风险约为 80%）。自发性流产、死胎和早产患者经常可检出 aCL，与是否存在自身免疫病的症状无关，但系统性红斑狼疮患者更易出现孕期并发症（达 77%），原因可能包括静脉血栓形成所致的子宫内梗死。心肌梗死或脑梗死后检出高浓度的 aCL 预示出现其他血管并发症的危险性增高，也是其病情和预后监测的指标。

（李永哲 李 萍）

kàng β_2-tángdànbái 1 kàngtǐ

抗 β_2-糖蛋白 1 抗体（anti-β_2-glycoprotein 1 antibody, anti-β_2-gp1 antibody）

以 β_2-糖蛋白 1 为靶抗原的自身抗体。1961 年最先被描述为一种血浆蛋白，1984 年以后其分子生物学特征被认识。β_2-糖蛋白 1（β_2-glycoprotein 1，β_2-gp1）是分子量为 50kD 的血浆蛋白，可与负电荷磷脂结

合，β_2-gp1 的第五功能区是与磷脂的结合位点，与负电荷磷脂有较强的亲和力。此蛋白的功能可作为抗心磷脂抗体和磷脂结合的一种辅助因子。研究表明 β_2-gp1 是抗磷脂抗体结合磷脂的主要靶抗原，尤其是这些抗体主要针对 β_2-gp1-心磷脂复合物时，β_2-gp1 为抗心磷脂抗体提供表位，同时 β_2-gp1 作为狼疮抗凝物的辅助因子发挥作用。

检测方法　主要应用酶联免疫吸附试验。用纯化的人 β_2-gp1 吸附到聚氯乙烯板上，包被浓度为 10mg/L。用两个强阳性患者的 IgG 和 IgM 同种型作为参考血浆，以 IgG 和 IgM 的单位表示。用 100 个正常个体平均值的 95% 计算出 IgG 和 IgM 的单位，分别为 15 和 10 时，标本的结果视为阳性。

临床意义　针对 β_2-gp1 的自身抗体是狼疮抗凝物活性的两大主要成分，其活性主要依靠 β_2-gp1 或凝血酶原的存在，这些磷脂结合蛋白在抗磷脂综合征（anti-phospholipid syndrome，APS）血栓形成的病理生理中起着决定性作用。β_2-gp1 可抑制磷脂依赖性的凝血反应，具有天然的抗凝活性，其与负电荷磷脂的结合，在生理学上起着对凝血级联反应的调节作用。分析表明抗 β_2-gp1 抗体与脑卒中有强烈的相关性，其次是血小板减少、活化部分凝血活酶时间延长、深静脉血栓和流产等。也有研究表明，抗 β_2-gp1 抗体与动脉血栓的相关性大于静脉血栓。

在 APS 患者，IgG 型和（或）IgM 型抗 β_2-gp1 抗体的阳性率为 30%~60%，但在一些无症状的人群中也可出现此自身抗体。抗 β_2-gp1 抗体的浓度与静脉血栓史具有明显的相关性，其中 IgM 型

抗体与动脉血栓具有很好的相关性，APS 相关流产与抗 β_2-gp1 抗体浓度之间则无明显的相关性。抗 β_2-gp1 抗体只出现在自身免疫病中，而抗心磷脂抗体在 APS 和某些感染性疾病中均可出现（如梅毒、疏螺旋体病、获得性免疫缺陷综合征、病毒性肝炎和结核病等）。抗 β_2-gp1 抗体可作为自身免疫性血栓形成的血清学标志，检测该抗体有助于区分自身免疫性和感染性的血栓。系统性红斑狼疮患者中血栓的严重程度与抗 β_2-gp1 抗体效价有很好的相关性。抗 β_2-gp1 抗体常与抗心磷脂抗体同时出现，与抗体效价亦具有很好的相关性。抗 β_2-gp1 抗体对 APS 的特异性为 98%，而抗心磷脂抗体的特异性仅为 75%；相反，抗 β_2-gp1 抗体对 APS 的敏感性仅为 54%，明显低于敏感性为 97% 的抗心磷脂抗体。

（李永哲 李 萍）

lángchuāng kàngníngwù

狼疮抗凝物（lupus anticoagulant，LA）

机体自然产生或源于自身免疫的异质性免疫球蛋白，属抗磷脂抗体谱的一种。范因斯坦（Feinstein）和雷帕波特（Repaport）于 1972 年提出。其实，"狼疮抗凝物"的命名并不恰当，仅 10% 的系统性红斑狼疮（systemic lupus eythematosus，SLE）患者 LA 阳性；另外，尽管 LA 在体外可引起凝血时间延长，但实际上与许多疾病（如 SLE、抗磷脂综合征等）的高凝状态而不是出血倾向相关。

LA 可与抗 β_2-糖蛋白 1 抗体、凝血酶原或其他带负电荷的磷脂结合而使磷脂依赖性的凝血时间延长。LA 参与凝血过程的调节，但是却不影响凝血因子的活性。LA 的免疫学分型有 IgG、IgM 或

IgG/IgM 型抗体，这些抗体并非直接针对磷脂，而是作用于血浆中与磷脂具有高度亲和力的血浆蛋白。这些蛋白与抗体结合后与磷脂结合的能力迅速提高，从而与凝血因子竞争性结合磷脂表面而发挥抗凝作用，其最常见的靶抗原是 β_2-糖蛋白 1 和凝血酶原。

检测方法 无任何单项试验具有足够敏感性或特异性。应在凝血筛查试验和确证试验的基础上再加上混合性研究，以除外凝血因子缺乏或存在凝血因子抑制剂，减少假阳性结果。LA 检测应采用乏血小板血浆，最大程度地减少在分析过程中磷脂凝结物前体激活或破坏血小板及血小板残余物的影响。含肝素的血浆会有 LA 样作用，所以应尽量避免使用肝素抗凝管。

筛查试验 LA 的筛查试验应足够敏感，包括活化部分凝血活酶时间（activated partial thromboplastin time，APTT）、稀释 APTT、稀释蝰蛇毒时间（diluted viper venom time，dRVVT）、白陶土凝血时间（kaolin clotting time，KCT）、太攀蛇毒凝血时间或硅土凝血时间。评价患者是否具有 LA，应至少选用其中的两种，其中一种应以需要低磷脂为基础（如 dRVVT 或 KCT）。

混合试验 若筛查试验异常，需进行混合性研究以排除凝血因子缺乏。理论上讲，若造成凝血时间延长的原因是凝血因子缺乏，则将患者血浆与正常人血浆混合即可纠正；若是凝血抑制因子造成的凝血时间延长则不被纠正。在大多数情况下，1∶1 的比例即可鉴别出筛查试验时间延长的原因，KCT 需要混合 1 份患者血浆和 4 份正常人血浆。

确证试验 若被测血清不能被正常血浆纠正，应进一步进行 LA 的确证试验，即加入过量磷脂纠正筛查试验中延长的凝血时间，如兔脑提取物、六角相磷脂、定量磷脂泡和冻干的血小板等进行重复凝血实验。针对筛查试验应选择适合的确证试验，若 dRVVT 异常而 APTT 正常，确证试验应在 dRVVT 试验的基础上而不是 APTT 加入磷脂。

复合试验 即筛查试验与确证试验合并，分别用低浓度和高浓度的磷脂各做 1 次 APTT、dRVVT 或 KCT 试验。试验结果进行计算：（低浓度的时间−高浓度的时间）/低浓度的时间×100 或计算低浓度时间与高浓度时间的比值。

临床意义 LA 是与血栓持续相关的危险因素，LA 阳性的 SLE 患者，当小血管受损时，凝血酶原片段 F（1+2）和纤维蛋白肽 A 水平比 LA 阴性的 SLE 患者和健康对照明显升高。F（1+2）是凝血酶原裂解出的一个片段，纤维蛋白肽 A 是在凝血酶作用下纤维蛋白原的裂解产物。因此，升高的凝血酶的产生可能是解释血栓形成倾向的原因。同时，LA 可通过与黏附分子、血小板 Fc-γ 受体ⅡA 及内皮素-1 等的相互作用，诱导黏附分子表达上调，增加白介素-1β 分泌；使 Fc-γ 受体ⅡA 为自身抗体诱导的血栓形成前状态的遗传易感性提供了发病机制的基础；增加的内皮素-1 可使动脉和静脉血管张力增高、血管痉挛，最终导致动脉闭塞，增加了血栓发生的危险性，进一步引起肺动脉高压的发生。

（李永哲 李 萍）

kàng línzhīxiān sī'ānsuān kàngtǐ

抗磷脂酰丝氨酸抗体（anti-phosphatidylserine antibody，aPS）

以磷酯酰丝氨酸蛋白为靶抗原的自身抗体。属抗磷脂抗体谱的一种。磷脂酰丝氨酸蛋白位于血小板、内皮细胞胞膜外侧，磷脂酰丝氨酸与抗磷脂酰丝氨酸抗体结合时需要 β_2-糖蛋白 1 辅助。此抗体检测用酶联免疫吸附试验。抗磷脂综合征（anti-phospholipid syndrome，APS）患者血清中，抗心磷脂抗体（anti-cardiolipin antibody，ACA）和 aPS 同时阳性者占 75%，ACA 单独阳性为 14%，aPS 单独阳性为 11%，且 IgG、IgM、IgA 型均可能出现。由此可见，仅检测抗 ACA 或单一亚型抗体易造成 APS 漏诊，最好联合检测 ACA 和 IgG、IgM、IgA 型 aPS。aPS 单独阳性 APS 患者的临床特征类似于 ACA、狼疮抗凝物阳性患者，如习惯性流产、栓塞等。aPS 在系统性红斑狼疮患者中其阳性率为 35%。aPS 与血栓形成和再发性流产相关性不确定。

（李永哲 李 萍）

kàng níngxuèméiyuán kàngtǐ

抗凝血酶原抗体（anti-prothrombin antibody）

以凝血酶原蛋白为靶抗原的自身抗体。属抗磷脂抗体谱的一种。1959 年首次确认。20 世纪 80 年代期间，进行了大量工作试图阐述低凝血酶原血症的狼疮抗凝物阳性患者血浆存在非中和抗体，可结合凝血酶原而不影响其转化为凝血酶，在反应混合物中用于检测凝血酶原活性。20 世纪 90 年代期间，研究确认抗凝血酶原抗体的靶抗原是血浆抗体而非磷脂，但抗凝血酶原抗体的抗原表位仍未完全明了。凝血酶原氨基端与其他维生素 K 依赖性蛋白具有同源性，由此推断抗凝血酶原抗体可同时识别凝血酶原和蛋白 C 与蛋白 S 上的共同抗原表位。

检测方法 酶联免疫吸附试

验（enzyme-linked immunoadsordent assay，ELISA）。此方法易操作、便于自动化及进行大量样本筛查，但依然缺乏标准化方法。抗凝血酶原抗体只与包被在 γ 射线处理后或高活性聚氯乙烯反应板上的固相抗原分子结合，而非普通的聚苯乙烯板。此类抗体既可识别人源性抗原分子也可识别牛源性抗原分子，但以前者为其最佳识别抗原。在 ELISA 法检测抗凝血酶原抗体中，凝血酶原通过钙离子结合到丝氨酸磷脂包被的 ELISA 反应板。ELISA 反应中，总的抗凝血酶原抗体活性取决于相应抗原结合的亲和性。

临床意义 抗凝血酶原抗体在血栓形成和再发性流产中的致病机制仍不清楚。据报道，在系统性红斑狼疮患者中，随着抗凝血酶原抗体水平增加，激活的蛋白 C、游离蛋白 S 和蛋白 C 与 C4 结合蛋白降低，但这些研究与血栓症的相关性还未得到证实。

（李永哲 李萍）

tāipán kàngníng dànbái

胎盘抗凝蛋白（placental anti-coagulation protein，PAP）

以胎盘分离提纯的分子量为 34.9kD 的膜联蛋白为靶抗原的自身抗体。1987 年船越（Takayuki）等从新鲜胎盘中分离提纯出来，等电点为 pH 4.9，后来证实 PAP 属于膜联蛋白家族。检测方法用饱和硫酸铵分步盐析、阴离子交换、凝胶过滤和亲和层析方法分离纯化，用活化部分凝血活酶时间测定其抗凝活性，用十二烷基磺酸钠-聚丙烯酰胺凝胶电泳测定其蛋白分子量，用等电聚焦法测定蛋白的等电点。在体外实验中，PAP 可明显延长活化部分凝血活酶时间和凝血酶时间，对凝血酶原时间和纤维蛋白原几乎无影响。有较

强的抗凝活性和抑制动脉血栓形成的作用，可通过内源性途径抑制凝血过程。

（李永哲 李萍）

kàng zhōngxìnglìxìbāo bāozhì kàngtǐpǔ

抗中性粒细胞胞质抗体谱（anti-neutrophil cytoplasmic antibodies，ANCAs）

一组以中性粒细胞和单核细胞细胞质成分为靶抗原的自身抗体。主要有抗髓过氧化物酶抗体、抗蛋白酶 3 抗体、抗杀菌/通透性增高蛋白抗体、抗中性粒细胞弹性蛋白酶抗体、抗中性粒细胞组织蛋白酶 G 抗体、抗乳铁蛋白抗体和抗溶菌酶抗体等。依据 ANCAs 在间接免疫荧光法检测下表现出来的荧光染色模型，ANCAs 可分为胞质型、核周型及非典型抗体。抗蛋白酶 3 抗体和抗杀菌/通透性增高蛋白抗体为胞质型，抗髓过氧化物酶抗体、抗中性粒细胞弹性蛋白酶抗体、抗中性粒细胞组织蛋白酶 G 抗体、抗乳铁蛋白抗体和抗溶菌酶抗体则为核周型。非典型抗体的靶抗原仍未明了。

检测方法 有多种，如间接免疫荧光法（indirect immunofluorescence，IIF）、酶联免疫吸附试验（enzyme-linked immunoadsordent assay，ELISA）、放射免疫法、免疫印迹法、免疫沉淀法和斑点杂交（印迹）法。IIF 最先用于 ANCAs 的检测与分型。此法有较高的敏感性，也能半定量，是区分胞质型和核周型 ANCAs 的基础，也是检测 ANCAs 最经典和最常用的标准方法。IIF 测定的是总 ANCAs，不能准确区分属哪一种靶抗原相关性抗体，需用靶抗原特异性的 ELISA 做补充检测。因此，IIF 一般作为 ANCAs 筛选检测试验，ELISA 作为特异性 ANCAs 确证试验。

临床意义 ANCAs 对原发性小血管炎、炎症性肠病、自身免疫性肝病等的诊断、病情活动性评估和预后判断有重要作用。例如，抗髓过氧化物酶抗体和抗蛋白酶 3 抗体的效价与原发性小血管炎的疾病活动呈正相关，效价增高早于疾病复发；核周型 ANCAs 对溃疡性结肠炎的敏感性为 70%，特异性为 90%，可用作溃疡性结肠炎和克罗恩病的鉴别诊断及溃疡性结肠炎的早期诊断指标；ANCAs 也可见于自身免疫性肝病中的 I 型自身免疫性肝炎和原发性硬化性胆管炎患者中，原发性胆汁性胆管炎患者则少见；临床上与原发性小血管炎间难鉴别的系统性红斑狼疮、类风湿关节炎和干燥综合征等伴血管炎症状的患者，ANCAs 是重要鉴别指标。此外，肼屈嗪、普鲁卡因胺、青霉胺、米诺环素和丙硫氧嘧啶等药物治疗也可以导致 ANCAs 阳性。ANCAs 在多种细菌、病毒、真菌和原虫感染性疾病亦可表现为阳性。

（李永哲 邓垂文）

kàng suǐguòyǎnghuàwùméi kàngtǐ

抗髓过氧化物酶抗体（anti-myeloperoxidase antibody）

以细胞质内髓过氧化物酶为靶抗原的自身抗体。又称抗 MPO 抗体。髓过氧化物酶约占中性粒细胞蛋白总量（细胞干重）的 5%，是一种高阳离子糖蛋白，分子量 133～155kD。髓过氧化物酶为细胞毒过程中产生毒性氧自由基的主要酶，可以催化过氧化氢和卤素反应产生次氯酸，在中性粒细胞的呼吸爆发或产生超氧阴离子的过程中发挥重要作用。此外，形成的次氧酸盐可灭活蛋白酶抑制剂，使水解酶从中性粒细胞中释放，活化中性粒细胞周围邻近的组织及

外来物质。血浆铜蓝蛋白可抑制髓过氧化物酶的超氧化物酶活性，为髓过氧化物酶生理功能抑制剂。该抗体检测常用酶联免疫吸附试验。它参与血管炎相关疾病的致病机制，主要与显微镜下多血管炎、坏死性新月体型肾小球肾炎、嗜酸性肉芽肿性多血管炎相关。原因不明的疑似血管炎或肾小球肾炎的患者均需检测抗MPO抗体，其阳性提示坏死性血管炎或特发性坏死性新月体型肾小球肾炎。此抗体还可见于其他一些疾病，如结节性多动脉炎、抗肾小球基膜病、肉芽肿性多血管炎、系统性红斑狼疮、类风湿关节炎、药物性狼疮和费尔蒂综合征（Felty syndrome）等。

(李永哲　邓垂文)

kàng dànbáiméi 3 kàngtǐ

抗蛋白酶 3 抗体 (anti-proteinase 3 antibody)

以中性粒细胞胞质内蛋白酶 3 为靶抗原的自身抗体。又称抗 PR3 抗体。蛋白酶 3（proteinase 3，PR3）为中性粒细胞嗜天青颗粒中的中性丝氨酸蛋白酶，弱阳离子蛋白，分子量 29kD，可降解许多细胞外基质蛋白，如弹性蛋白、纤粘连蛋白、Ⅳ型胶原和层粘连蛋白等多种组织成分，但不能降解间质的 Ⅰ 型和 Ⅱ 型胶原。抗 PR3 抗体与 PR3 复合物在炎症部位分解，其中 PR3 发挥水解作用致血管内皮损伤。此外，PR3 还具有杀微生物活性及调节髓样细胞分化的功能。α₁-抗胰蛋白酶、α₂-巨球蛋白和 ellafin 是 PR3 的主要生理抑制因子。检测方法常用酶联免疫吸附试验。抗 PR3 抗体诊断肉芽肿性多血管炎的特异性>95%。在初发不活动的肉芽肿性多血管炎中，抗 PR3 抗体阳性率仅为 50%，活动性典型肉芽肿性多血管炎中该抗体阳性

率则达 100%。此抗体在其他多种原发性血管炎中也可被检测到，如显微镜下多血管炎、坏死性新月体型肾小球肾炎、结节性多动脉炎等。抗 PR3 抗体的效价与病情活动一致，用于肉芽肿性多血管炎等原发性血管炎患者的疗效判断和复发评估。

(李永哲　邓垂文)

kàng shājūn/tōngtòuxìng zēnggāo dànbái kàngtǐ

抗杀菌/通透性增高蛋白抗体 (anti-bactericidal/permeability increasing protein antibody)

以中性粒细胞胞质杀菌/通透性增高蛋白为靶抗原的自身抗体。又称抗 BPI 抗体。杀菌/通透性增高蛋白是分子量为 55kD 的糖蛋白，N 末端具有杀菌活性，C 末端具有调理功能。该蛋白对多种革兰阴性细菌有直接的细胞毒作用，还可中和血清中游离的内毒素或抑制细胞毒素的释放。抗 BPI 抗体可影响该蛋白的免疫调理功能，但不影响其杀菌功能。该抗体检测常用酶联免疫吸附试验。抗 BPI 抗体主要见于肺部炎症性疾病，与此类疾病长期慢性铜绿假单胞菌感染有一定关系，如成人肺囊性纤维化、部分原发性支气管扩张症、弥漫性小支气管炎及部分原发性肺纤维化等。在成人肺囊性纤维化中，IgG 型抗 BPI 抗体的阳性率为 91%，IgA 型的阳性率为 83%，且该抗体的效价与肺功能进展密切相关。抗 BPI 抗体亦可在系统性血管炎、炎症性肠病和自身免疫性肝炎等疾病中出现。

(李永哲　邓垂文)

kàng zhōngxìnglìxìbāo tánxìng dànbáiméi kàngtǐ

抗中性粒细胞弹性蛋白酶抗体 (anti-leukocyte elastase antibody)

以中性粒细胞胞质弹性蛋白酶

为靶抗原的自身抗体。中性粒细胞弹性蛋白酶是人类中性粒细胞中嗜天青颗粒中的丝氨酸蛋白酶，与蛋白酶 3 存在氨基酸序列同源性，分子量为 29kD，有蛋白质水解酶活性、炎症部位的趋化作用、杀菌活性及血小板活化等功能。该抗体检测常用酶联免疫吸附试验。该抗体可见于系统性红斑狼疮、药物性血管炎、原发性胆汁性胆管炎和原发性硬化性胆管炎等，但其在这些疾病中的敏感性低，且与病情活动无关，缺乏特异性。

(李永哲　邓垂文)

kàng zhōngxìnglìxìbāo zǔzhīdànbáiméi G kàngtǐ

抗中性粒细胞组织蛋白酶 G 抗体 (anti-neutrophil cathepsin G antibody)

以中性粒细胞组织蛋白酶 G 为靶抗原的自身抗体。中性粒细胞组织蛋白酶 G 亦是人类中性粒细胞中嗜天青颗粒中的丝氨酸蛋白酶，与蛋白酶 3 存在氨基酸序列同源性，分子量为 29kD，有蛋白质水解酶活性、炎症部位的趋化作用、杀菌活性及血小板活化等功能。此抗体检测常用酶联免疫吸附试验。此抗体可见于系统性红斑狼疮、炎症性肠病、原发性胆汁性胆管炎和原发性硬化性胆管炎等，但其在这些疾病中的敏感性低，且与病情活动无关，缺乏特异性。

(李永哲　邓垂文)

kàng rǔtiědànbái kàngtǐ

抗乳铁蛋白抗体 (anti-lactoferrin antibody)

以中性粒细胞胞质乳铁蛋白为靶抗原的自身抗体。乳铁蛋白存在于乳汁、泪液和唾液中，为中性粒细胞特异性颗粒中的主要成分，分子量为 78kD，有抑菌、杀菌的活性及调解免疫应答的功能。常用酶联免疫吸附试验检测。此抗体可见于系统性

红斑狼疮、炎症性肠病、类风湿关节炎、药物性狼疮、原发性胆汁性胆管炎、原发性硬化性胆管炎和自身免疫性肝炎等，但阳性率低且与病情活动无关。

（李永哲 邓垂文）

kàng róngjūnméi kàngtǐ

抗溶菌酶抗体（anti-lysozyme antibody）

以中性粒细胞胞质溶菌酶为靶抗原的自身抗体。溶菌酶由嗜天青颗粒和特异性颗粒中的蛋白成分所组成，分子量为14.5kD，具有杀伤微生物功能。常用酶联免疫吸附试验检测。此抗体可见于炎症性肠病、原发性胆汁性胆管炎和自身免疫性肝炎等，但阳性率不高，缺乏特异性。

（李永哲 邓垂文）

lèifēngshī guānjiéyán xiāngguān zìshēn kàngtǐpǔ

类风湿关节炎相关自身抗体谱（rheumatoid arthritis-associated autoantibodies）

包括类风湿因子、抗角蛋白抗体、抗核周因子抗体、抗聚丝蛋白抗体、抗环瓜氨酸肽抗体、抗 Sa 抗体和抗 RA33 抗体等在内的类风湿关节炎相关的自身抗体。类风湿关节炎是一种常见的系统性自身免疫病，患者血清中存在多种自身抗体，如类风湿关节炎相关自身抗体谱的临床检测，特别是抗瓜氨酸肽抗体，可用于类风湿关节炎的早期诊断、病情监测及预后判断等。

（李永哲 黄清水）

lèifēngshī yīnzǐ

类风湿因子（rheumatoid factor，RF）

以变性 IgG 的 Fc 片段为靶抗原的自身抗体。类风湿关节炎相关自身抗体之一。可分为 IgA-RF、IgG-RF、IgM-RF 和 IgE-RF。其中 IgA-RF 和 IgM-RF 易检测，IgG-RF 难检测，约有 50% 的 IgG-RF

被漏检，是"隐匿性类风湿因子"的原因之一。RF 不仅与变性的 IgG 分子反应，也与自身 IgG 或异体 IgG 分子反应，还可与其他抗原如核蛋白发生交叉反应。RF 产生于外周淋巴结、关节滑膜、扁桃体淋巴滤泡和骨髓等。B 淋巴细胞的激活，尤其 CD5$^+$B 淋巴细胞是产生 IgM-RF 的主要细胞。

检测方法 1940 年首次采用兔 IgG 致敏的羊红细胞测定 RF，即绵羊红细胞凝集法。随后乳胶凝集试验广泛应用于 RF 的检测，可半定量，但上述两种方法只能检测 19S IgM-RF，其他如 IgG-RF、IgA-RF 和 7S IgM-RF，则需用酶联免疫吸附试验测定。利用包被人 IgG 的乳胶颗粒增强免疫比浊法或用可溶性人聚集 IgG 的免疫比浊法，可实现 RF 的定量检测。

临床意义 RF 对类风湿关节炎（rheumatoid arthritis，RA）有重要的临床诊断价值。RF 是 RA 诊断最早使用的血清学指标，其敏感性和特异性分别为 60%~80% 和 80%~95%，阳性预测值较低而阴性预测值较高。RF 效价越高与 RA 的相关性越大，持续高效价常提示 RA 的疾病活动且骨侵袭发生率高。IgA-RF 效价波动与 RA 疾病活动性相关，IgG-RF 效价与红细胞沉降率、握力相关，IgM-RF 效价与 RA 病情活动度和关节外损伤（血管炎）有关。

RF 阳性也可见于其他自身免疫病（系统性红斑狼疮、原发性干燥综合征、多发性肌炎/皮肌炎等）、感染性疾病及其他疾病（弥漫性肺间质纤维化、肝硬化、慢性活动性肝炎、结节病、巨球蛋白血症等）患者。健康人群中也有一定比例的 RF 阳性者，如健康老年人 RF 阳性者可达 5%，阳性率可随年龄而增高；超过 75 岁的

健康老年人，RF 的阳性率为 2%~25%。

（李永哲 黄清水）

kàng jiǎodànbái kàngtǐ

抗角蛋白抗体（anti-keratin antibody，AKA）

以大鼠食管角质层蛋白成分为靶抗原的自身抗体。类风湿关节炎相关自身抗体之一。1979 年杨（Young）等人发现类风湿关节炎（rheumatoid arthritis，RA）患者血清中存在一种与大鼠食管角质层成分起反应的抗体，即抗角蛋白抗体。检测主要采用间接免疫荧光法，以 Wistar 大鼠的食管中 1/3 段角质层为实验基质，角质层出现板层状或线状荧光沉积为阳性。AKA 为 RA 的特异性自身抗体，对 RA 诊断的敏感性为 36%~59%，特异性为 88%~99%。AKA 与 RA 患者的关节痛、晨僵及 C 反应蛋白有关，还与 RA 疾病严重程度和活动性相关。AKA 在 RA 早期甚至临床症状出现之前即可出现，是 RA 早期诊断和判断预后的指标之一。

（李永哲 黄清水）

kàng hézhōuyīnzǐ kàngtǐ

抗核周因子抗体（anti-perinuclear factor antibody）

以颊黏膜上皮细胞核周聚丝蛋白或聚丝蛋白原为靶抗原的自身抗体。类风湿关节炎相关自身抗体之一。1964 年荷兰学者尼恩胡斯（Nienhuis）和曼德玛（Mandema）用颊黏膜细胞作为底物检测抗核抗体时发现，细胞核周围均质型 4~7μm 的荧光颗粒，称之为抗核周因子抗体，包括 IgA、IgG、IgM 等类型。该抗体用间接免疫荧光法检测，以正常人脱落的颊黏膜上皮细胞为实验基质，细胞核周出现大小和数量不一的均质圆形、椭圆形荧光颗粒为阳性细胞。抗核周因子抗体检测的实验基质

（颊黏膜上皮细胞）很难获取和保存，在一定程度上限制了此法的推广。该抗体是类风湿关节炎（rheumatoid arthritis，RA）的特异性自身抗体，在 RA 患者中的阳性率为 62.5%，对 RA 诊断的特异性为 90%以上，是早期诊断 RA 的指标之一。该抗体还与 RA 的多关节痛、晨僵及 X 线检查显示骨破坏之间呈明显相关性，而与患者发病年龄、病程长短、性别无关。

（李永哲　黄清水）

kàng jùsīdànbái kàngtǐ

抗聚丝蛋白抗体（anti-filaggrin antibody，AFA）

以识别人表皮角蛋白丝聚集素和各种上皮组织角蛋白丝相关蛋白为靶抗原的自身抗体。类风湿关节炎相关自身抗体之一。该抗体检测通过基因工程技术合成聚丝蛋白，用免疫印迹或酶联免疫吸附试验。AFA 可用于类风湿关节炎（rheumatoid arthritis，RA）的早期诊断，特别是可出现于类风湿因子阴性的 RA 患者中。AFA、抗角蛋白抗体及抗核周因子抗体三者的靶抗原虽然均为丝聚合蛋白，但三者检查结果并不完全重叠，三项临床检测可互相补充，提高 RA 的诊断率。AFA 由 RA 患者滑膜组织的浆细胞分泌，与 RA 的发病机制、软骨和骨的破坏有一定关系。此抗体在滑膜组织中积聚，主要作用于其中的两种蛋白质，即 p64~78 和 p55~61，引起自身免疫反应，参与 RA 的发病。AFA 可在 RA 的早期甚至临床症状出现之前出现，可作为早期诊断的指标，该类患者病情进展较 AFA 阴性者快，骨破坏更严重。由于 AFA 抗原提取多源于正常人乳房形成术切除的皮肤及婴儿包皮，故其临床应用受到限制。

（李永哲　黄清水）

kàng huángguā'ānsuāntài kàngtǐ

抗环瓜氨酸肽抗体（anti-cyclic citrullinated peptide antibody，anti-CCP antibody）

以环瓜氨酸肽为靶抗原的自身抗体。又称抗 CCP 抗体。类风湿关节炎相关自身抗体之一。抗核周因子抗体、抗角蛋白抗体、抗聚丝蛋白抗体靶抗原表位均含有瓜氨酸的自身抗体，但共同抗原决定簇线性肽构象序列不稳定、被动吸附性差。为提高抗原活性，2000 年谢莱肯斯（Schellekens）等将一条由 19 个氨基酸残基组成的瓜氨酸肽链中的两个丝氨酸替换为半胱氨酸，形成与 β-转角具有相似结构的二硫键，合成环瓜氨酸肽，并成功在类风湿关节炎（rheumatoid arthritis，RA）患者血清中检测出该自身抗体。

检测方法　常用酶联免疫吸附试验。已有第二代和第三代检测试剂，与第一代试剂比较，其灵敏度和特异性更高。其他检测方法还有胶体金标记免疫法、化学发光免疫法。

临床意义　抗 CCP 抗体对 RA 诊断的敏感性 75.0%~87.6%，特异性 94%~99%。早期即可出现，可用于 RA 早期诊断，是 RA 的标志性抗体。抗 CCP 抗体与关节影像学改变密切相关，可预测 RA 病情进展和有无肾损害。

（李永哲　黄清水）

kàng Sa kàngtǐ

抗 Sa 抗体（anti-Sa antibody）

以分子量为 50/55kD 且与核酸无关的非酰化多肽蛋白为靶抗原的自身抗体。以患者 Savoic 名字命名。Sa 抗原存在于正常人体组织中，最早在人脾中发现，后又发现 Sa 抗原可存在于人的胎盘及类风湿关节炎（rheumatoid arthritis，RA）患者滑膜翳中。从人胎盘和

EB 病毒 304 细胞提取 Sa 抗原，用免疫印迹法或酶联免疫吸附试验，主要为 IgG 型。抗 Sa 抗体是 RA 的特异性抗体之一。RA 患者中抗 Sa 抗体的阳性率为 42.7%，特异性为 98.9%。抗 Sa 抗体阳性患者晨僵、关节受累明显重于阴性组和 X 线分期中Ⅱ、Ⅲ期比例均明显高于阴性组，且红细胞沉降率增快，提示抗 Sa 抗体阳性病程发展比阴性者快、症状较重，因此抗 Sa 抗体对疾病的分型可能有一定意义。抗 Sa 抗体在关节滑液中存在提示在滑膜可能发生原位免疫反应，抗 Sa 抗体在 RA 慢性损伤过程中具有潜在作用，尤其对不典型的早期 RA，抗 Sa 抗体可成为诊断 RA 的特异性指标。抗 Sa 抗体效价随疾病活动度和治疗而波动，提示此抗体测定对 RA 病情监测及指导治疗有临床价值。

（李永哲　黄清水）

kàng RA33 kàngtǐ

抗 RA33 抗体（anti-rheumatoid arthritis 33 antibody）

以分子量 33kD 核酸结合蛋白为靶抗原的自身抗体。1989 年由哈斯费尔德（Hassfeld）等首先报道。靶抗原与 hnRNP 中的 A2 蛋白一致。抗 RA33 抗体为多克隆抗体，以 IgG 型为主。检测抗原可来源于 HeLa 细胞或 Ehrlich 细胞，用免疫印迹法检测。抗 RA33 抗体在 RA 中的阳性率约为 35.8%，早期出现。效价改变与 RA 病情、用药无关。此自身抗体也可见于系统性红斑狼疮和混合性结缔组织病等自身免疫病患者。

（李永哲　黄清水）

kàng tūbiànxíng guā'ānsuān bōxíng dànbái kàngtǐ

抗突变型瓜氨酸波形蛋白抗体（anti-mutated citrullinated vimentin antibody，anti-MCV antibody）

以突变型瓜氨酸波形蛋白为靶抗原的自身抗体。又称抗 MCV 抗体。波形蛋白是一种重要的细胞骨架蛋白，主要表达于成纤维细胞、内皮细胞和白细胞等，在类风湿关节炎（rheumatoid arthritis，RA）患者的滑液、滑膜细胞内也有发现。波形蛋白在凋亡的巨噬细胞内在肽酰精氨酸亚氨酶作用下瓜氨酸化，精氨酸被修饰为瓜氨酸，这一过程改变了蛋白结构并增加了潜在的抗原决定簇（瓜氨酸）。波形蛋白在凋亡细胞内分解后成为核周的聚集物，得不到及时清除而导致瓜氨酸波形蛋白的持续存在，进而促进了抗 MCV 抗体的产生。

抗 MCV 抗体优于抗环瓜氨酸肽（cyclic citrullinated peptide，CCP）抗体的特点是：针对抗核周因子抗体、抗角蛋白抗体和抗聚丝蛋白抗体的共同抗原决定簇的 CCP 是人工合成的，而突变型瓜氨酸波形蛋白（mutated citrullinated vimentin，MCV）抗原来源于天然物质；CCP 分子比波形蛋白小 20 倍，因此其抗原决定簇相对减少，CCP 仅具有 1 个或 2 个潜在决定簇，而波形蛋白具有 45 个可被瓜氨酸化的潜在抗原凹位，故抗 MCV 抗体具有较高的特异性和敏感性。

检测方法 酶联免疫吸附试验、免疫印迹法及胶体金标记免疫法。

临床意义 抗 MCV 抗体对 RA 诊断具有较好的敏感性和特异性，特别是抗 MCV 抗体可存在于高度怀疑 RA 而类风湿因子、抗 CCP 抗体阴性的患者中。此外，抗 MCV 抗体效价的改变与 RA 患者的症状、疾病活动度存在相关性。

（李永哲　黄清水）

pútáotáng-6-línsuān yìgòuméi

葡萄糖-6-磷酸异构酶（glucose-6-phosphate isomerase，GPI） 与类风湿关节炎相关的多功能蛋白。1968 年因非球形红细胞溶血性贫血而得到认识，催化 6-磷酸葡萄糖向 6-磷酸果糖转化的重要酶，是糖酵解和糖异生的重要酶类。GPI 除有酶活性外尚有细胞因子及生长因子活性，可诱导髓样干细胞向单核细胞及 B 细胞向浆细胞的分化。主要存在于细胞质或细胞外液，也可存在与关节腔内。用酶联免疫吸附试验检测 GPI。类风湿关节炎（rheumatoid arthritis，RA）患者血清和关节液中 GPI 水平增高，GPI 与抗 GPI 抗体形成免疫复合物从而引起关节炎症状的进一步加重。GPI 与关节的炎症状况、活动情况存在相关性；且与 RA 其他特异性自身抗体（抗环瓜氨酸肽抗体、抗突变型瓜氨酸波形蛋白抗体等）存在相关性，可为 RA 早期诊断、活动度判断提供重要依据。

（李永哲　黄清水）

zìshēn miǎnyìxìng gānbìng xiāngguān zìshēn kàngtǐpǔ

自身免疫性肝病相关自身抗体谱（autoimmune liver disease-associated autoantibodies） 一组与自身免疫性肝病有关的自身抗体。自身免疫性肝病主要包括三种与自身免疫密切相关的，以肝、胆损伤为主的疾病：自身免疫性肝炎、原发性胆汁性胆管炎和原发性硬化性胆管炎。每种自身免疫性肝病患者血清中存在相关自身抗体谱，如抗核抗体（包括抗 DNA 抗体、抗组蛋白抗体、抗核包膜蛋白抗体、抗核点抗体和抗着丝点抗体等）、抗平滑肌抗体（抗 F-肌动蛋白抗体）、抗肝肾微粒体抗体、抗肝细胞胞质 1 型抗体、抗可溶性肝抗原抗体、抗去唾液酸糖蛋白受体抗体、抗线粒体抗体、抗 gp210 抗体、抗 Sp100 抗体等。自身抗体检测对自身免疫性肝病的诊断、分型、鉴别诊断及病情判断具有重要意义。

（李永哲　周仁芳）

kàng pínghuájī kàngtǐ

抗平滑肌抗体（anti-smooth muscle antibody，ASMA） 以平滑肌组织蛋白成分为靶抗原的自身抗体。1965 年约翰逊（Johnson）等用间接免疫荧光法（indirect immunofluorescence，IIF），以不固定的大鼠胃组织冷冻切片为抗原底物片，在慢性活动性肝炎患者血清中首先发现。ASMA 无器官及种属特异性，主要类型为 IgG 和 IgM。靶抗原种类丰富，主要为多种细胞骨架成分，可分为肌动蛋白和非肌动蛋白两大类。肌动蛋白可以单体（G-肌动蛋白）及聚合体（F-肌动蛋白）形式存在于微丝中。其中抗 F-肌动蛋白抗体与自身免疫性肝炎（autoimmune hepatitis，AIH）关系密切，为 AIH 特异性自身抗体，抗 G-肌动蛋白抗体则与酒精性肝硬化有关。非肌动蛋白类靶抗原包括波形蛋白、结蛋白、微管蛋白、肌球蛋白、原肌球蛋白和肌钙蛋白等。抗非肌动蛋白自身抗体与某些感染性疾病、系统性自身免疫病等有关。

检测方法 IIF 法。实验基质最常选用鼠或猴胃组织冷冻切片（不固定或轻度固定）。为提高 IIF 法检测 ASMA 的敏感性和特异性，可选用复合组织抗原基质片（胃、肾、肝复合组织冷冻切片）检测，观察结果时应注意 ASMA 在不同组织抗原底物的荧光染色特点，排除非特异性结合荧光及其他自身抗体（如常见的抗网硬蛋白抗体）的干扰。用体外培养的成纤维细胞为抗原底物，IIF 法检测抗肌动蛋白抗体；用纯化或重组的肌动蛋白或 F-肌动蛋白为靶抗原，酶联免疫吸附试验或免疫印迹法检测抗肌动蛋白抗体或抗 F-肌动蛋白抗体。

临床意义　ASMA 可见于自身免疫病、感染性疾病等，不是疾病的特异性免疫学标志物，但对 I 型 AIH 的诊断有重要意义，血清 ASMA 在超过 80% 的 I 型 AIH 患者体内检出，通常效价高于 1∶80 且常伴抗核抗体。高效价的 ASMA 还可见于 AIH 与原发性胆汁性胆管炎、重叠综合征患者。高效价的以 F-肌动蛋白为靶抗原的 ASMA 为对 I 型 AIH 诊断有较高的特异性。低效价的靶抗原为非肌动蛋白的 ASMA（以 IgM 为主）可非特异性出现于某些感染性疾病、系统性自身免疫病等多种疾病。

（李永哲　周仁芳）

kàng gān-shènwēilìtǐ kàngtǐ

抗肝肾微粒体抗体（anti-liver-kidney microsomal antibody, ALKMA）

以肝肾微粒体为靶抗原的自身抗体。又称抗 LKM 抗体。1973 年里泽托（Rizzetto）等应用间接免疫荧光法（indirect immunofluorescence，IIF）在慢性活动性肝炎患者血清中，首先发现同鼠肝细胞胞质、近端肾小管上皮细胞胞质反应的 ALKMA。随后发现，ALKMA 包括三种与微粒体酶细胞色素 P450 反应的亚型抗体。①抗肝肾微粒体 1 型抗体（ALKMA-1）：其靶抗原是细胞色素 P450 II D6（CYP2D6），主要是分子量为 50kD 的微粒体抗原结构表位。ALKMA-1 能抑制 CYP2D6 的生物活性，促使肝内 T 淋巴细胞浸润。部分 CYP2D6 靶抗原与丙型肝炎病毒和 I 型单纯疱疹病毒具有相同的抗原性，丙型肝炎病毒或 I 型单纯疱疹病毒感染的患者亦可能检测出 ALKMA-1。②抗肝肾微粒体 2 型抗体（ALKMA-2）：其靶抗原是细胞色素 P450 II C9（CYP2C9），由易感人群中的药物暴露引起，如 ALKMA-2 与应用药物替尼酸治疗后诱发的肝炎密切相关。③抗肝肾微粒体 3 型抗体（ALKMA-3）：其靶抗原是尿嘧啶二磷酸葡萄糖醛酸基转移酶（uridine diphosphate glucuronosyltransferase，UGT），一种 55kD 蛋白。ALKMA-3 识别的是 UGT-1。UGT-1 是一种跨膜蛋白，暴露在内质网膜腔中，与药物代谢和其他异种化合物的 I 相代谢有关。ALKMA-3 主要见于丁型肝炎病毒感染患者，也见于少数 II 型自身免疫性肝炎（autoimmune hepatitis，AIH）患者。

检测方法　IIF 法。实验基质常选用鼠或猴的肝脏和肾脏组织冰冻切片。用纯化或重组的 LKM 为靶抗原，以酶联免疫吸附试验、免疫印迹法或放射免疫法进行各类抗体的分类检测。检测 ALKMA 以 ALKMA-1 为主。

临床意义　为 II 型 AIH 的血清学标志物，在慢性丙型肝炎患者中 2%～10% 也可检测到。AIH 中 ALKMA-1 阳性患者，较多具有典型自身免疫现象，多为青年女性，自身抗体效价较高，血清免疫球蛋白显著增高，病情较严重，对糖皮质激素治疗反应好。丙型肝炎病毒感染伴 ALKMA-1 抗体阳性患者，大多年龄较大，女性不多见；自身抗体效价较低，血清免疫球蛋白不高，病情为慢性肝炎表现，对干扰素治疗有反应。ALKMA-2 见于应用药物替尼酸治疗后诱发的肝炎患者。ALKMA-3 见于 10%～15% 慢性丁型肝炎患者。约有 10% 的 II 型 AIH 患者既有 ALKMA-1，也有 ALKMA-3。ALKMA-3 在 II 型 AIH 患者中效价较高，而在丁型肝炎患者中效价较低。

（李永哲　周仁芳）

kàng gānxìbāobāozhì 1 xíng kàngtǐ

抗肝细胞胞质 1 型抗体（anti-liver cytosol antigen type 1 antibody, anti-LC-1 antibody）

以肝细胞胞质亚胺甲基四氢叶酸环化脱氢酶和精氨（基）琥珀酸裂解酶多肽蛋白为靶抗原的自身抗体。又称抗 LC-1 抗体。1988 年马蒂尼（Martini）等在成人自身免疫性肝炎患者血清中首先证实抗 LC-1 抗体的存在。被认为是 II 型自身免疫性肝炎（autoimmune hepatitis，AIH）的另一个标志性抗体。靶抗原存在于肝细胞的细胞溶质中，免疫印迹法检测表现为 58～62kD 的肝细胞胞质多肽蛋白。

检测方法　间接免疫荧光法（indirect immunofluorescence，IIF）、酶联免疫吸附试验、免疫扩散法、免疫印迹法。IIF 法常用于临床常规抗 LC-1 抗体检测，实验基质常选用鼠或猴的肝和肾组织冷冻切片。若抗肝肾微粒体抗体（anti-liver-kidney microsomal antibody，ALKMA）与抗 LC-1 抗体同时存在，应用 IIF 不易鉴别。

临床意义　抗 LC-1 抗体为 II 型 AIH 的血清特异性抗体，阳性率为 56%～72%，多见于 <20 岁的年轻 AIH 患者，少见于 >40 岁的 AIH 患者。抗 LC-1 抗体常与 ALKMA-1 同时存在，两者有密切关系。在丙型肝炎病毒（hepatitis C virus，HCV）感染患者中，抗-HCV 抗体与抗 LC-1 抗体无交叉反应，因此抗 LC-1 抗体对 AIH 的诊断特异性优于 ALKMA-1。抗 LC-1 抗体与 II 型 AIH 的疾病活动性有相关性，被作为 AIH 中残留肝细胞炎症的一个有用标志物，也可作为 AIH 的疾病活动标志及预后指标。

（李永哲　周仁芳）

kàng kěróngxìng gānkàngyuán kàngtǐ

抗可溶性肝抗原抗体（anti-soluble liver antigen antibody）

以肝细胞胞质成分分子量为 55kD 和 45kD 蛋白质为靶抗原的自身抗体。又称抗 SLA 抗体。是自身免疫性肝炎的高度特异性自身抗体。1987 年曼斯（Manns）等首先在非乙肝慢性活动性肝炎患者中发现，该自身抗体在非自身免疫性肝病中不能检出。可溶性肝抗原（soluble liver antigen，SLA）可能是肝细胞胞质溶质成分，不具有种属特异性和器官特异性，可分布于动物的许多器官组织中，但在肝、胰腺和肾等富含酶的器官组织中浓度最高。SLA 对胰蛋白酶、糜蛋白酶敏感，而对 DNA 酶、RNA 酶和神经氨酸酶抵抗。

1981 年伯格（Berg）等首先在慢性活动性肝炎患者中发现抗肝胰抗体，又称抗 LP 抗体。其后抗 LP 抗体被许多学者证实为自身免疫性肝炎（autoimmune hepatitis，AIH）高度特异性自身抗体，但抗 LP 抗体的靶抗原性质一直不明，可能是一种细胞溶质蛋白。经纯化的 LP 抗原不含细胞核、线粒体、微粒体及细胞骨架抗原成分，为非器官特异性可溶性蛋白质，对蛋白酶处理敏感，对补体具有较强的结合活性等。其分子量分别是 52kD 和 48kD。

此后发现，LP 和 SLA 的分子量、理化性质及相应自身抗体的临床意义有很多相似之处。认为 LP 和 SLA 是同一抗原，SLA/LP 靶抗原为分子量为 50kD 的细胞溶质分子，被称为尿苷酰基鸟苷酰基腺苷抑制物 tRNA 相关蛋白。抗 LP 抗体和抗 SLA 抗体合称为抗 SLA/LP 抗体。2000 年维斯（Wies）等首次从人肝组织、激活的人淋巴瘤细胞中成功地克隆出 SLA 全长 cDNA 序列，在 DNA 水平上鉴定出抗 SLA/LP 抗体的靶抗原，并在大肠埃希菌中成功表达。

检测方法　包括酶联免疫吸附试验、免疫印迹法、放射免疫法。以大鼠肝为底物的常规间接免疫荧光法（indirect immunofluorescence，IIF），不能检测出抗 SLA/LP 抗体，但以猴肝冷冻切片为底物的 IIF，有时会出现特异性阳性荧光染色。IIF 法检测抗 SLA/LP 抗体的敏感性低，一般不作为抗 SLA/LP 抗体的筛选实验。以人工纯化的天然 SLA/LP 为抗原的免疫印迹法，可用纯化抗原或肝细胞混合性抗原进行检测。随着对 SLA 的成功克隆、表达及其基因序列分析，已建立了多种以重组 SLA/LP 为靶抗原的抗 SLA/LP 抗体酶联免疫吸附试验、免疫印迹法等检测方法。

临床意义　AIH 患者体内存在多种自身抗体，但多数自身抗体并非 AIH 特异性抗体。抗 SLA/LP 抗体为公认的 AIH 高度特异性自身抗体，在 AIH 相关自身抗体中具有重要诊断价值。抗 SLA/LP 抗体在 AIH 中的阳性率为 10%～30%，该抗体常出现在抗核抗体、抗平滑肌抗体和抗肝肾微粒体 1 型抗体阴性的 AIH 患者血清中。

抗 SLA/LP 抗体阳性患者多数为年轻女性，有高免疫球蛋白血症，为Ⅲ型 AIH 的血清学标志，临床上常用于 AIH 的诊断和鉴别诊断。约 30%的Ⅲ型 AIH 患者仅为该抗体阳性。抗 SLA/LP 抗体阳性患者对免疫抑制法的治疗效果好。

（李永哲　周仁芳）

kàng qùtuòyèsuān tángdànbái shòutǐ kàngtǐ

抗去唾液酸糖蛋白受体抗体（anti-asialoglycoprotein receptor antibody）

以肝脏特异性膜脂蛋白重要成分之一去唾液酸糖蛋白受体为靶抗原的自身抗体。去唾液酸糖蛋白受体（asialoglycoprotein receptor，ASGPR）是一种肝特异性跨膜糖蛋白，含约 10%的多聚糖，由 40 个氨基酸组成的 N 端残基位于细胞膜的内侧端，19 个氨基酸段位于膜间，另 232 个氨基酸肽段位于细胞膜外侧端，面向肝窦。每个正常分化的肝细胞表面约有 50 万个 ASGPR 分子。从人或动物肝膜蛋白中分离的 ASGPR 有肝特异性和种属特异性，能识别带有末端半乳糖残基或 N-乙酰氨基半乳糖的糖链，并与之特异性结合，通过细胞内吞作用进入肝细胞，并在溶酶体内被降解清除。与其他自身免疫性肝病的相关自身抗体的靶抗原相比，ASGPR 的表达部位最具特殊性，属位于肝细胞膜表面的肝特异性蛋白成分，易成为细胞免疫和体液免疫的靶抗原。对此，人们相继发现自身免疫性肝炎（autoimmune hepatitis，AIH）患者血清中存在高水平的抗 ASGPR 抗体，并与疾病活动性密切相关。

检测方法　包括酶联免疫吸附试验、免疫印迹法、放射免疫法等。ASGPR 抗原可从动物或人肝脏组织中纯化。抗兔或抗鼠 ASGPR 抗体可见于 AIH、病毒性肝炎、酒精性肝病和原发性胆汁性胆管炎等，缺乏疾病特异性；抗人 ASGPR 抗体则主要见于 AIH，有疾病诊断特异性。临床常规检测抗 ASGPR 抗体应是检测抗人 ASGPR 抗体。

临床意义 抗 ASGPR 抗体对 AIH 具有很高的特异性，阳性率为 50%～88%，可与抗核抗体、抗平滑肌抗体或抗肝肾微粒体 1 型抗体同时存在，见于各亚型 AIH。此抗体阳性也可见于病毒性肝炎、酒精性肝病、原发性胆汁性胆管炎、原发性硬化性胆管炎和非肝病自身免疫病等，但阳性率一般 <15%，且抗体效价较低，多呈一过性。抗 ASGPR 抗体最重要的特征及临床应用价值在于此自身抗体与肝脏炎症的活动程度密切相关。经免疫抑制剂治疗获得有效缓解的 AIH 患者，抗 ASGPR 抗体降低或消失；免疫抑制剂治疗无效者抗体无明显变化；停药后复发者抗体效价明显升高。在 I 型 AIH 患者，抗 ASGPR 抗体阳性患者较阴性患者更易复发，故此抗体除可作为 AIH 诊断的特异性自身抗体外，还可作为评估疾病活动度、监测治疗及判断预后的指标。

（李永哲　周仁芳）

kàng xiànlìtǐ kàngtǐ

抗线粒体抗体（anti-mitochon-drial antibody，AMA）

以细胞质线粒体 2-含氧酸脱氢酶复合体亚单位为靶抗原的自身抗体。靶抗原定位于真核细胞质线粒体的内膜和外膜，根据与内膜、外膜抗原的反应，将其分成抗线粒体抗体 M1～M9（表）。2-含氧酸脱氢酶复合体的亚单位包括：丙酮酸脱氢酶复合体 E2 亚单位-双脱氧脂酰乙酰转移酶、带有侧链的 2-含氧酸脱氢酶复合体 E2 亚单位、2-含氧代戊二酸脱氢酶复合体 E2 亚单位、X 蛋白、丙酮酸脱氢酶复合体 E1a、E113 两个亚单位。2-含氧酸脱氢酶复合体由三个胞核编码的、结构相似的 E1、E2、E3 亚单位组成。用 HEp-2 细胞、动物组织（胃、肾）冷冻切片组成的复合实验基质，进行间接免疫荧光法检测，通过特征性的荧光模型进行判别。用纯化或重组靶抗原，通过免疫印迹法、酶联免疫吸附试验进行 AMA 的亚型检测。AMA 是一组无种属和器官特异性的自身抗体，此抗体对原发性胆汁性胆管炎（primary biliary cholangitis，PBC）有较高的敏感性和特异性，阳性率可达 95%。但 AMA 也可出现于某些感染性疾病、结缔组织病、药物诱导性疾病及急性肝功能损伤等患者中。其中与 PBC 相关的包括 AMA-M2、AMA-M4、AMA-M8、AMA-M9，最具有诊断意义的为 AMA-M2，在 PBC 的阳性率可达 98%，高效价时对 PBC 的诊断特异性为 97%。

（李永哲　周仁芳）

kàng gp210 kàngtǐ

抗 gp210 抗体（anti-glycoprotein-210 antibody，anti-gp210 antibody）

以细胞核核包膜结构的核孔复合物上的分子量 210kD 跨膜糖蛋白为靶抗原的自身抗体。此糖蛋白由三个区域构成：1783 个氨基酸的区域、单独的 20 个氨基酸的疏水跨膜片段及短的 58 个氨基酸的羧基端。抗 gp210 抗体主要所识别的表位是 gp210 羧基末端上的 15 个氨基酸残基。糖蛋白（gp210）抗原决定簇的重组蛋白或合成多肽作为抗原，用酶联免疫吸附试验、免疫印迹法检测。抗 gp210 抗体被认为是原发性胆汁性胆管炎（primary biliary cholangitis，PBC）的高度特异性抗体，特异性达 99%，敏感性为 10%～41%。此抗体在其他疾病如自身免疫性肝炎、多发性肌炎及干燥综合征少见。10%～40% 的 PBC 患者，抗 gp210 抗体可与抗线粒体

表　各 AMA 亚型与相关疾病

AMA 亚型抗体	相关疾病	阳性率（%）
AMA-M1	梅毒（活动期）	100
	系统性红斑狼疮	50
	进行性系统性硬化症、干燥综合征、类风湿关节炎	5～15
	血栓形成、习惯性流产	常见
AMA-M2	原发性胆汁性胆管炎（高效价）	96
	其他慢性肝病（低效价）	30
	进行性系统性硬化症（低效价）	7～25
AMA-M3	药物性狼疮	100
AMA-M4	原发性胆汁性胆管炎（常伴 M2 阳性，活动期，晚期）	55
AMA-M5	非特异性结缔组织病	少见
AMA-M6	药物性肝炎	100
AMA-M7	急性心肌炎	60
	心肌病	30
AMA-M8	原发性胆汁性胆管炎（常伴 M2 阳性，活动期）	55
AMA-M9	原发性胆汁性胆管炎-M2 阴性（早期）	82
	原发性胆汁性胆管炎-M2 阳性	37～44
	慢性活动性自身免疫性肝炎	10
	病毒性肝炎	3

抗体（anti-mitochondrial antibody，AMA）同时出现；抗 gp210 抗体也存在于 20%～47% AMA 阴性的 PBC 患者。对临床、生化和组织学表现疑诊 PBC 而 AMA 阴性者，或 AMA 阳性而临床症状不典型、存在重叠综合征（如与干燥综合征重叠）的患者，抗 gp210 抗体检测对诊断 PBC 具有重要价值。抗 gp210 抗体与 PBC 患者的肝外临床表现有一定的相关性，抗体阳性比阴性患者易出现哮喘、关节痛等。抗 gp210 抗体的存在及抗体效价一般不随患者诊断的时间及临床过程而变化。抗 gp210 抗体出现在有明显胆汁淤积和严重的肝功能损害患者，提示其预后不良，可作为 PBC 预后指标。

（李永哲　周仁芳）

kàng Sp100 kàngtǐ

抗 Sp100 抗体（anti-soluble acidic nuclear protein of 53kD antibody）

以分子量 53kD 的可溶性酸性磷酸化核蛋白为靶抗原的自身抗体。当年发现 Sp100 时采用凝胶电泳方法，由于 Sp100 形成了二聚体，所以误以为分子量为 100kD，经研究证实分子量为 53kD。通过 Sp100 的互补 DNA 序列分析，其开放阅读框架为 1443bp，编码 481 个氨基酸。Sp100 蛋白序列具有两个区，其中一个位于 N 端含 40 个氨基酸的区域，其与人类主要组织相容性复合体 I 类分子的抗原结合部位表现高于 60% 的同源性，另一个区域是位于多肽的 C 端，与多种转录调节蛋白具有高度相似性。两个主要的抗原决定簇通过鉴定，其中一个抗原决定簇位于氨基酸的第 296～311 位，第二个抗原决定簇位于氨基酸的第 332～351 位。

检测方法　用间接免疫荧光法进行筛选。以 Sp100 抗原决定簇的重组蛋白或合成多肽作为抗原，用酶联免疫吸附试验、免疫印迹法检测抗 Sp100 抗体。

临床意义　抗 Sp100 抗体对原发性胆汁性胆管炎（primary biliary cholangitis，PBC）诊断有较高的敏感性和特异性，PBC 的阳性率为 10%～30%，其他肝病均为阴性。此抗体也可见于其他自身免疫病患者，如原发性干燥综合征、系统性硬化症等，但阳性率常较低（<3%）。在抗线粒体抗体（anti-mitochondrial antibody，AMA）阴性 PBC 患者中的阳性率（60%）显著高于 AMA 阳性者（20%），对 AMA 阴性 PBC 患者的诊断有重要意义。出现抗 Sp100 抗体的 PBC 患者病情进展快，常预后较差，但应注意，抗 Sp100 抗体对 PBC 的诊断必须依赖于其临床的各项指标，并进行鉴别诊断。

（李永哲　周仁芳）

kàng tuòyèxiàn dǎoguǎn kàngtǐ

抗唾液腺导管抗体（anti-salivary duct antibody）

以唾液腺导管上皮细胞蛋白成分为靶抗原的自身抗体。该抗体在血清的主要形式为 IgG 亚类，约 30% 为 IgM 亚类，未发现 IgA 亚类。以动物唾液腺的冷冻切片为实验基质，用间接免疫荧光法进行检测。抗唾液腺导管抗体在干燥综合征合并类风湿关节炎患者中检出率为 65%～70%，类风湿关节炎患者的检出率为 26%～45%。原发性干燥综合征患者的检出率为 10%～15%。该抗体在其他一些疾病中亦可检出，如系统性红斑狼疮、强直性脊柱炎、重症肌无力和恶性贫血，但阳性率较低。

（李永哲　邓垂文）

kàng α-bāochèndànbái kàngtǐ

抗 α-胞衬蛋白抗体（anti-alpha-fodrin protein antibody）

以分子量为 240kD 的 α-胞衬蛋白为靶抗原的自身抗体。胞衬蛋白是存在于人体内大部分细胞中的骨架蛋白，首先由 α-胞衬蛋白和 β-胞衬蛋白构成的异二聚体，而后由两个异二聚体形成反平行的四聚体。胞衬蛋白锚定在细胞质膜上，与肌动蛋白、钙调蛋白和微管结合，参与细胞器的构成、分子运输和分泌。抗 α-胞衬蛋白抗体用免疫印迹法和酶联免疫吸附试验检测。该抗体在原发性及继发性干燥综合征（Sjögren syndrome，SS）中的阳性率为 67%，特异性为 93%，阳性及阴性预测值均为 84%，其 IgA 亚类抗体的诊断价值优于 IgG 亚类。对于诊断 SS 抗 α-胞衬蛋白抗体优于抗核抗体、抗 SS-A 抗体和抗 SS-B 抗体，但抗 SS-A 抗体和抗核抗体均阴性的 SS 患者抗 α-胞衬蛋白抗体也均阴性，因此对 SS 相关自身抗体阴性的患者诊断意义不大。该抗体与高球蛋白血症、类风湿因子阳性、抗 SS-B 抗体阳性及冻疮样皮疹相关；与环形红斑、光敏感、血管炎和肾损害无关联。

（李永哲　邓垂文）

kàng dúxùnjiǎn shòutǐ 3 kàngtǐ

抗毒蕈碱受体 3 抗体（anti-type 3 muscarinic acetylcholine receptor antibody）

以分布于外分泌腺及平滑肌的胆碱能受体毒蕈碱受体 3 为靶抗原的自身抗体。毒蕈碱可模拟乙酰胆碱对心肌、平滑肌和腺体的刺激作用，这些作用称为毒蕈碱样作用，可被阿托品阻断，相应的受体称为毒蕈碱受体。大多数副交感节后纤维、少数交感节后纤维所支配的效应器细胞膜上的胆碱能受体都是毒蕈碱受体。毒蕈碱作用于这些受体，可产生一系列自主神经节后胆碱能纤维兴奋的效应。该抗体检测用免疫印迹法和酶联免疫吸附试验。干燥综合征（Sjögren syndrome，SS）患者免疫功能异常可致抗毒蕈碱受体3抗体产生，阳性率为80%~90%，特异性为90%。抗毒蕈碱受体3抗体与抗SS-A抗体和抗SS-B抗体无交叉反应，且其在抗SS-A抗体、抗SS-B抗体及抗α-胞衬蛋白抗体阴性的SS患者中的阳性率分别为81.0%、77.5%、72.0%，故检测此抗体对抗SS-A抗体、抗SS-B抗体阴性的SS患者有重要诊断意义。

(李永哲 邓垂文)

kàng nèipí xìbāo kàngtǐ

抗内皮细胞抗体（anti-endothelial cell antibody，AECA）

以位于内皮细胞胞质蛋白为靶抗原的自身抗体。这些蛋白质可以是内皮细胞结构分子，也可以是稳定黏附在内皮细胞表面介导细胞功能的表面分子。此抗体检测用间接免疫荧光法。AECA可出现在与血管炎有关的多种自身免疫病，尤其是系统性血管炎和系统性红斑狼疮等，为血管受损和血管炎的标志。此抗体在发病过程中与疾病活动有很大关系，如肉芽肿性多血管炎或系统性红斑狼疮活动期患者的血清内可发现高效价AECA，且其效价与疾病的活动性相关，但与是否出现其他自身抗体无关。心脏移植术后患者也可出现AECA，阳性者提示发生排斥反应的风险更高。IgG亚类AECA可见于系统性硬化症、抗磷脂综合征和炎症性肠病等。

(李永哲 邓垂文)

kàng shènxiǎoqiú jīmó kàngtǐ

抗肾小球基膜抗体（anti-glomerular basement membrane antibody，anti-GBM antibody）

以肾小球基膜相关蛋白为靶抗原的自身抗体。首次发现在肾小球基膜。

肾小球基膜（glomerular basement membrane，GBM）是薄膜状细胞外结构，在细胞和结缔组织之间形成解剖学屏障，主要由内皮细胞层分泌的多种分子构成，包括Ⅳ型胶原、层粘连蛋白、纤维连接蛋白和蛋白多糖。该抗体检测应用免疫印迹法和酶联免疫吸附试验。抗GBM抗体为包括肺出血-肾炎综合征在内的所有抗肾小球基膜型肾小球肾炎的血清学标志，其效价与肺出血-肾炎综合征的疾病活动性相关，此抗体可用于监视病情变化、观察临床疗效等，阳性者预后较差。未累及肺者抗GBM抗体的阳性率为60%，累及肺者阳性率为80%~90%。抗GBM抗体与急进性肾小球肾炎密切相关，但与肺出血的关系并不明确。在肾衰竭和显微镜下血尿患者中出现该抗体则提示预后不良。

(李永哲 邓垂文)

kàng C1q kàngtǐ

抗C1q抗体（anti-C1q antibody）

以补体C1q成分为靶抗原的自身抗体。C1q是C1三种亚单位（C1q、C1r、C1s）之一，分子量为410~460kD，结构似6朵花形成的一束花，"花朵"为C1q的球形头部，主要与抗原-抗体免疫复合物结合，而"花茎"为C1q胶原样区，为抗C1q抗体结合的靶点。C1q为补体级联反应的识别和调节蛋白，还可参与凋亡物质的清除。该抗体检测用酶联免疫吸附试验。抗C1q抗体IgG亚类是低补体性荨麻疹样血管炎综合征的标志性抗体。抗C1q抗体IgG亚类在系统性红斑狼疮（systemic lupus eythematosus，SLE）的阳性率为17%~46%，血清抗C1q抗体水平升高时提示SLE患者将出现肾损害。抗C1q抗体可

致包含C1q的免疫复合物在肾小球基膜内皮下聚集，加速肾小球肾炎进展。抗C1q抗体还可在增生性肾小球肾炎、类风湿血管炎和费尔蒂综合征（Felty syndrome）患者中出现。

(李永哲 邓垂文)

rénlèi báixìbāo kàngyuán

人类白细胞抗原（human leukocyte antigen，HLA）

属主要组织相容性复合体（human major histocompatibility complex，MHC）。是第6号染色体（6p21.3）上的4兆碱基区域，密集分布着许多表达基因。其中HLA Ⅰ类基因主要包括HLA-A、HLA-B和HLA-C；HLA Ⅱ类基因主要包括HLA-DR、DQ和DP；HLA Ⅲ类基因指介于Ⅰ类和Ⅱ类复合体之间的一簇基因，包括两种关系密切的细胞因子基因（肿瘤坏死因子-α、肿瘤坏死因子-β），C2、C4和B因子，热休克蛋白和21-羟化酶。HLA基因产物在特异性免疫和移植组织相容性中起关键作用，并在许多风湿病的易感性起主要作用。检测HLA对探讨疾病的发病机制、临床诊断及预后判断均有重要临床意义。

HLA-DR2、HLA-DR3和HLA-DR4 属HLA Ⅱ类基因。HLA Ⅱ类抗原主要见于B细胞、抗原呈递细胞、血管内皮细胞及T细胞表面，重要功能是呈递抗原多肽给辅助性T细胞，其在细胞表面的抗原分子浓度是影响免疫应答的重要参数之一。

血清学分析用流式细胞术和细胞学试验，基因分析用聚合酶链反应（polymerase chain reaction，PCR），基因型分析可用单链构象多态性（single-strand conformation polymorphism，SSCP）、限制性片段长度多态性（restriction fragment length polymorphism, RFLP)、序列特异性寡核苷酸探针（sequence-specific oligonucleotide, SSO）等。

HLA-DR2（DQB1* 0602）与 1 型糖尿病、HLA-DR2（DRB1* 1501、DRB5* 0101）与多发性硬化、肺出血-肾炎综合征、系统性红斑狼疮等有一定相关性。HLA-DR3 与系统性红斑狼疮、麦胶性肠病（DQA1* 0501、DQB1* 0201）、疱疹样皮炎、1 型糖尿病、重症肌无力等存在相关。HLA-DR4（DRB1* 0401，04，05）基因与类风湿关节炎（rheumatoid arthritis，RA）密切相关，且男性 RA 的 DR4 频率高于女性，分别为 70% 与 35%。在 DR4 及类风湿因子均阳性的 RA 患者发病年龄较早（16~32 岁）、病变累及关节多、病情较重，且预后差，HLA-DR4 阳性的 RA 患者腕和（或）指关节骨破坏明显多于 DR4 阴性者，是判断 RA 患者预后的有效指标。此外，HLA-DR4（DRB1* 0402）与寻常天疱疮、HLA-DR4（DRB1* 0302）与 1 型糖尿病存在一定的相关性。

HLA-B27　属 HLA Ⅰ类基因，HLA-B27 基因座上有 25 个等位基因，命名为 HLA-B* 2701 ~ B* 2725。所有等位基因在抗原结合槽均有一个共同的带阴电荷 B 口袋，能紧密结合精氨酸侧链，是 HLA Ⅰ类分子中最富含阴性电荷的分子，与带阳性电荷的肽结合力更强。

HLA-B27 血清学分析用流式细胞术和细胞学试验，基因分析用 PCR，基因型分析可用 PCR-SSCP、PCR-RFLP 和 PCR-SSO 等。

强直性脊柱炎（ankylosing spondylitis，AS）与 HLA-B27（B* 2702，04，05）有强关联性。

约 90% 的 AS 患者 HLA-B27 呈阳性反应，在合并虹膜炎或主动脉瓣关闭不全者接近 100%，正常人的阳性率仅为 4%~7%。并非 HLA-B27 阳性者均会患 AS，在 HLA-B27 阳性的人中约 20% 发生 AS 或一种血清阴性脊柱关节病，如反应性关节炎、银屑病关节炎等。

HLA-B5、HLA-B7　属 HLA-B 血清型，HLA-B5 分为 HLA-B51 和 HLA-B52 两个抗原片段。HLA-B7 一般识别的是 HLA-B* 07 基因产物，其 HLA-B* 0702 亚型基因频率多发生于西欧、北欧及美国人群中，而亚洲人群此亚型的频率远低于以上人群。HLA-B7 在欧洲人群中主要存在两种单体型，单体型 A3-B7-DR15-DQ1 无明显地域差别，且存在显著的选择性不平衡。

HLA-B5 血清学分析用流式细胞术和细胞学试验，基因分析用 PCR，基因型分析用 PCR-SSCP、PCR-RFLP、PCR-SSO。

贝赫切特综合征与 HLA-B5 相关的比例为 61% ~ 88%。HLA-B51 也可能引起中性粒细胞功能亢进。贝赫切特综合征患者及 HLA-B 转基因鼠所呈现的中性粒细胞功能亢进与 HLA-B51 有显著相关的特点。

（李永哲　李　萍）

tuòyè fēnmì liúlǜ shìyàn

唾液分泌流率试验（salivary flow rate test）　自然状态下口腔内唾液分泌速率的检查。适用于需要明确是否存在口干症者。无特殊禁忌证，意识状态正常、可配合此检查者均可进行。检查时患者静坐，吸取其 10 分钟口腔唾液，离心沉淀去渣，计其平均每分钟的唾液量，≥0.6ml/min 为正常，各年龄组值有差异。在风湿免疫病中是诊断原发性或继发

性干燥综合征的常用检查项目。

（赵　岩）

chúnxiàn huójiǎn

唇腺活检（labial salivary gland biopsy）　局部麻醉下手术切取部分唇腺小叶（小唾液腺）活体组织进行显微镜分析的病理检查。适用于疑诊干燥综合征者。禁忌证为意识障碍、严重凝血功能异常者。在下唇黏膜做梭形切口，剪去黏膜上皮，分离并剪下唇腺组织（表面正常，至少包含四个腺体小叶）；显微镜下观察可见灶性淋巴细胞浸润性唾液腺炎，>1 个淋巴细胞浸润灶（>50 个淋巴细胞/4mm²）则为阳性标本。此外，尚可见腺体萎缩和导管狭窄。此检查间接反映其他外分泌腺中淋巴细胞的浸润程度，对明确诊断干燥综合征有重要意义。

（赵　岩）

sāixiàn zàoyǐng

腮腺造影（sialogram）　明确有无腮腺导管、腺泡结构及功能异常的检查。经腮腺导管开口处注射造影剂后摄 X 线片，显示腮腺各级导管及腺泡结构。适用于需明确有无干燥综合征或其他腮腺疾病者。禁忌证为腮腺急性炎症。检查时向腮腺导管内注入 40% 碘油，压迫腮腺管口摄充盈相 X 线片，含醋 5 分钟后再摄排空相 X 线片。检查结果分 0 ~ Ⅳ级。0 级为正常；Ⅰ级为腮腺导管扩张，排空延缓，分支导管减少或小囊状改变（直径<2mm）；Ⅱ级有Ⅰ级表现，囊状改变直径>2mm；Ⅲ级为腮腺主导管破坏，分支导管消失，囊状破坏部分融合；Ⅳ级为腮腺导管及分支导管呈桑葚状改变。此检查有助于明确腮腺各级导管及腺泡结构、腮腺排空功能，是诊断干燥综合征的重要辅

助检查之一。

(赵 岩)

tuòyèxiàn fàngshèxìng hésù sǎomiáo
唾液腺放射性核素扫描（salivary gland radionuclide scintigram）

利用放射性核素示踪法检测唾液腺分泌及排空功能的检查。适用于需明确有无干燥综合征或其他腮腺疾病者，无特殊禁忌证。检查时用放射性核素^{99m}Tc静脉注射后行腮腺正位扫描，观察其形态、大小，了解腮腺病变程度。唾液能浓集^{99m}Tc，因而可同时收集唾液标本，测定其放射性计数，以反映唾液腺的功能。干燥综合征患者唾液腺功能低下，其摄取及排泌均低于正常。

(赵 岩)

lèiyè fēnmì shìyàn
泪液分泌试验（Schirmer test）

泪腺分泌功能的检查。又称希尔默试验（Schirmer test）。适用于需明确有无干眼症者。禁忌证为急性和慢性结膜炎。检查时取5mm×35mm滤纸1张，在距一端的5mm处折叠成直角，将此端放入下眼睑中外1/3处的结膜囊中，闭目5分钟后取出，自折叠处测量滤纸湿润长度，<10mm者为异常。此检查是干燥综合征的常用方法，但特异性较差。

(赵 岩)

lèimó pòliè shíjiān jiǎnchá
泪膜破裂时间检查（test of tear film breakup time）

检测1次完全瞬目后泪膜出现第一个干燥斑所需时间，以了解泪腺功能的检查。泪膜破裂时间与泪液生成速率、泪液成分有关，泪液生成速率降低、泪液成分中黏蛋白等与泪液张力有关的成分减少者，泪膜破裂时间缩短。此检查适用于需明确有无泪腺功能损伤者。禁忌证为急性和慢性结膜炎。检查时在患者眼睑结膜囊中滴入0.125%荧光素1滴，嘱其眨眼数次后睁眼，向前平视不再眨眼，用裂隙灯显微镜观察角膜，泪膜破裂出现时间<10秒者为异常。泪膜破裂时间缩短，提示泪腺分泌泪液减少或泪液成分合成异常。

(赵 岩)

jiǎomó rǎnsè jiǎnchá
角膜染色检查（corneal staining test）

通过活体染色方法了解角膜上皮是否存在损伤的检查。适用于疑诊为干眼症或其他可能存在角膜损伤者。禁忌证为感染性角膜炎和结膜炎者。检查时滴荧光素和虎红混合液1滴入结膜穹隆部，眨眼5分钟后用裂隙灯显微镜观察角膜，染色点>10个为阳性。此检查无创，是诊断干燥综合征的重要辅助检查。

(赵 岩)

lángchuāngdài shìyàn
狼疮带试验（lupus band test, LBT）

检测表皮-真皮结合处沉积的免疫复合物的试验。适用于患者出现的皮疹考虑为红斑狼疮者。禁忌证为活检部位皮肤感染者。检查时经局部麻醉，取受检者腕部背侧尺骨茎突上方的皮肤，深度2.0~2.5mm，切片直接贴附于载玻片上，直接免疫荧光法检测可发现在表皮-真皮结合处有免疫球蛋白和补体沉积。90%的盘状红斑狼疮和系统性红斑狼疮皮肤损害处LBT阳性，盘状红斑狼疮正常皮肤处LBT为阴性，50%的系统性红斑狼疮非暴露部位正常皮肤处LBT阳性，80%的系统性红斑狼疮暴露部位正常皮肤处LBT阳性，LBT可反映病情的活动性。

(赵 岩)

huámó bìnglǐ
滑膜病理（pathological change of synovial membrane）

风湿性滑膜炎的滑膜病理变化。滑膜炎早期病理表现均为滑膜充血、水肿以及滑膜绒毛的增生，甚至渗血样改变，发展到一定阶段后出现差异。类风湿关节炎慢性滑膜炎的病理改变为滑膜内大量炎症细胞浸润，滑膜增生，出现多核巨细胞，有肉芽组织增生和血管翳形成。强直性脊柱炎的滑膜炎典型病理表现为滑膜细胞肥大和滑膜增生，有明显的淋巴细胞和浆细胞浸润。系统性硬化症关节炎早期滑膜有纤维蛋白渗出，淋巴细胞和浆细胞浸润；晚期滑膜可出现纤维化，滑膜细胞萎缩及血管消失。复发性多软骨炎患者的滑膜可见到慢性炎症伴水肿、血管扩张以及慢性炎症细胞浸润。骨关节炎患者的滑膜可见到表面滑膜层轻度增厚，局灶性出血，毛细血管增生，淋巴细胞浸润和纤维化，有时可有淋巴滤泡形成。结节病患者少数表现为急性结节性滑膜炎，慢性滑膜炎可见结节性肉芽肿，多核巨细胞内常有空泡。结核性关节炎早期滑膜无明显变化，发展后可见滑膜发红、肿胀、凹凸不平，滑膜绒毛肥厚，可见水肿发红的肉芽组织覆盖于滑膜表面。结晶性滑膜炎在病理切片上可发现相应的晶体。

(赵 岩)

jīròu bìnglǐ
肌肉病理（pathological change of muscle）

风湿性肌病的肌组织病理变化。炎性肌病中多发性肌炎以肌纤维的病变为主，而皮肌炎则可见到血管炎表现，其他结缔组织病（如系统性红斑狼疮、类风湿关节炎等）也可有肌纤维炎症细胞浸润的表现。多发性肌炎的病理检查可见肌细胞受损、坏死和炎症，以及继发的肌细胞萎缩、再生和肥大,肌肉组织可被纤维化和脂肪所替代。皮肌炎病理检查的特点是炎症细胞浸润主要在血管周围。

(赵 岩)

shèn zǔzhī bìnglǐ

肾组织病理(pathological change in kidney)

风湿病并发肾病或肾损伤的肾组织病理变化。肾小球肾炎主要见于系统性红斑狼疮、抗中性粒细胞胞质抗体相关血管炎;肾小管、间质损伤常见于干燥综合征。狼疮肾炎病理特点为多种类型的免疫复合物大量、弥漫沉积在肾小球的系膜区、血管袢等处,又称为"满堂亮"。抗中性粒细胞胞质抗体相关血管炎肾损伤的病理特点为寡免疫复合物沉积的肾小球肾炎。干燥综合征可见到大量淋巴细胞在肾小管、间质内浸润,或表现为肾小管萎缩、纤维组织增生。

(赵 岩)

pífū zǔzhī bìnglǐ

皮肤组织病理(pathological manifestation of skin)

风湿病的皮肤病理变化。系统性红斑狼疮、皮肌炎、系统性硬化症、类风湿关节炎等均可见到有特征性的皮肤表现。系统性血管炎的皮疹多为非特异性,如结节红斑。系统性红斑狼疮的皮肤组织病理表现为角化过度、毛囊角栓、表皮萎缩、基底细胞液化变性、基膜增厚等,真皮浅层、深层小血管周围和附属器周围有灶性淋巴细胞浸润,有时可见真皮乳头水肿、黏蛋白沉积。皮肌炎的特征性皮疹为向阳疹、戈特隆征(Gottron sign),有些可见皮下钙化,但病理表现无特异性,可见表皮轻度棘层肥厚或萎缩,基底细胞液化,真皮浅层水肿,有黏蛋白沉积,轻度淋巴细胞浸润。系统性硬化

症皮肤早期病理特点是血管周围炎症细胞浸润,毛细血管扩张及其后毛细血管分叉的微血管改变,晚期细胞外基质过度积聚造成组织纤维化。类风湿关节炎特征性的皮肤改变为类风湿结节,病理表现为栅状肉芽肿改变,中心为变性的胶原纤维,红染,玻璃样变,外周有栅状排列的组织细胞,也可有多核巨细胞、淋巴细胞和浆细胞,最外围为纤维组织。

(赵 岩)

xuèguǎn bìnglǐ

血管病理(pathological change of blood vessel)

风湿病的血管病理变化。系统性血管炎中,受累血管大小不同,其炎症表现亦不同。多发性大动脉炎的血管病变主要累及主动脉及其一级分支,早期血管内膜及中层有炎症细胞浸润、肉芽肿形成和血管内皮增生,继而弹力纤维和平滑肌细胞坏死、断裂、纤维化,内膜增厚,管腔狭窄或堵塞,可有血栓形成,动脉壁薄弱处可形成动脉瘤。结节性多动脉炎为中小型肌性动脉的全层坏死性血管炎,以广泛的节段性炎症和坏死、形成肉芽肿为特征,常导致动脉瘤,可有血栓形成和栓塞。肉芽肿性多血管炎表现为坏死性血管炎和坏死性肉芽肿。嗜酸性肉芽肿性多血管炎则可见到嗜酸性粒细胞为主的炎症细胞在血管壁的浸润。贝赫切特综合征可累及动静脉各级血管,表现为炎症性充血,管壁通透性增加,纤维蛋白、中性粒细胞和红细胞渗出,继而管腔内血栓形成,动脉还可见内膜增厚、管腔狭窄或闭塞,形成动脉瘤。结缔组织病中,类风湿关节炎常见小动脉管壁细胞浸润、水肿、纤维化和内膜增生,可累及冠状动脉,很少引起肺动脉炎、肺动

脉高压;系统性红斑狼疮可见冠状动脉炎(内膜纤维增生,内皮细胞变性坏死,管腔狭窄或闭塞,血栓形成)、肺动脉炎、血栓闭塞性脉管炎、静脉炎、雷诺现象等;干燥综合征可见急性、慢性血管炎,严重者为坏死性血管炎,还可见紫癜、毛细血管扩张等;系统性硬化症血管病理主要为闭塞性小动脉炎和广泛的小动脉痉挛,毛细血管减少,毛细血管袢变形扩张、血流淤滞。

(赵 岩)

gān zǔzhī bìnglǐ

肝组织病理(pathological change in liver)

风湿病的肝组织病理变化。结缔组织病(如系统性红斑狼疮、干燥综合征等)、自身免疫性肝病(如自身免疫性肝炎、原发性胆汁性胆管炎等)均可见到慢性活动性肝炎的表现。干燥综合征肝损害表现为门管区和界板大量淋巴细胞浸润,界板肝细胞多有破坏,小叶周边部坏死区纤维组织增生。自身免疫性肝炎肝损害表现为门管区碎屑样坏死或小叶中央区与门管区之间的桥接坏死,伴明显的淋巴细胞和浆细胞浸润,无胆管损伤。原发性胆汁性胆管炎的肝损害表现通常分为4期:Ⅰ期为胆管炎期,即门管区内胆小管及其周围淋巴细胞和单核细胞浸润,肝细胞和界板正常;Ⅱ期为胆管增生期,门管区明显扩大,小胆管广泛增生,肝内明显胆汁淤积,肝小叶周边肝细胞出现碎片状坏死,但无门管区间的桥接坏死区;Ⅲ期为瘢痕期,门管区内炎症细胞减少,胆管减少,纤维组织明显增生,门管区之间形成纤维间隔,胆汁淤积更为显著;Ⅳ期为肝硬化期,即肝细胞再生、假小叶形成。

(赵 岩)

肺组织病理 (pathological change of lung)

fèi zǔzhī bìnglǐ

风湿病的肺组织病理变化。结缔组织病（包括类风湿关节炎、系统性红斑狼疮、干燥综合征、炎性肌病等）肺组织病理主要表现为肺间质病变、肺血管病变和胸膜病变。抗中性粒细胞质抗体相关血管炎可见到肉芽肿性病变、肺间质病变、血管炎或坏死形成空洞。系统性红斑狼疮、抗中性粒细胞胞质抗体相关血管炎等还可见到弥漫性肺泡出血的表现。强直性脊柱炎有时可见到双上肺纤维化，有时伴空洞形成。类风湿关节炎和混合性结缔组织病的肺组织病理改变常与特发性肺间质纤维化类似，类风湿关节炎较特异的病理改变为间质内淋巴细胞的结节样聚集，有时可形成生发中心。干燥综合征主要病理改变为细支气管炎、淋巴细胞间质性肺炎和纤维化，非特异性间质性肺炎是最常见类型。多发性肌炎/皮肌炎的肺组织病理学改变包括脱屑性间质性肺炎、寻常型间质性肺炎和终末期的蜂窝肺。

(赵 岩)

滑液检查 (test of synovial fluid)

huáyè jiǎnchá

滑液的病理性细胞和成分的检查。是关节炎诊断和鉴别诊断的重要辅助手段。炎性滑液中白细胞计数多为 $(1 \sim 75) \times 10^9/L$，光学显微镜下可见到类风湿细胞（有闪亮、圆形细胞内含物的白细胞）；化脓性滑液中白细胞计数通常 $> 100 \times 10^9/L$，细菌培养为阳性。痛风性关节炎滑液中可见到针状双折光阴性的尿酸晶体；假性痛风、骨关节炎滑液可见到双折光阳性的菱形或棒状二水焦磷酸盐晶体；慢性类风湿关节炎或骨关节炎滑液中可见到矩形或针状胆固醇晶体；嗜酸性滑膜炎的滑液中可见到针状夏科 – 莱登晶体（Charcot-Leyden crystals）；冷球蛋白血症滑液中可见到多形性或圆棒状免疫球蛋白晶体。

(赵 岩)

类风湿关节炎 (rheumatoid arthritis, RA)

lèifēngshī guānjiéyán

以对称性多关节炎为主要病变的自身免疫病。呈全球性分布，是造成劳动力丧失和致残的主要原因之一。RA 在不同人群中的发病率为 $0.01\% \sim 0.05\%$，患病率为 $0.18\% \sim 1.07\%$，有一定的种族差异。中国 RA 的患病率为 0.41%，多发病于 $35 \sim 50$ 岁，女性患者约 3 倍于男性。

病因及发病机制　RA 是一种多因素疾病。抗原提呈细胞、致病性胸腺依赖淋巴细胞（T 细胞）及各种炎症介质、细胞因子、趋化因子在 RA 发病过程中发挥了作用。环境、感染及遗传等因素均与 RA 的发病相关。

临床表现　多缓慢起病，可有发热、乏力、全身不适、体重下降等症状，以对称性、持续性小关节肿痛为主要表现，关节压痛、肿胀、晨僵，甚至畸形。最常累及的部位为腕、掌指关节，近端指间关节，膝等关节。也可有关节外多系统受累的表现，还可有类风湿结节，血管炎，眼、肺、心、神经系统等受累。

辅助检查　有助于诊断、评价疾病的活动及预后。①血清细胞学检查：RA 患者的红细胞沉降率常增快，C 反应蛋白含量常升高，并与疾病活动度相关。血清中可检出多种自身抗体，如抗环瓜氨酸肽抗体、抗核周因子抗体、抗角蛋白抗体及抗 Sa 抗体等。一些抗体诊断 RA 的特异性比类风湿因子高，且可在疾病早期出现。②影像学检查：主要是 X 线平片。基本改变包括关节周围软组织肿胀、骨质疏松、骨膜反应、关节间隙变窄、关节面边缘侵袭及关节面下骨质小囊状破坏等。

诊断与鉴别诊断　2009 年 RA 的最新分类诊断标准（表）将临床表现分为受累关节情况、

表　RA 分类标准评分表

受累关节	评分
1 个中大关节	0
2~10 个中大关节	1
1~3 个小关节	2
4~10 个小关节	3
>10 个小关节	5
血清学抗体	
RF 和抗 CCP 抗体阴性	0
RF 和（或）抗 CCP 抗体低效价阳性*	2
RF 和抗 CCP 抗体高效价阳性△	3
滑膜炎病程	
<6 周	0
≥6 周	1
急性时相反应物	
CRP 和 ESR 均正常	0
CRP 和（或）ESR 升高	1

注：*效价超过正常，但小于 3 倍正常值上限；△效价高于正常值上限 3 倍；RF 为类风湿因子；CCP 为环瓜氨酸肽；CRP 为 C 反应蛋白；ESR 为红细胞沉降率

血清学抗体、滑膜炎的病程和急性时相反应物等 4 方面进行评分，总分在 6 分以上即诊断为 RA。RA 需与未分化脊柱关节炎、骨关节炎、强直性脊柱炎、银屑病关节炎、系统性红斑狼疮及其他原因所致关节炎等鉴别。

治疗 包括一般性治疗、药物治疗、外科治疗，以药物治疗最重要。RA 的常用药物分为 5 大类：解热镇痛抗炎药、改善病情抗风湿药、糖皮质激素、生物制剂和植物药。改善病情抗风湿药主要有甲氨蝶呤、柳氮磺吡啶、来氟米特、羟氯喹、硫唑嘌呤及环孢素。

预后 大多数 RA 患者病情迁延，在病程早期的 2~3 年内致残率较高，若未能及时诊断和及早合理治疗，3 年内关节破坏者达 70%。积极正确治疗病情可缓解。治疗的早晚和治疗方案的合理性对预后有重要影响。

（栗占国）

yòunián tèfāxìng guānjiéyán

幼年特发性关节炎（juvenile idiopathic arthritis，JIA）

病因不明的儿童单关节炎或多关节炎。曾称幼年慢性关节炎和幼年型类风湿关节炎。16 岁前起病，持续 6 周或 6 周以上，并除外其他可能疾病是儿童致残的主要原因。JIA 与成人类风湿关节炎显著不同。

病因及发病机制 发病机制不明，遗传及环境因素均起重要作用。其病理特征为滑膜炎症。增生的关节滑膜层血管丰富，内皮标志物表达活跃，炎症细胞因子、趋化因子增加等，这些因素介导炎症细胞聚集，引发关节炎症。

临床表现 主要表现为关节炎。关节外表现包括虹膜睫状体炎、葡萄膜炎、类风湿结节、皮肤损害、淋巴结肿大、多浆膜炎、肝大、脾大，还可出现发热、肌腱末端炎。

辅助检查 无特异性实验室检查。多数患儿炎症性指标如红细胞沉降率增快、C 反应蛋白升高，部分患儿抗核抗体阳性，80%~90% 与肌腱末端炎相关的关节炎患儿可检测到人类白细胞抗原（human leukocyte antigen，HLA）-B27。

诊断与鉴别诊断 诊断主要根据病史和临床表现。根据国际风湿病联盟分类标准（表）可对 JIA 作出不同亚型分类诊断，但需充分考虑到以下情况：①患儿或一级亲属有银屑病或银屑病史。②>6 岁、HLA-B27 阳性的男性关节炎患儿。③患强直性脊柱炎、肌腱末端炎相关的关节炎、伴炎症性肠病的骶髂关节炎、反应性关节炎或急性前葡萄膜炎，或一级亲属中有上述疾病者。④至少两次类风湿因子 IgM 阳性，两次间隔至少 3 个月。⑤有全身型表现。诊断全身起病型、少关节型及多关节型（类风湿因子阴性）需除外上述所有情况。诊断多关节型（类风湿因子阳性）需除外①、②、③、⑤。诊断银屑病关节炎需除外②~⑤。诊断与肌腱末端炎相关的关节炎需除外①、②、⑤。

治疗 包括一般治疗、药物治疗及外科干预。一般治疗主要采取物理治疗及关节功能的恢复，是治疗的关键，但不能改善病情。药物治疗包括解热镇痛抗炎药、糖皮质激素（简称激素）、改善病情抗风湿药及生物制剂。解热镇

表　JIA 的国际风湿病联盟分类标准

分类	定义
全身起病型	关节炎累及至少 1 个关节，发热（弛张热）至少 2 周，持续至少 3 天，伴以下一项或多项症状： 1. 间断出现的非固定性红斑样皮疹 2. 全身淋巴结肿大 3. 肝和（或）脾大 4. 浆膜炎
少关节型	发病最初 6 个月 1~4 个关节受累。分两个亚类： 1. 持续性少关节型：整个疾病过程中受累关节数≤4 个 2. 扩展性少关节型：病程 6 个月后受累关节数>4 个
多关节型（类风湿因子阴性）	发病最初 6 个月，受累关节≥5 个，类风湿因子阴性
多关节型（类风湿因子阳性）	发病最初 6 个月，受累关节≥5 个；在疾病的前 6 个月，类风湿因子阳性≥2 次，两次间隔至少 3 个月
银屑病性关节炎	关节炎合并银屑病，或关节炎合并以下至少两项： 1. 指（趾）炎 2. 指甲凹陷（至少两处）或指甲脱离 3. 一级亲属患银屑病
与肌腱末端炎相关的关节炎	关节炎和肌腱末端炎，或关节炎或肌腱末端炎伴以下至少两项： 1. 骶髂关节压痛或既往病史，或炎症性腰骶部疼痛，或二者兼有 2. HLA-B27 阳性 3. 6 岁以后发病的男性关节炎患儿 4. 急性（症状性）前葡萄膜炎 5. 一级亲属中有强直性脊柱炎、与肌腱末端炎相关的关节炎、伴炎症性肠病的骶髂关节炎、反应性关节炎或急性前葡萄膜炎病史
未分化的关节炎	不符合上述任何一项或符合上述两项以上的关节炎

注：类风湿因子阳性是指连续两次间隔至少 3 个月检测血清类风湿因子阳性；肌腱末端炎是指肌腱、韧带、关节囊或骨筋膜附着处压痛

痛抗炎药为一线用药，有助于改善病情。激素适用于全身起病型、多关节型、有关节外表现者及关节局部注射。解热镇痛抗炎药及激素均不能改善疾病的长期预后。可选择的改善病情的抗风湿药包括甲氨蝶呤、来氟米特、柳氮磺吡啶。不耐受甲氨蝶呤者可选用生物制剂，如肿瘤坏死因子-α抑制剂。

预后　不同分型预后不同。全身起病型、多关节型（类风湿因子阳性）、对称性关节受累、早期手部关节受累患者远期致残率高，预后差。多关节型（类风湿因子阴性）患儿约30%可长期缓解。少关节型预后良好。与肌腱末端炎相关的关节炎远期预后尚不清楚，但部分患儿可进展为强直性脊柱炎。HLA-B27阳性伴髋关节炎的男性患儿更易出现中轴关节受累。

（栗占国）

chéngrén Sīdì'ěr bìng

成人斯蒂尔病（adult-onset Still disease）

以发热、一过性皮疹、关节炎（痛）和白细胞计数增多为主要表现累及多系统的综合征。曾称变应性亚败血症。1897年斯蒂尔（Still）描述22名儿童出现的幼年特发性关节炎的症状和体征。1971年拜沃特斯（Bywaters）首次系统报道14例类似幼年特发性关节炎的成人发病的类似斯蒂尔病的类风湿关节炎症状和体征，并于1973年正式命名为成人斯蒂尔病。世界范围内均有病例报道，发病年龄为16~83岁，青壮年居多。

病因及发病机制　尚未明，研究认为与遗传、感染和免疫异常有关。可能是易感个体对外来抗原的自身免疫反应，导致机体免疫调节异常，引起一系列炎症反应。

临床表现　全身表现有发热、皮疹、白细胞计数增多，其他表现包括咽痛、肌痛、淋巴结肿大、肝大、脾大和肝功能损害。发热为主要表现，多为骤然高热，一般在午后或傍晚达最高值，早晨体温降至正常。多数患者发热时间虽长，但一般情况较好，故称"逍遥热"。皮疹为另一主要表现，典型皮疹为鲜红色斑疹或斑丘疹，多位于躯干和四肢近端，可逐渐融合成斑片，压之褪色，通常在发热时出现，热退时消退。关节受累者出现关节痛或关节炎，可为多关节炎、少关节炎及单关节炎。多关节炎一般呈对称性。任何关节均可受累，如膝关节、踝关节、腕关节、肘关节、肩关节、远端和近端指间关节、颞颌关节等。关节症状体征与体温的变化有关。少数患者可发生关节畸形，尤其是腕关节，发病6个月即可出现关节间隙变窄，1.5~3.0年可发展为关节强直。

诊断与鉴别诊断　尚无统一的诊断标准，国际常用的诊断标准有美国风湿病学会标准、Calabro标准、Cush标准、Yamaguchi标准、Goldman标准和Kahn标准等，这些标准的特异性尚未得到验证，但其中Yamaguchi标准（表1）的敏感性最高（93.5%）。2005年克里斯宾（Crispin）等提出的成人斯蒂尔病的临床量表也可作为诊断参考（表2）。

此病应同其他与皮疹、发热及关节炎相关的疾病鉴别。①类风湿关节炎：以手部小关节受累为主要表现，关节病变呈持续性，畸形多见，起病时明显发热者较少见。②系统性红斑狼疮：除发热，关节炎表现之外，尚可出现面部蝶形红斑、盘状红斑、肾损害及抗核抗体阳性等。③败血症：关节炎多为单个大关节受累，局部红、肿、热、痛明显，血培养或关节液培养可有阳性结果，抗生素治疗有效。

治疗　主要是药物治疗：解

表1　成人斯蒂尔病诊断标准（Yamaguchi标准）*

主要标准	次要标准
1. 关节痛>2周	1. 咽痛
2. 持续或间断发热>39℃，≥1周	2. 淋巴结肿大和（或）脾大
3. 典型皮疹	3. 肝功能异常
4. 白细胞数>10×10⁹/L（中性粒细胞>0.8）	4. 类风湿因子和抗核抗体阴性

注：* 排除感染性疾病、恶性肿瘤、风湿病后，符合5条标准，其中满足至少2条主要标准时可诊断

表2　成人斯蒂尔病临床量表

标准	表现	评分
关节炎	滑膜炎	10
咽炎	疾病早期出现	7
典型皮疹	发热时出现鲜红色或桃红色无瘙痒斑疹或斑丘疹	5
脾大	临床诊断或影像学诊断（>11cm）	5
中性粒细胞增多	中性粒细胞>9.5×10⁹/L	18
总分		45

注：总分>30诊断成人斯蒂尔病的特异性为98%

热镇痛抗炎药、糖皮质激素、免疫抑制剂及改善病情抗风湿药。解热镇痛抗炎药可有效控制关节炎症，可选用布洛芬、双氯芬酸等。多数患者需用糖皮质激素，剂量因人而异。以慢性关节炎为特点的患者宜尽早使用改善病情抗风湿药，如甲氨蝶呤、环孢素、羟氯喹、来氟米特及环磷酰胺等。难治性患者还可用生物制剂。肿瘤坏死因子-α抑制剂可明显缓解病情，但应防止其不良反应。

预后　多数患者长期预后良好，极少数患者可能因关节受累严重而导致关节畸形，或出现内脏损伤等多系统受累的情况。

（栗占国）

jǐzhù guānjiéyán
脊柱关节炎（spondyloarthritis，SpA）

主要累及脊柱、外周关节及肌腱附着点，以炎症为主要特点的一组慢性风湿病。曾称脊柱关节病。脊柱关节炎是21世纪以来国际学术界通用的新名词，具有特定的病理生理、临床、放射和遗传学特征。SpA的亚型包括强直性脊柱炎、反应性关节炎、银屑病关节炎、炎症性肠病关节炎、未分化脊柱关节炎、幼年型脊柱关节炎，这些亚型在遗传上相关联。罗彻斯特、挪威和芬兰等国家和地区的流行病学调查显示强直性脊柱炎每年发病率约为1/万，男女之比为3∶1。然而，日本或希腊强直性脊柱炎的发病率和患病率均相对较低，北极地区相对较高，非洲罕见。高加索人的患病率为0.1%～1.4%。在印第安人的海达族（Haida）和贝拉族（Bella）中强直性脊柱炎的患病率高达6.1%。在中国汉族人中强直性脊柱炎的患病率为0.35%，SpA的患病率为0.58%，欧洲SpA的患病率为0.30%～1.06%。

尽管有证据表明遗传因素在这类疾病的易感性中起主要作用，但SpA确切的病因和发病机制仍不清楚。人类白细胞抗原（human leukocyte antigen，HLA）-B27作为最重要的遗传因素最早被证实，存在于90%～95%的强直性脊柱炎（ankylosing spondylitis，AS）患者。

随着时代的发展，各种关于SpA的分类诊断标准被逐步提出。国际强直性脊柱炎评价协会分别于2009年和2010年完成了中轴SpA的分类标准和外周SpA的分类标准（图）。

治疗旨在缓解症状和预防致残，主要针对炎性腰背痛、外周关节炎、肌腱末端炎及各种关节外表现。临床上主要通过随访患者疾病发展的趋势，对疾病进行评估，进展至SpA具体疾病（如强直性脊柱炎或银屑病关节炎等）时参考具体疾病的治疗方法。

（黄烽）

qiángzhíxìng jǐzhùyán
强直性脊柱炎（ankylosing spondylitis，AS）

主要累及脊柱、中轴骨骼和四肢大关节，并以椎间盘纤维环及其附近结缔组织纤维化和骨化及关节强直为病变特点的慢性炎症性疾病。是一种常见的炎症性风湿病，引起特征性的炎症性腰背痛、关节炎症及关节外受累症状，导致机体结构、功能的破坏和生活质量的下降。欧洲流行病学资料显示：患者通常在18～22岁发病，45岁以后发病者不足5%。男女比例为（2～4）∶1。总患病率为0.1%～1.4%。中国一项调查显示，AS的患病率为0.36%，与欧洲流行病学资料相似。

病因及发病机制　病因尚不清楚，两大核心特征是炎症和新骨形成，尤其在脊柱。尽管炎症被认为是触发新骨形成的因素，但未证实炎症和新骨形成之间的直接联系。AS发病与遗传因素有

图　国际强直性脊柱炎评价协会诊断早期SpA标准（2010年）

很大的关联，主要与人类白细胞抗原（human leukocyte antigen，HLA)-B27 相关，HLA-B27 是重要的易感基因，其余的主要组织相容性复合体（major histocompatibility complex，MHC）或非 MHC 基因的也与 AS 发病密切相关，但作用机制尚不清楚。90%～95% 的 AS 患者 HLA-B27 阳性，HLA-B27 阳性的个体患 AS 的概率为 5%，HLA-B27 阳性患者的亲属患病概率明显增加。然而，大多数 HLA-B27 阳性的个体是健康的。软骨结构的成分Ⅱ型胶原和蛋白聚糖作为可能的免疫应答目标也参与 AS 的发病。骨重构造成椎体的方形变，组织学上是在急慢性炎症的基础上，椎体骨密质和骨松质破坏的同时发生骨重构，破坏性的骨炎和修复导致椎体方形变。前列腺素类也被证明诱导和参与炎症应答，增加破骨细胞活性和骨吸收，提高成骨细胞活性，促进新骨形成。基础研究提示，通过抑制环加氧酶和前列腺素，解热镇痛抗炎药可能参与抑制新骨的形成。

临床表现　主要特征是由骶髂关节炎和其他中轴骨骼位置炎症导致的炎症性腰背痛、外周关节炎、肌腱末端炎和前葡萄膜炎，其他器官受累罕见。典型症状是下腰背部、臀部疼痛，脊柱僵硬，活动后可减轻，其原因为脊柱炎症和（或）结构破坏。炎症性背痛可能为单侧或双侧，也可能从一侧转移至对侧。脊柱炎症可能源于脊椎炎、脊椎关节盘炎或椎关节炎；骨性增生对于结构变化的作用超过骨性破坏。韧带骨赘和强直是特有表现，这种典型变化在发病几个月到数年时间后可以在 X 线片上看到。骨密度下降、骨质疏松、骨折发生率升高，男性患者多见的脊柱后凸等因素使病情更为严重。其他最初的特征包括位于足跟、坐骨结节、肋胸骨结合部位、大转子和其他位置的起止点炎，这些受累部位通常有局限性疼痛。外周关节炎通常为单关节炎或寡关节炎，主要累及下肢，多为不对称性。约 20% 的患者出现髋关节和肩关节受累，髋关节受累被认为是预后不良的信号。肌腱末端炎不仅发生在经典的部位如跟腱和足底筋膜，也发生在其他许多部位包括脊柱。AS 的眼炎主要发生在葡萄膜，通常是单侧，可以双侧交替出现。心血管受累如主动脉瓣关闭不全、充血性心力衰竭、主动脉炎、心包炎、心脏传导异常；呼吸困难、咳嗽或咯血可能源于上肺叶的纤维化。

辅助检查　包括影像学检查和实验室检查。

影像学检查　①X 线检查：是首选、必须和基本检查，也是评价疗效的重要资料，但其对早期病变的敏感性低于 CT 和磁共振成像（magnetic resonance imaging，MRI）。②CT 检查：具有良好的密度分辨率，不受组织重叠的影响，可较满意的显示骶髂关节间隙、关节软骨下小囊变、骨硬化、关节周围骨质疏松及关节强直等征象，便于骶髂关节间隙的测量，骶髂关节 CT 检查较 MRI 更易发现骨侵蚀，但 CT 仅能显示"静态"骨性结构形态上的改变，不能明确显示 <Ⅱ级放射学骶髂关节炎。③MRI：是发现骶髂关节炎最佳的影像学检查方法，尤其是可发现早期骨侵蚀前骶髂关节炎和椎体病灶，对于发现骶髂关节和脊椎关节旁骨髓水肿、软骨异常改变及骨髓内脂肪沉积明显优于 CT 检查，可显示关节和软骨下骨活动性炎症性病变。对于估计炎症活动性或疗效评定及随访，动态 MRI 有 X 线片和 CT 检查均不可及之优势。④多普勒超声检查：多用于 AS 患者肌腱末端炎的诊断和疗效评估，对肌腱损伤的诊断最具有价值。其对表浅病变的判断比深在病变容易，对肌腱损伤和肌腱末端炎的鉴别优于 MRI。

实验室检查　HLA-B27 阳性具有重要参考价值。疾病活动与实验室炎症指标的相关性有一定的局限性，约半数患者 C 反应蛋白水平升高。

诊断　结合临床表现、辅助检查等资料作出诊断。骶髂关节炎是 AS 的标志性特征，尤其在疾病的早期阶段，因此它是制定诊断标准的主要依据。1984 年修订的纽约标准（表 1）无论在临床实践，还是在试验研究中均得到广泛应用。随着研究的深入，特别是一些更为有效的治疗药物如肿瘤坏死因子-α 抑制剂出现后，修订的纽约标准日益显示出其局限性，不能满足对 AS 早期诊断、

表 1　强直性脊柱炎纽约标准（1984 年修订）

临床标准	放射学标准
1. 下腰痛至少持续 3 个月，活动后改善，但休息后不减轻	1. 单侧骶髂关节炎 3～4 级，或双侧骶髂关节炎 2～4 级
2. 腰椎在前后和侧屈方向活动受限	2. 肯定的强直性脊柱炎：满足放射学标准加上临床标准 1～3 中的任何 1 条
3. 胸廓活动范围小于同年龄和性别的正常值	

早期治疗的要求。国际强直性脊柱炎评价协会（assessment in ankylosing spondylitis，ASAS）分别于 2009 年和 2010 年完成了中轴脊柱关节炎（spondyloarthritis，SpA）的标准和外周 SpA 的 ASAS 分类标准（见脊柱关节炎）。

鉴别诊断 AS 主要与以下疾病进行鉴别。①类风湿关节炎：多为女性患者，对称性多关节炎，伴晨僵，类风湿因子阳性，X 线检查以骨质疏松和关节侵蚀为主要特点。AS 炎症性腰背痛、以下肢为主的关节炎、肌腱末端炎、HLA-B27 阳性、类风湿因子阴性有助于鉴别。②反应性关节炎：关节炎发作前有泌尿系统或呼吸系统感染的证据，以不对称下肢大关节受累为主，溢脓性皮肤角化病、漩涡状龟头炎是反应性关节炎常见表现。③银屑病关节炎：银屑病皮疹及指（趾）甲改变有助于鉴别。④肠病性关节炎：在关节炎的基础上有内镜与病理学证实的溃疡性结肠炎或克罗恩病的改变。⑤感染性关节炎：急性发作的单关节炎，膝关节、踝关节或髋关节最常见。有时与 AS 的急性发作难区别，但滑液分析白细胞计数>100×10^9/L，中性粒细胞>0.95，病原菌培养阳性，抗生素治疗有效。另外，无肌腱末端炎等 AS 的关节外表现，HLA-B27 阴性也有助于鉴别。⑥痛风性关节炎：多见于青壮年男性，关节炎发作主要累及下肢单关节，发作突然，与饮酒、饮食相关，血尿酸高，秋水仙碱治疗有效，约 1 周自行缓解，上述特点均有助于鉴别。⑦特发性弥漫性骨肥厚：老年男性出现腰背活动受限，X 线检查发现下段胸椎和腰椎连续 3 个以上粗大骨赘形成，无骶髂关节炎表现，也可能被误诊为不典型 AS，但无腰背疼痛，尤其无炎症性腰背痛、无肌腱末端炎、HLA-B27 阴性有助于鉴别。⑧代谢性骨病：如甲状旁腺功能亢进等因素导致的骨质疏松，可引起腰背疼痛及足跟痛，但其炎症性指标正常而血清钙、磷异常，无外周关节炎，甲状旁腺激素升高、甲状腺肿大等有助于鉴别。

治疗 主要包括物理治疗、药物治疗和手术治疗。

物理治疗 脊柱的炎症、功能和破坏程度，以及疾病活动性，均可影响治疗和常规功能锻炼的效果。经验表明物理治疗可能对 AS 患者有益。

解热镇痛抗炎药 通常非甾体抗炎药（nonsteroidal anti-inflammatory drug，NSAID）对 AS 患者疗效良好，经 NSAID 治疗有效已经作为 SpA 炎症性腰背痛的一项诊断标准，而经 NSAID 治疗无效者可能预后不良。临床经验表明，对于活动性 AS 患者应持续给予有效剂量的 NSAID 以控制疼痛和僵硬，超过 2 年以上的连续治疗比常规的按需给药更能减缓放射学的进展。然而，NSAID 包括环加氧酶抑制剂可能导致胃肠道不良反应和心脏毒性。因此，对有相关高危因素者应密切观察。AS 患病年龄相对年轻，各器官功能好，合并症少，同时服用的药物也少，发生不良反应的风险明显低于类风湿关节炎和骨关节炎患者。

改善病情抗风湿药 常用的改善病情抗风湿药包括柳氮磺吡啶、甲氨蝶呤、来氟米特及沙利度胺等。对于中轴 SpA 的疗效欠佳，这些药物多数可有效抑制 RA 的病情活动，但对 SpA 疗效不肯定，尤其对脊柱炎症。柳氮磺吡啶可改善 SpA 患者的外周关节症状，但对脊柱痛无效。甲氨蝶呤对于 AS 的外周关节炎有一定疗效。有研究（中国除外）表明甲氨蝶呤对应用柳氮磺吡啶无效者可能有效。来氟米特对 AS 的外周关节炎有效，对仅有中轴受累的 AS 疗效不佳。沙利度胺主要用于治疗麻风和血液系统肿瘤，研究证明对 AS 有改善作用。中国有关研究表明沙利度胺可缓解 AS 病情，长期服用对于难治性 AS 安全有效，其疗效随着用药时间的延长有增加趋势。其常见不良反应有困倦、便秘、口干、头晕和头皮屑，停药后缓解。为减少沙利度胺的不良反应，应小剂量服用，逐渐增加，直至治疗剂量。常规监测血常规、肝肾功能，一旦出现手足麻木、刺痛等神经炎症状，应立即停药并就诊。

肿瘤坏死因子-α 抑制剂 20 世纪 90 年代开始的肿瘤坏死因子-α 抑制剂的应用是 AS 和其他 SpA 治疗史上的一次飞跃。它能迅速控制关节滑膜炎症，延缓软骨和骨的破坏，显著降低致残率，改善患者的生活质量，但其价格昂贵，中国的患者多难以承受长期治疗的费用，其安全性问题也引起关注。为了更好地应用生物制剂治疗 AS，以及规范应用方法、疗程、注意事项等，ASAS 推荐应用指南（表 2）。已有 3 种生物制剂用于 AS 的治疗，应用之前应注意筛查有无乙型病毒性肝炎及结核感染。虽然疗效确切，但停药后有 75% 的患者易复发，因此后续治疗至关重要。研究提示沙利度胺有助于缓解停用依那西普后 AS 患者病情，且具有良好的耐受性。

手术治疗 AS 患者出现脊柱后凸畸形，髋关节、膝关节强直或疼痛，活动受限经正规保守治

表2 肿瘤坏死因子-α 抑制剂治疗 AS 的应用指南

患者选择	· 符合 AS 的纽约修订标准 · BASDAI≥4（0~10）和专家#意见
治疗失败	· 所有患者至少完成了两种解热镇痛抗炎药的适当治疗。适当治疗定义为：2 种最大推荐或耐受剂量的抗炎药物治疗至少 4 周，除非有禁忌证或耐受 · 在肿瘤坏死因子-α 抑制剂开始治疗前，只有中轴表现的患者不必有改善病情抗风湿药治疗 · 合并外周关节炎者局部至少注射糖皮质激素 1 次无效 · 有持续外周关节炎者曾用过柳氮磺吡啶*治疗 · 有症状的肌腱末端炎对适当的局部治疗无效
禁忌证	· 妊娠或哺乳期妇女 · 活动性感染 · 患者有高风险的感染包括：①慢性腿部溃疡。②既往有结核病史（注：参照当地防治推荐）。③过去的 12 个月内有化脓性关节炎。④过去 12 个月内有置换关节的脓毒症，或不确定（如关节仍在原位）。⑤持续或反复胸部感染。⑥留置尿管 · 红斑狼疮史或多发性硬化史 · 恶性肿瘤或恶性肿瘤前状态排除：①基底细胞瘤。②恶性肿瘤诊断和治疗超过 10 年（整体治愈概率很高）
ASAS 疾病评价	· 躯体功能（BASFI 或 Dougados 功能指数） · 疼痛（VAS 评分，过去 1 周脊柱夜间痛和过去 1 周脊柱痛） · 脊柱活动度（胸廓活动度、修订肖伯试验、枕壁距和腰椎屈曲度） · 患者整体评价（VAS 评分，过去 1 周） · 僵硬（过去 1 周脊柱晨僵） · 外周关节和肌腱端（44 个关节的肿胀关节数，肌腱端数） · 急性期时相反应物（红细胞沉降率或 C 反应蛋白） · 疲劳（VAS 评分）
BASDAI	· 过去 1 周身体疲倦的总体程度 · 过去 1 周颈部、背部或髋关节痛 · 过去 1 周除颈部、背部或髋关节外，其他关节肿胀程度 · 过去 1 周身体任何部位触痛或压痛的程度 · 过去 1 周晨起后身体的僵硬程度 · 晨起后晨僵的时间和强度
疗效评价	· 疗效标准：BASDAI，50% 的相对改善或绝对改善 20mm（在 0~100mm）和专家建议继续使用 · 评价时间：在 12 周后

注：#专家是指内科医师，通常是风湿病专家，具有炎症性腰背痛和使用生物制剂的经验；专家应该考虑到临床特点（病史和体检），血清急性期时相反应物水平和（或）影像学结果，如放射学的进展或 MRI 显示持续存在的炎症；柳氮磺吡啶*：标准剂量或最大耐受剂量治疗 4 个月除非出现禁忌证或不能耐受。至少治疗 4 个月并因为不能耐受或毒性或禁忌证退出治疗。BASDAI：Bath 强直性脊柱炎疾病活动性指数

疗后仍不缓解，考虑手术治疗。

预后 尚无较好的研究。两项回顾性研究表明多数放射学的进展主要发生在疾病的第一个 10 年。有研究表明存在结构破坏是发生进一步破坏的最好预测因素，髋关节受累和发病年龄等是影响此病预后的重要因素。

（黄 烽）

yínxièbìng guānjiéyán

银屑病关节炎（psoriatic arthritis，PsA） 与银屑病相关的炎症性关节病。按传统分类 PsA 属于脊柱关节炎。此病可能追溯到数千年前，但 1964 年才作为一个独立的疾病被区分开来；1973 年被莫尔（Moll）和赖特（Wright）所认识。从此，许多关于 PsA 的大样本研究被报道，PsA 引起人们更多的关注。约 30% 的银屑病患者发生 PsA。欧洲和美国 PsA 的患病率与类风湿关节炎（rheumatoid arthritis，RA）接近。中国汉族人群中 PsA 的患病率为 0.01%~0.10%。发病年龄一般为 30~40 岁。与 RA 和其他慢性炎症性关节病类似，PsA 可能伴随加速的动脉硬化性疾病和较高的心脏病、脑卒中的发病率。

病因及发病机制 血管生长因子诱发滑膜血管增生和大量免疫炎症细胞浸润。增生的血管和大量浸润的中性粒细胞也出现在银屑病的皮肤损害中。$CD4^+$ 和 $CD8^+T$ 细胞在渗出的关节液中呈现明显的单克隆扩增，这表明抗原驱动反应也参与 PsA 发病。研究表明，CD40L 在 PsA 患者中较之 RA 和正常志愿者，在受刺激的 T 细胞表面有过度表达。抗原驱动的 B 细胞增殖，参与滑膜中集合淋巴结的形成。在 PsA 中骨重构的紊乱表现为在同一患者中骨的广泛侵蚀和增生同时存在，但机制尚不清楚。核因子 κB 受体活化因子配基、肿瘤坏死因子-α 和白介素-17 参与破骨细胞的激活和后续的骨吸收。在 PsA 中增强的骨形成和骨炎之间潜在关系的机制尚不清楚。

病理 基础病变为滑膜炎，表现为滑膜绒毛增生、淋巴细胞浸润、成纤维细胞增生、水肿及血管壁坏死。血管损伤为其突出特点，包括内皮细胞肿胀、血管壁增厚及炎症细胞浸润。受累的指间关节早期病变为滑膜增厚和肿胀，稍后为纤维性反应、绒毛

形成及炎症细胞浸润。过度的纤维组织反应可引起关节融合。远端指间关节的晚期病变为关节破坏、骨吸收及肌腱附着处的骨质增生。

临床表现 复杂多变，主要有以下表现。

关节侵蚀和破坏 约20%患者的受累关节出现侵蚀和破坏。PsA不仅是一种单关节或多关节疾病，或只累及外周关节、中轴关节或脊柱，且随时间的推移可从一种模式演变为另一种模式，这些模式有可能重叠，尤其是长期患病者。常见类型包括远端指间关节炎型、残毁性关节炎型、对称性多关节炎型、寡关节炎或单关节炎型、脊柱病型。其中不典型的寡关节炎和脊柱病型很难与其他的脊柱关节炎鉴别。

银屑病样皮肤损害 见于多数患者，这些皮肤损害可能具有广泛性、局限性或隐匿性。先于银屑病皮肤损害出现的关节炎病变，称为"无银屑病性关节炎"，发生在7%~30%的患者。在这些患者中可能引发银屑病皮肤损害的关键因素缺如。骶髂关节/脊柱受累是其特征性表现之一，与强直性脊柱炎或炎症性肠病相关的脊柱关节病相比有更为广泛的脊柱边缘性韧带骨赘和（或）骨膜反应。

肌腱末端炎 是脊柱关节炎的一个特征性表现，在PsA中尤其突出，常见受累部位是足底筋膜或跟腱。其特征是邻近肌腱末端插入点的骨髓水肿，被视为肌腱末端插入点下方骨炎的表现。PsA非常早期的肌腱末端受累可通过磁共振成像证实，并引出了以肌腱末端炎为基础的PsA发病机制的生物力学假说。

指（趾）炎症 同时影响了关节和肌腱，在PsA中的发生率为16%~48%，在其他脊柱关节炎中不常见（图）。90%的银屑病关节炎患者可出现指甲异常，而无关节炎的银屑病患者仅45%有指甲病变。指甲的改变包括凹陷、甲松离、纵嵴、甲裂、甲下角化过度、油滴样变色和甲面发白、粗糙等。特别是有指炎或远端指间关节炎伴单个指甲20个以上的凹陷者，强烈提示此病。磁共振成像可显示PsA患者远端指（趾）骨炎症过程伴随的远端指间关节炎和银屑病的指甲损害。

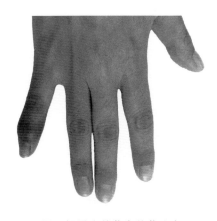

图　银屑病关节炎关节改变
注：受累关节多不对称，受累指关节呈腊肠样改变

其他表现 也可出现关节外受累病变，如前葡萄膜炎和主动脉炎。

辅助检查 主要包括实验室检查和放射学检查，多无特异性。

实验室检查 C反应蛋白轻度增多，红细胞沉降率轻度增快，轻度正常细胞性贫血。重症患者可出现高尿酸血症。滑液检查发现炎症细胞计数为（2~15）×10^9/L，以中性粒细胞为主，同时滑液的黏性降低。偶见大量滑膜积液，白细胞计数可达100×10^9/L。

放射学检查 根据发生率从高到低的顺序，X线检查异常依次可见于手、足、骶髂关节和脊柱。其表现包括：双侧不对称分布的软组织肿胀，骨密度正常；关节间隙消失伴或不伴指（趾）间关节强直；指（趾）间关节破坏伴关节间隙增宽；末端指骨基底部增生，同时指骨远端骨质吸收、变细；第二节指骨因侵蚀而变细、末端指骨基底部增粗，形成所谓杯中铅笔样外观；绒毛样骨膜炎等。严重的X线表现是此病的特征之一。骶髂关节炎早期为单侧或不对称性，但可以发展成双侧关节融合。此病对中轴骨骼的侵犯远较强直性脊柱炎为少，但在脊柱的任何水平上均可能见到孤立的边缘性或非边缘性韧带骨赘，呈壶把样外观；可见寰枢关节的侧方及枢椎下的颈椎半脱位。肌腱末端炎在X线上表现为骨膜炎。

诊断 早期诊断较为困难。无单一的临床、放射学或实验室检查作为PsA的特异性指标。对于银屑病关节炎的诊断需依靠对这种关节疾病特有表现的认识。脊柱关节炎的所有特征性证据，如肌腱末端炎、指（趾）炎、脊柱受累、骨膜增生，在所有类型的PsA均非常重要，对于多数患者的确诊很有价值。自莫尔和赖特的第一个诊断标准提出后，至少又推出了6个标准，这些标准包括3个要点：炎症性关节炎的存在、银屑病的存在和血清阴性。这些是PsA的多种模式所必备的，但仍需要特异性更强的分类标准以区别于其他的脊柱关节炎、泛发的银屑病伴骨关节炎、RA、痛风性关节炎。2006年银屑病关节炎分类标准（classification criteria for psoriatic arthritis，CASPAR）研究小组制定了一套分类标准（表1）。CASPAR标准是在确诊病例的基础上制定的，因此早期诊断不够敏感，乔德兰（Chand-ran）等发现 CASPAR 标准适用于症状持续 1 年以上者，但意大利的一项研究发现，对于新近由风湿病医师诊断的新发的 PsA，其敏感性仅为 77%。2009 年银屑病与 PsA 研究和评估小组（Group for Research and Assessment of Psoriasis and Psoriatic Arthritis，GRAPPA）制定了分类标准，其敏感性为 91%，特异性为 99%（表 2），并经过国际社会的验证与认可，是国际上主要使用的标准。

鉴别诊断 ①骨关节炎：有远端指间关节受累的 PsA 需与骨关节炎鉴别，银屑病皮肤损害和指甲病变有助于鉴别。②RA：指（趾）炎及肌腱末端炎、银屑病皮肤损害、指甲改变、银屑病家族史、远端指间关节受累、类风湿因子阴性、脊柱受累、骶髂关节炎及 X 线检查新骨形成或骨强直等均有助于与 RA 鉴别。③其他脊柱关节炎：反应性关节炎、肠病性关节炎与 PsA 有很多共同点。银屑病关节炎的脊柱病变较轻、发病年龄较晚（30 岁以后）、放射学改变呈非对称性、有银屑病皮肤损害、指甲改变及银屑病家族史等。见于反应性关节炎的溢脓性皮肤角化症和脓疱性银屑病在临床表现和组织学上均非常相似。虽然反应性关节炎可有皮肤过度角质化和指甲改变，但多只见于手掌和足底。无前驱感染症状、以上肢关节为主和无龟头炎、尿道炎等有利于 PsA 的诊断。

治疗 主要为药物治疗。仅有轻微肌肉骨骼炎症者服用解热镇痛抗炎药、镇痛药、小剂量的糖皮质激素，也可关节内或肌腱末端注射糖皮质激素，但这些药物的有效性在 PsA 治疗中缺乏证据。传统的改善病情抗风湿药在 PsA 治疗中的有效性也非常有限。甲氨蝶呤是常用药物之一，但应注意其肝毒性作用。其他改善病情抗风湿药因作用有限而限制应用。甲氨蝶呤联合英夫利昔单抗更为有效。肿瘤坏死因子-α 抑制剂也可应用于 PsA 治疗。

预后 此病预后比 RA 好。一项研究显示 X 线关节破坏的速度有减慢趋势。有银屑病关节炎家族史、20 岁以前发病、人类白细胞抗原-DR3 或人类白细胞抗原-DR4 阳性、侵蚀性多关节炎和广泛皮肤受累者预后较差，应接

表 1　PsA 的 CASPAR 标准

炎症性关节病外其他表现	评分
现在患有银屑病	2
既往银屑病史	1
一级亲属中有银屑病患者	1
指甲萎缩	1
类风湿因子阴性	1
现在患有指（趾）炎	1
既往指（趾）炎病史（风湿病专家记录）	1
放射学检查手足关节旁骨质的新骨（骨赘除外）形成	1

注：满足分类标准必须具备炎症性关节病及其他表现的积分≥3 分；标准的特异性是 98.7%，敏感性为 91.4%

表 2　PsA 的 GRAPPA 分类诊断标准

外周关节炎	诊断需结合外周关节检查（68 个压痛关节和 66 个肿胀关节）、疼痛、患者对疾病活动度的综合自评、机体功能评价、健康相关的生活质量评价、疲乏的状态、急性期时相反应物和影像学改变。若患者出现外周关节病变和损伤加重、红细胞沉降率加快、原有治疗失败、存在临床或影像学所示的结构损伤、功能丧失及生活质量下降等，提示其预后不良
中轴疾病	应符合以下标准中的两项。①炎症性背痛：特点为发病年龄<45 岁、症状>3 个月、晨僵时间>30 分钟、隐匿发病、运动后病情有所改善、交替的臀部疼痛。②颈椎、胸椎或腰椎活动受限：与强直性脊柱炎相比，PsA 患者的脊柱疼痛和活动受限症状相对较轻，对称性发病的特点也不如强直性脊柱炎明显。③影像学表现：X 线片显示单侧骶髂关节炎 2 级或 2 级以上、存在韧带骨赘、磁共振成像可见骨髓水肿、骨侵蚀和关节间隙变窄
肌腱末端炎	诊断较困难，常用方法有实验室检查、超声检查和磁共振成像。其表现主要是肌腱、韧带或关节囊插入部位疼痛、无力和肿胀
皮肤和指甲病变	轻度者无疼痛、出血、瘙痒等症状；对生活质量影响很小；局部用药疗效好且依从性好；银屑病斑块小于体表面积的 5%；无功能丧失和（或）残疾；中、重度者有疼痛、出血、瘙痒等症状；对生活质量影响较大；局部用药疗效不佳；银屑病斑块通常大于体表面积的 5%；患者有滴状、红皮病型或脓疱型银屑病；有易损部位的银屑病（如面部、生殖器、手、足、指甲、头皮或擦烂部位）；有银屑病引起的不同程度功能缺失和（或）残疾
指（趾）炎	是滑膜炎、肌腱滑膜炎和肌腱末端炎伴软组织水肿引起的手指或脚趾肿胀，可见于 16%~48% 的 PsA 患者。急性指（趾）炎可作为评价 PsA 严重程度的指标，但慢性、无压痛的弥漫性指（趾）肿胀临床意义较小。有些情况下，反复发作的独立指（趾）炎（通常是同一手指或脚趾）可能是 PsA 患者唯一的临床表现

受更积极的治疗。

（黄 烽）

fǎnyìngxìng guānjiéyán

反应性关节炎（reactive arthritis，ReA）

特定感染后远隔部位关节出现的炎症性疾病。曾称赖特尔综合征（Reiter syndrome）或结膜-尿道-滑膜综合征。20 世纪初，德国医师赖特尔（Reiter）报道了一例患者，腹泻后出现结膜炎、非淋菌性尿道炎和严重的多关节炎。20 世纪 70 年代被命名为反应性关节炎。欧洲人群此病的发病率为（10~30）/10 万。ReA 遍布全球，主要累及 20~30 岁的人群，男女比例为 3:1，女性通常较男性轻。

病因及发病机制 尽管已知感染和遗传因素相互作用引发 ReA，但发病机制仍不完全清楚。研究发现，志贺菌属、衣原体属、沙门菌属、耶尔森菌属都可能与 ReA 的发病有关。诱发 ReA 的细菌成分（包括核酸和抗原成分）已被证实存在于 ReA 患者的滑膜和单核细胞。细菌成分如何抵达关节、抵达关节的形式、关节中的细菌是否有活性，均尚不清楚。多数研究表明，ReA 患者关节培养结果阴性，有活力的细菌不可能存在关节内。人类白细胞抗原（human leukocyte antigen，HLA）-B27 阳性的个体患病概率大，且病情可能更严重、病程长并伴皮肤黏膜病变、中轴病变、心脏炎、前葡萄膜炎。在这些患者中也有更高的风险发展为放射学表现的骶髂关节炎。

临床表现 ReA 常发生于肠道、泌尿生殖道或上呼吸道微生物感染后的 10~18 天，持续约 18 周。典型特征为肌腱起止点炎，发生率为 70%，其表现形式常为伴足跟痛的跟骨骨刺或跟腱炎。受累的膝关节常有大量积液。受累的外周关节主要是下肢，呈非对称分布的单关节或寡关节。1/3 的患者多次发作，5%~20% 的患者变为慢性。约 10% 的患者会出现肌腱末端炎和指（趾）炎表现（腊肠指或腊肠趾）。肌腱末端炎通常累及跟骨。远端的腱鞘炎有时发生在指（趾）。也可出现下背痛。发热和腹泻几乎总是先于炎症性关节症状而出现，肠道症状的严重性与关节症状的严重性之间并无相关性。眼部损害，主要是结膜炎，见于 30% 的患者，且与病情相关。急性前葡萄膜炎多为单发、非同时发作的损害。泌尿生殖道的损害，主要是尿道炎、龟头炎或生殖道炎症，见于约 20% 的患者，主要为志贺菌诱发的关节炎。皮肤损害，如口腔溃疡和结节红斑（仅见于耶尔森菌诱发的关节炎）曾有报道。

辅助检查 无诊断特异性，但对于判断病情、评估治疗疗效和预后有一定意义。实验室检查发现滑液呈炎症性，细胞数为 $(4~12) \times 10^9/L$，主要是中性粒细胞；急性期红细胞沉降率增快、C 反应蛋白增多。HLA-B27 检测阳性。放射学检查外周关节的损害并不常见。6%~9% 的患者 X 线片检查提示骶髂关节炎，较常见于慢性或复发的病例。放射性核素扫描能显示关节炎症，对于明确肌腱末端炎和骶髂关节炎有价值，但因其有辐射作用和较低的特异性而限制使用。磁共振影像对于骶髂关节炎和脊柱炎症非常敏感，但缺乏指南指导如何应用和解释这项新的影像技术。慢性患者应行心电图、超声心动图、眼科检查。

诊断与鉴别诊断 ReA 的诊断基于病史和临床资料，并排除其他疾病。辅助检查具有参考意义。前驱感染的证据在约 60% 的 ReA 患者中可能被发现，这也可作为依据。肌腱附着点超声检查对于诊断肌腱末端炎、骨膜反应和跟腱病变比临床检查更准确。注意与其他原因的单关节炎或寡关节炎、可能引起腹泻和关节炎的疾病鉴别。播散性淋病双球菌感染所致关节炎和关节痛患者，其尿道、子宫颈或直肠的细菌培养结果或核酸扩增试验其价值比血或滑膜阳性可能性大，应用正确的抗菌药物后关节炎迅速缓解等有助于鉴别。

治疗 旨在减轻疼痛和炎症，最大程度地避免残疾，防止复发或进展至慢性关节炎。

支持治疗 急性关节炎一般采取局部冷敷，避免过度活动。对于肌腱末端炎，鞋垫或足跟支撑器等矫形器可控制疼痛，改善运动。短期的非承重状态可减轻炎症和降低体重对疼痛关节的压迫。适度运动和锻炼对于防止肌萎缩至关重要。为了评估治疗，需监测肿胀或触痛关节数量、关节痛的强度、肌腱末端炎的存在或严重性。

药物治疗 首选解热镇痛抗炎药。常用的有布洛芬、吲哚美辛或萘普生。虽不能改变病程，但可改善症状，有助于物理治疗。糖皮质激素的关节腔注射对于单关节炎或寡关节炎和肌腱末端炎是有益的。对于跟腱不能直接注射的滑囊炎患者应行局部注射。对于难度大的部位应在超声引导下进行注射。糖皮质激素全身应用的适应证为患者因严重的多关节炎卧床或存在明显的房室传导阻滞。若以上方法缓解疼痛失败，应服用改善病情的抗风湿药，一线药物为甲氨蝶呤或柳氮磺吡啶，持续应用至缓解期。若疾病仍持续，考虑服用肿瘤坏死因子-α 抑制剂。若有致病微生物的证据，适宜使用抗菌药。对于急性沙眼衣原体感染，患者和其性伴侣应接受推荐的治疗方案，以防止后期并发症的发生。急性衣原体感染的积极治疗可能会降低发展为 ReA 的概率。不推荐广泛服用抗菌药，除非病情严重或患者年龄大或免疫功能低下。尽管触发的微生物成分可能被证明存在炎症部位，但对于 ReA 的治疗无长期使用抗菌药的证据。

预后　根据触发的病原体和宿主的遗传因素而变化。通常 2~6 个月康复。4%～19% 的患者会进展为慢性关节炎（关节症状持续超过 6 个月）。芬兰的一项资料显示，耶尔森菌诱导的关节炎有 4% 的患者发生慢性关节炎，沙门菌或志贺菌为 19%。经过 20 年的随访，沙门菌、志贺菌或沙眼衣原体诱发的 ReA 演变为慢性复发性 ReA 为 16%～18%，而耶尔森菌诱导的 ReA 发展为慢性关节炎的仅为 2%。多种资料显示，随访 20 年后，14%～49% 的患者有骶髂关节炎，12%～26% 演变为强直性脊柱炎。HLA-B27 阳性或由沙眼衣原体诱导的 ReA，出现骶髂关节炎和患强直性脊柱炎的风险增高。

（黄烽）

chángbìngxìng guānjiéyán

肠病性关节炎 （enteropathic arthritis）　溃疡性结肠炎和克罗恩病所致关节炎。两种炎症性肠病中有 10%～20% 的患者并发关节炎。与免疫有关，常侵犯四肢及脊柱关节，受累关节以下肢大关节为主，并有单侧、非对称性的特点，血清类风湿因子阴性，故与强直性脊柱炎、反应性关节炎、银屑

病关节炎等一起，被列入血清阴性脊柱关节病。

病因及发病机制　病因不清，遗传因素、肠道通透性改变在发病中起重要作用。遗传因素是其重要易感因素，携带人类白细胞抗原（human leukocyte antigen，HLA）-B27 基因的转基因小鼠和大鼠均出现人类脊柱关节病的表现，然而它们在无菌的环境中并不发病。敲除基因小鼠提示白介素（interleukin，IL）-2、IL-10 和转化生长因子-β 可能是保护性因子，HLA-B27 则可能影响细胞因子的表达。肠道通透性的增加是其发病机制中的重要因素，环境因素对通透性的影响，部分可能由细菌内毒素介导。

临床表现　主要有以下表现。①外周关节受累：克罗恩病并发外周关节炎的比溃疡性结肠炎多。关节炎常是非破坏性和可逆性的，但也可发生侵袭性破坏。关节病变分为 2 型，一型是寡关节炎型或称 1 型（少于 5 个关节），另一型为多关节炎型或称 2 型（5 个关节以上）。最常受累的关节依次为跖趾关节、近端趾关节、膝关节和踝关节。肩关节受累在溃疡性结肠炎更常见。多数 1 型患者呈急性发病，多在 6 周内缓解，而 2 型患者病情常迁延。②中轴关节受累：可先于或后于炎症性肠病出现。其表现与强直性脊柱炎酷似，但无性别差异。脊柱受累的症状不随肠道疾病的活动而变化。特发的骶髂关节炎通常无症状，与 HLA-B27 并不相关。③其他表现：杵状指、前葡萄膜炎和皮肤表现在炎症性肠病均可见，并且在克罗恩病发生率更高。坏疽性脓皮病是一种痛性的溃疡性皮肤反应，常与全身疾病相伴。结节红斑最可能是机体

对微生物感染的全身性反应。葡萄膜炎是脊柱关节炎的常见关节外表现，常见于强直性脊柱炎和反应性关节炎，炎症性肠病患者常为双侧受累，比强直性脊柱炎和反应性关节炎更呈慢性过程，对局部糖皮质激素的治疗反应亦较慢。

诊断　其前提是炎症性肠病。尚无统一的炎症性肠病关节炎的诊断标准，炎症性肠病伴发的关节炎无特殊诊断价值，需在确诊溃疡性结肠炎或克罗恩病后，根据其所伴发的脊柱和（或）外周关节炎诊断。应注意的是，炎症性肠病伴发的关节炎相对较轻，患者常因肠道表现而就诊于消化科，关节病变易被忽略，使炎症性肠病关节炎长期不能得到诊断，故对有关节炎表现或关节炎患者出现肠道症状者，宜消化科和风湿病科共同诊治，以避免误诊或漏诊。

鉴别诊断　腹泻为突出表现的疾病需与急性胃肠炎和细菌性痢疾鉴别。关节病变为突出表现的疾病需与如下疾病鉴别：①强直性脊柱炎：部分强直性脊柱炎患者可有间断腹痛或腹泻，但多较轻，结肠镜检查肠道多为较轻的非特异性炎症改变，甚具鉴别意义。另外，少数炎症性肠病关节炎可出现典型的强直性脊柱炎表现，只有行结肠镜检查后才能确诊为溃疡性结肠炎或克罗恩病。②反应性关节炎：多为年轻男性，在腹泻（细菌性痢疾）、泌尿生殖道或呼吸道感染后出现以下肢为主的关节炎。关节炎表现突出时，肠道、泌尿生殖道或呼吸道症状多已消失。这些特点均有助于与溃疡性结肠炎和克罗恩病鉴别。③未分化脊柱关节炎：也常有腹痛或腹泻等肠道表现，但多为较

轻的非特异性炎症改变，结肠镜可鉴别。④贝赫切特综合征：典型病例不难鉴别，但有明显腹痛、腹泻、血便而无肯定针刺反应的肠型与克罗恩病或溃疡性结肠炎难以鉴别。溃疡性结肠炎和克罗恩病同样会出现与贝赫切特综合征一样的口腔溃疡、外阴溃疡、葡萄膜炎，但贝赫切特综合征的口腔溃疡和外阴溃疡疼痛剧烈，溃疡性结肠炎和克罗恩病的溃疡疼痛则较轻。最重要的区别是肠镜下改变和病理改变不同，贝赫切特综合征的本质是血管炎，溃疡性结肠炎则表现为广泛的黏膜炎症，克罗恩病是一种肉芽肿性改变。

治疗 原则是控制炎症，消除肠道症状，保护关节功能。

肠道病变治疗 ①抗胆碱能药物：如地芬诺酯、阿片酊或可待因用于缓解腹痛、腹泻。②抗菌药物：克罗恩病和累及大肠或引起肛周脓肿或有瘘管、中毒性巨结肠者需用广谱抗生素，甲硝唑也常用。③柳氮磺吡啶及其类似物 5-氨基水杨酸：有抑制炎症作用。④糖皮质激素：泼尼松最常用。⑤免疫抑制剂：广泛使用硫唑嘌呤和甲氨蝶呤。⑥生物制剂：肿瘤坏死因子-α 抑制剂英夫利昔单抗可明显缓解克罗恩病症状，并使肠道损害长期痊愈，但对溃疡性结肠炎无此作用。

关节病变治疗 ①柳氮磺吡啶：是首选药物。②青霉胺。③抗疟药：氯喹和羟氯喹。④小剂量糖皮质激素：关节腔内注射或口服治疗可控制外周滑膜炎，但对中轴关节受累者无效。⑤解热镇痛抗炎药：此类药物可较好控制关节痛，但因它能抑制结肠前列腺素的合成而加重溃疡性结肠炎的症状，是否用于炎症性肠病关节炎存在较大争议。

（徐沪济）

wèifēnhuà jǐzhù guānjiéyán

未分化脊柱关节炎（undifferentiated spondylarthritis，USpA）

一类具有脊柱关节炎临床、实验室及放射学特点，但又不符合已明确分类的脊柱关节炎。USpA 只是一种命名，既不是疾病分类中的某种疾病，也不是某种综合征，包含以下几层意义：①可能是某种脊柱关节炎的早期，若不予治疗，使其自然发展，可以演变成典型的脊柱关节炎中的任何一种类型。②可能不发展成已明确分类的典型类型，而成为脊柱关节炎的"流产型"或"顿挫型"。③或属于某种重叠综合征，但不能分化为某种明确的脊柱关节炎。④或是某种病因不明，尚不清楚类型，但随着时代发展可以明确分类的脊柱关节炎。USpA 有共同表现：肌腱末端炎、骶髂关节炎和携带人类白细胞抗原-B27 基因。

USpA 发病类型多种多样，关节炎可以急性发作，也可以隐匿起病，多为单关节炎或寡关节炎，亦可累及多关节，多为下肢非对称性。特征性表现是肌腱末端炎，炎症侵犯的主要部位是肌腱附着于骨的部位。腰痛是最早出现症状，可放射至臀区和股部，可因卧床休息和不活动而加重。可有其他脊柱关节炎所伴的各种关节外表现，如发热、口腔溃疡、结膜炎、虹膜炎、龟头溃疡、尿道炎等。治疗策略是减轻疼痛、缓解症状和预防致残，方法见强直性脊柱炎、反应性关节炎等脊柱关节炎的治疗。

（徐沪济）

jījiàn mòduānyán

肌腱末端炎（enthesitis） 肌肉

或肌腱在骨骼附着部位的炎症。曾称附着点炎。肌腱末端是指韧带、肌腱、筋膜、关节囊附着于骨质的部位。好发部位包括足跟、跟腱、足背、足底、坐骨结节、胫骨粗隆、胸锁关节、骶髂关节和脊椎棘突等。

此病特征性的病理变化是以关节囊、肌腱和韧带在骨附着部位为中心的非细菌性慢性炎症，初期以淋巴细胞、浆细胞浸润为主，伴少数中性粒细胞，表现为关节囊、肌腱、韧带水肿。随着病程进展，引起肌腱末端的侵袭，附近骨髓炎症、水肿，进而肉芽组织形成，受累部位钙化、新骨形成。在此基础上，又有新发生的肌腱末端炎和修复，如此反复多次直至韧带骨化。

肌腱末端部位压痛和（或）肿胀是此病的早期特点，也可以是部分患者的主要表现。胸椎受累，包括肋脊、横突关节及胸肋区，累及胸骨柄胸骨关节者可有胸痛，咳嗽或打喷嚏时加重，有些患者诉吸气时不能完全扩胸。颈椎发僵、疼痛和棘突压痛常在起病数年后才出现，但也有发病早期出现的。

影像学表现为肌腱和韧带的骨附着处的骨质糜烂和骨炎，以坐骨结节、髂嵴、跟骨、股骨大转子和椎骨棘突最常见。病变初期，胫骨和跟骨粗隆区肌腱、韧带的水肿可表现为局部软组织肿胀，密度增高，其他深部表现则不明显。随着病变进展，可见肌腱末端骨质的密度减低，随后局部骨皮质变薄、模糊，皮质下小囊变，于脊椎可见关节突关节面模糊。病变进一步发展，肌腱末端骨皮质侵袭破坏，表现为皮质局限性缺损，边缘毛糙呈虫蚀样，脊椎可见关节突关节面毛糙、间隙不清。病变晚期附着点区出现骨化，呈花边状或粗胡须状，垂直于骨面向外延伸，从而形成肌腱末端炎独特的不同于其他疾病的 X 线表现。治疗见脊柱关节炎。

（徐沪济）

gēnjiànyán

跟腱炎（achilles tendinitis）

跟腱及周围腱膜的无菌性炎症性病变。在行走、跑跳等剧烈运动时跟腱及周围腱膜受损，发生部分纤维撕裂、变性甚至钙化，皮下组织充血、水肿等，以局部疼痛、足跟不能着地、踝关节背伸疼痛加重等为主要表现。

跟腱是位于踝关节后方的大肌腱，它连接小腿后方肌肉群到跟骨，支持行走、奔跑、攀登等运动。各种原因过度使用可导致跟腱内纤维发生慢性损伤，如超负荷运动、硬性地面长时间奔跑、爬山等，均可引起跟腱炎。约有11%的患者因跑步之类的运动损伤引发跟腱炎。因血供不足跟腱损伤常愈合缓慢。运动场地不平或过硬，扁平足、足弓过高及后群肌肌力不足等，均可引起损伤性跟腱炎。身体突然活动或未调整好，锻炼过多、过频，外伤或感染等也是引起跟腱炎的常见原因。年轻男性，无明确诱因，反复出现足跟痛，需考虑有无脊柱关节炎如强直性脊柱炎等可能。痛风、类风湿关节炎、外伤、脂代谢紊乱等亦可引起跟腱炎。

治疗：①休息、冰敷，服用镇痛药等。②使用支撑垫，穿步行靴或使用拐杖。③外用药。④手术。

（张卓莉）

pútáomóyán

葡萄膜炎（uveitis）

虹膜、睫状体、脉络膜的炎症。曾称色素膜炎。虹膜和睫状体的血液供给同为虹膜大环，故二者经常同时发炎，称为虹膜睫状体炎；若脉络膜同时发炎，则称为葡萄膜炎。男性占大多数。

葡萄膜炎可单独存在，也可与其他疾病并存，如贝赫切特综合征（Behçet syndrome）、脊柱关节炎等。葡萄膜炎是脊柱关节炎最常见的关节外表现，源于免疫反应。多为双眼受累，通常每次累及单眼，交替发作，但也有双眼同时发作者。强直性脊柱炎伴发的急性虹膜睫状体炎的典型表现为眼痛、畏光、流泪、睫状体充血、虹膜水肿、瞳孔缩小、细小的角膜后沉着物、房水混浊。个别患者前房炎症严重，出现纤维素样渗出物、前房积脓。视力一般轻度下降，偶可引起黄斑部囊样水肿而使视力明显下降。25%～33%的强直性脊柱炎患者可在病程中发生急性葡萄膜炎，而在急性葡萄膜炎的患者中，18%～34%患有强直性脊柱炎。少数急性葡萄膜炎和强直性脊柱炎患者可发生玻璃体炎，但概率明显低于典型的虹膜睫状体炎。个别患者可发生脉络膜视网膜炎、视网膜血管炎或结膜炎。体检可见角膜周围充血、虹膜水肿、病变侧虹膜色素较健侧变淡、瞳孔缩小，若有后房粘连，尤其在散瞳时瞳孔可呈不规则状态。裂隙灯显微镜检查显示前房大量渗出和小的角质沉淀。一次葡萄膜炎发作常在 4～8 周后缓解，但可复发。虽然许多其他疾病也可出现葡萄膜炎，但若患者出现非肉芽肿性前葡萄膜炎应怀疑强直性脊柱炎或其他脊柱关节炎。

此病治疗包括散瞳、热敷和局部应用糖皮质激素，严重者可全身使用激素。有报道肿瘤坏死因子 α-抑制剂在改善脊柱关节炎症状的同时，可减少葡萄膜炎的复发。

（徐沪济）

huámóyán-cuóchuāng-nóngpàobìng-gǔféihòu-gǔyán zōnghézhēng

滑膜炎-痤疮-脓疱病-骨肥厚-骨炎综合征（synovitis acne pustulosis hyperostosis osteitis syndrome）

以骨肥厚和无菌性骨炎及不同形式的皮肤损伤为特征性改变的慢性疾病。简称 SAPHO 综合征。SAPHO 是 5 个英文名词的字头缩写：滑膜炎（synovitis）、痤疮（acne）、脓疱病（pustulosis）、骨肥厚（hyperostosis）和骨炎（osteitis）。此病患者主要是青年和中年，偶见于儿童。男女均可发病，女性略多于男性。

病因及发病机制　尚不清楚。

临床表现　主要是前上胸壁对称性疼痛，锁骨和肩关节活动受限，腰背痛和腰背活动受限。胸锁关节和肩关节受累常见，偶有腕和手足小关节受累。累及关节处可有皮温升高、红肿、压痛和晨僵。绝大多数患者骨肥厚发生在前胸壁的胸骨、肋骨和锁骨。第 6 胸椎以下肋骨不受累为此病另一特点。第二个常见的受累部位是脊柱和骶髂关节，偶见腕骨和指（趾）骨累及，其影像学表现类似银屑病关节炎的改变。骨炎多为多发性，主要发生在胸肋关节、胸锁关节、髂骨和脊柱。皮肤病变多种多样，以掌跖脓疱病最常见，其次为脓疱病样银屑病、面部和背部严重痤疮、寻常型银屑病、汗腺炎等。近 10% 的患者可有炎症性肠病的临床表现。病情严重者可因局部骨肥厚压迫邻近神经血管，引起上胸壁及上肢的疼痛和水肿，即"胸出口综合征"。

辅助检查　①X 线检查可见肋锁韧带骨化或其附着点处骨侵

蚀改变，严重者可见双锁骨内侧、第一肋骨、胸骨柄体联合部及邻近肋软骨的骨侵袭、骨硬化、骨皮质增厚及相互融合，甚至形成肋骨骨桥，可见局灶性溶骨或溶骨和骨硬化的混合改变。②骨扫描示病变处有核素聚集，"牛头征"（示踪剂在胸肋锁区蓄积成牛角状的外形）可特征性提示胸肋锁区骨代谢活动增加，该征的出现有助于早期诊断。③急性炎症期可有红细胞沉降率增快和C反应蛋白增多，类风湿因子和人类白细胞抗原-B27常为阴性。④骨炎病灶处活检为中性粒细胞为主的肉芽肿，细菌培养阴性。

诊断 首先需除外细菌和真菌感染及肿瘤，因此骨炎病灶处的活检和培养尤为重要。在除外上述情况后可按如下标准诊断。胸肋锁骨骨肥厚并有下述3项中任何1项：①无皮肤病变的多发性骨炎。②单发性无菌性骨炎合并掌跖脓疱病，或银屑病、痤疮、汗腺炎等皮肤病变。③急性或慢性关节炎合并上述皮肤病变。

治疗 以对症治疗为主。首选解热镇痛抗炎药治疗；部分炎症反应重且解热镇痛抗炎药疗效不明显者，可短期使用中小剂量糖皮质激素；外周关节滑膜炎明显或皮肤损害明显者可使用甲氨蝶呤；合并炎症性肠病者可使用柳氮磺吡啶。

预后 此病预后良好，进展缓慢，无明显的致残性，无严重并发症。

（徐沪济）

gǎnrǎn xiāngguānxìng fēngshībìng
感染相关性风湿病（infection-related rheumatological diseases） 感染因素直接或通过免疫介导间接引起的一类关节肌肉组织病变的风湿病。1983年美国风湿病协会将风湿病分为十大类，其中包括与感染因素相关的关节炎一类，指直接因病原体侵入关节引起感染或超敏反应所致反应性关节炎。细菌、病毒、支原体、螺旋体等病原体不仅可直接损害关节引起感染性关节炎，尚可因感染病原体后引起免疫反应导致组织损伤，称反应性关节炎。自抗生素广泛应用以来此类疾病已明显减少，但仍时有发生，应当引起足够重视。

（肖卫国）

Láimǔ guānjiéyán
莱姆关节炎（Lyme arthritis） 伯氏疏螺旋体感染引起的骨关节病。莱姆病以慢性游走性红斑及骨关节、心脏、中枢神经等多系统慢性损害为特征，属自然疫源性疾病。20世纪70年代，因首次在美国康涅狄格州莱姆镇（Lyme Town）人群中发现大量以突发关节炎为临床表现的感染病例，由此而得名。传染源包括蜥蜴、鼠、兔等野生脊椎动物及狗、马等家畜。主要通过蜱叮咬为媒介，在宿主动物之间及人之间造成传播，可垂直传播。无明显年龄、性别差异，人群普遍易感。感染后可出现临床症状或为无症状的隐性感染。此病分布广泛，70多个国家均有报道。中国已证实有29个省（包括自治区、直辖市）的人群存在感染。慢性关节炎是中晚期病例的主要表现，发生率高达60%。

病因及发病机制 病原体主要为伯氏疏螺旋体，其胞壁脂多糖具有内毒素的生物学活性，能刺激巨噬细胞产生白介素（interleukin，IL）-1。IL-1刺激滑膜细胞产生胶原酶和前列腺素，前者可溶解关节结缔组织内的胶原纤维引起关节病变；后者可使疼痛加剧。感染病原体后体内可产生特异性抗体，与抗原形成抗原-抗体复合物，在补体参与下，致白细胞释放各种针对抗原-抗体复合物的酶如胶原酶、蛋白酶等，这些酶作用于骨关节组织引起关节炎的症状。关节受累者滑膜改变与类风湿关节炎相似，常可见滑膜绒毛肥大，滑膜细胞增殖，淋巴细胞、浆细胞的增殖、浸润和滤泡形成，在滑膜基质中可见纤维蛋白沉着。另外，有报道称慢性莱姆关节炎中有57%患者伴人类白细胞抗原（human leukocyte antigen，HLA）-DR4阳性及HLA-DR2阳性，提示遗传背景对疾病发病可能有潜在作用。

临床表现 莱姆病潜伏期为3~32天，平均9天。典型临床表现可分为3期，即局部皮肤损害期、播散感染期及慢性持续感染期。莱姆关节炎初次发作可发生于任何一期，但以播散感染期为最多，通常于发病1年后出现，起病急，持续7~10天，多数患者可完全恢复。典型临床表现为1~2个大关节非对称性损害，25%的患者具有游走性关节肿胀、疼痛和活动受限特点。主要发生在膝、踝、肘、肩等大关节，较少发生在手、足等小关节。受累关节常有大量积液，甚至有膝关节积液过多致腘窝破裂的病例报道。发作时可伴体温升高和中毒症状。51%的患者可有再次甚至多次发作，但受累关节局限于1~2个关节，通常为膝关节，持续时间可长达数月甚至慢性化。少数患者有反复发作的对称性多关节炎，可累及手、足小关节，发生慢性关节损害、血管翳的形成和软骨受累。

诊断 莱姆病诊断依据美国疾病控制中心2011年提出的诊断

标准（表）。

莱姆关节炎者受累关节滑液及滑膜检查显示：白细胞计数为$(10\sim25)\times10^9/L$，以中性粒细胞为主，蛋白质含量升高，可查出伯氏疏莱姆病螺旋体。聚合酶链反应测定急性期滑液或滑膜伯氏疏螺旋体 DNA 阳性率可达 80%，但尚未常规应用于临床。X 线检查可见受累关节周围软组织肿胀影，严重者可发现骨赘形成、骨质疏松、软骨和骨侵袭表现。其他如 CT、磁共振成像等检查可进一步提示髌下脂肪垫和肌腱末端水肿、软骨糜烂或钙化、软骨下骨囊肿等。

鉴别诊断 ①类风湿关节炎：少数莱姆关节炎因可出现手足对称性小关节炎，需与类风湿关节炎鉴别，但后者通常好发于中老年女性，受累关节多、晨僵明显，无游走性倾向、较少自发缓解，且缺乏莱姆病典型皮肤、神经系统及发热等临床表现，类风湿因子、抗环瓜氨酸肽抗体阳性等可鉴别。②反应性关节炎：因常出现下肢不对称单或寡关节受累需与反应性关节炎鉴别，但后者多以胃肠道或泌尿道感染等为前驱症状，起病急，关节痛、肿胀明显，常伴腊肠指（趾）和（或）肌腱末端炎，皮肤表现等常为手掌及足掌溢脓性皮肤角化病（与莱姆病游走性红斑不同）等可鉴别。③幼年型脊柱关节炎：16 岁以前儿童罹患幼年型脊柱关节炎，几乎均以外周关节炎为首发受累部位，尤其以髋关节和膝关节最为常见，膝关节受累者亦常有大量积液而疼痛轻微等均与儿童莱姆病关节炎表现相似，但该病外周关节炎呈持续性，常伴发腊肠指（趾）和（或）肌腱末端炎，90%以上患者血清 HLA-B27 阳性，并有家族发病倾向，以及影像学提示可有骶髂关节受累等，可与莱姆病关节炎鉴别。

治疗 包括针对原发病和关节炎的治疗。

针对原发病治疗 ①早期莱姆病可口服多西环素、阿莫西林或头孢呋辛酯等一线治疗药物。大环内酯类可作为二线治疗药物。②急性神经病变者可注射头孢曲松治疗。不伴其他神经系统表现的脑神经麻痹治疗同早期莱姆病。③伴一度或二度房室传导阻滞的患者治疗同早期莱姆病。三度房室传导阻滞患者应注射头孢曲松，并密切观察，必要时可以应用临时起搏器。④莱姆关节炎或晚期神经病变可给予口服或注射治疗，头孢曲松与青霉素疗效相同但更为方便，口服与静脉治疗对关节炎疗效相同，但静脉治疗费用和副作用都有所增加。可应用非甾体抗炎药。⑤无神经系统受累的复发性关节炎可用阿莫西林治疗。伴神经系统症状的关节炎，建议用头孢曲松。晚期莱姆病治疗失败后应再次予口服或注射治疗。再次治疗前观察 3 个月，因为有些患者莱姆病关节炎消退较慢。⑥糖皮质激素适用于莱姆病脑膜炎或心脏炎患者，多口服泼尼松，症状改善后逐渐减量至停药。⑦妊娠患者基本同上，但应避免使用多西环素和四环素。

针对关节炎治疗 ①非甾体抗炎药：常规应用，可改善关节痛和肿胀，应根据患者病情、年龄及是否存在胃肠道基础疾病等选用。②关节腔穿刺抽液：适用于持续关节积液者。③关节镜滑膜切除：适用于经充分抗生素及综合治疗无效的慢性关节炎。④局部注入糖皮质激素：可否改善病情尚有争议。

预后 在美国，10%~20%的莱姆关节炎患者可最终完全缓解；10%未治疗者可发展为慢性关节炎，表现为受累关节活动度减低、畸形，严重者可致残。

（肖卫国）

表 2011 年美国疾病控制中心莱姆病诊断标准

诊断	诊断依据
确定诊断	皮肤环形红斑及明确暴露史；或皮肤环形红斑及实验室诊断标准支持伯氏疏螺旋体感染者，无明确暴露史者；或至少有一条晚发症状及实验室诊断标准支持者
可能诊断	临床医师主观诊断莱姆病且有实验室诊断标准支持者
怀疑诊断	皮肤环形红斑但无明确暴露史、无实验室诊断标准支持者；或有实验室证据支持伯氏疏螺旋体感染但无明确暴露史及临床症状者
实验室诊断标准	伯氏疏螺旋体培养阳性；二步血清法阳性*；免疫印迹法检测 IgG 抗体阳性；脑脊液检测出伯氏疏螺旋体，且效价高于血清中效价
暴露史	环形红斑出现前于莱姆病流行区的森林、灌木丛、草地处活动（≤30天），曾或不曾有蜱叮咬史
莱姆病流行区	有 2 例或 2 例以上确诊莱姆病患者，或已确证存在感染伯氏疏螺旋体的蜱的地区

注：* 第一步，血清标本用酶联免疫吸附试验或间接免疫荧光检查，呈现阳性或可疑标本，第二步用蛋白印迹来检验。病程在 1 个月内可查出 IgM、IgG 抗体，病程在 1 个月以上 IgG 抗体出现阳性。IgM 抗体自症状出现 30 天或 30 天以内检测出阳性有效；IgG 抗体自症状出现后任何时间检测出阳性均有效

méidúxìng guānjiéyán

梅毒性关节炎（syphilis arthritis）

梅毒螺旋体感染人体后，经淋巴及血液系统传播到全身组织

内，引起关节受累的病变。又称关节梅毒。斯托克（Stokes）报道其发生率占梅毒的12%。一般于20~40岁发病。部分梅毒患者经过10年以上潜伏期后才出现关节症状。有些潜伏性梅毒，外伤、分娩、感染可诱发此病。先天性与后天性梅毒均可侵犯关节形成梅毒性关节炎，37%的先天性梅毒患者有关节受累。先天性梅毒性关节炎以6~10岁发病为主，20岁以后发病罕见，多发生在晚期。

病因及发病机制 ①邻近骨梅毒扩散至关节，如骨内树胶肿可破坏骨端侵入关节。②梅毒螺旋体经血流直接侵入关节滑膜。③交感性关节积液。④神经关节病，继发于神经梅毒。

临床表现 包括4种情况。

早期先天性梅毒性关节炎 ①形成帕罗特关节（Parrot joint），是梅毒性骨软骨炎侵犯关节，婴幼儿一个或多个肢体骨骼的梅毒性骨软骨炎而引起假性麻痹。②发生梅毒性指（趾）炎，常侵犯指（趾）骨及指（趾）关节或腕跗关节。

晚期先天性梅毒性关节炎 ①形成克拉顿关节（Clutton joint），典型者发生于8~15岁，源于大关节伴积液的慢性无痛性滑膜炎，易见于膝关节和肘关节。②梅毒性关节炎合并化脓性感染，可引起关节广泛骨质破坏。

早期后天性梅毒性关节炎关节痛，为二期或三期梅毒的表现。疼痛一般不剧烈，多为钝痛或关节疲劳感。可有轻微压痛、运动后疼痛。疼痛以夜间明显，疼痛数天或数周后自动消退，持续数月者少见。关节外观及X线检查均无异常。受累关节依次为肘、膝、肩大关节，髋关节少见。诊断一般较难，易误诊为神经痛

和癔症。多发梅毒性关节炎，包括关节破坏增生、关节囊肥厚及关节积液。

晚期后天性梅毒性关节炎 ①梅毒性骨软骨炎及软组织合并关节混合感染。②梅毒性脊柱炎即脊髓痨性关节病，即神经性关节病，又称夏科关节（Charcot joint），是脊髓痨性感觉和痛觉丧失的神经病性并发症。关节承受压力的部位发生进行性变性，引起关节广泛骨硬化，关节内大量积液，关节囊肥厚、钙化，关节不稳或脱位，并可发生刀削样骨折片。

辅助检查 主要是X线检查。①先天性梅毒性关节炎：表现为双侧对称性浆液性滑膜炎，关节周围肿胀，关节间隙增宽，常伴间质性角膜炎，主要是关节滑囊和滑膜受累，不具特征性X线表现。②后天性梅毒性关节炎：二期梅毒早期可累及多数大关节，表现为关节肿胀，关节间隙增宽，与其他原因引起的关节积液相似，缺乏特征性，但常伴其他梅毒症状，如淋巴结肿大、皮肤斑疹等。三期梅毒时梅毒性骨炎和树胶肿可蔓延至骨端而引起关节改变，关节囊和滑膜增厚肿胀，关节有波动感，但局部皮肤不红。此外，关节软骨和构成关节的骨端均可受侵犯，但病变通常仅限于一个关节面。骨骼可发生骨炎或骨髓炎，骨干部多发性不规则骨质增生或分散存在的软骨下骨侵蚀。关节病变多为单发，常见于膝关节，可发生半脱位或夏科关节。

诊断与鉴别诊断 依据病史、关节表现、X线及实验室检查综合分析。

病史 梅毒性家族史，如流产、早产，以及关节疾病史等。患者本身有梅毒感染史或有梅毒

感染症状。有典型的哈钦森（Hutchinson）三联征（弥漫间质性角膜炎、耳迷路病、锯齿形牙齿）等，但梅毒性关节炎患者有时并无明确的梅毒感染史。

关节表现 梅毒性关节炎最多见于膝关节，其次为肘关节。在胸锁关节胸肋结合处、下颌关节发生梅毒性关节炎的概率比发生其他化脓性炎症的概率高。慢性梅毒性关节炎比关节结核疼痛轻，夜间疼痛是其中一个特征。与关节结核相比，梅毒性关节炎的关节功能障碍较轻，关节活动好，但由于关节周围软组织瘢痕化，也可引起关节挛缩。

X线检查 骨萎缩少见，是梅毒性关节炎的一个特征，即使有骨破坏，也呈局限性。

实验室检查 ①关节液：通常是浆液性或浆液纤维蛋白性关节液，而非脓性关节液。②康华反应：虽然血液康华反应呈阴性者并不少见，但是关节液康华反应阳性率较高。若关节内无积液，向关节内注入生理盐水，24小时后再抽出，做关节液的康华反应，并与血液康华反应相对照，关节液中康华反应效价高于血液效价，即可确诊梅毒性关节炎，但是血液康华反应阳性，而关节液为阴性者，也不能排除梅毒性关节炎的可能性。

治疗 原则及方法同其他梅毒，强调早诊断、早治疗、疗程规则、剂量足。性伴侣应同查同治。青霉素，如水剂青霉素、普鲁卡因青霉素、苄星青霉素等为不同分期梅毒的首选药物。对青霉素过敏者可选四环素、红霉素等。治疗后的骨质破坏可很快得以修复，但干骺端骨质缺损仍可持续相当长时间，虽然经过改建与塑形，仍可留有痕迹。婴幼儿

梅毒病变未经治疗或治疗不彻底，潜伏在股骨内的小病灶可转变为慢性骨髓炎，严重者可引起广泛骨硬化。

（肖卫国）

rénlèi miǎnyì quēxiàn bìngdú xiāngguān guānjiéyán

人类免疫缺陷病毒相关关节炎

（human immunodeficiency virus-associated arthritis, HIV-associated arthritis） 由人类免疫缺陷病毒感染后引发的关节炎。其发生可能是人类免疫缺陷病毒（human immunodeficiency virus, HIV）感染所致的病毒和宿主免疫复合物反应或继发于其他微生物感染，但尚未得到证实。感染HIV后的表现多样，其中包括风湿病样症状，发生率为9%。

HIV 感染相关关节炎 首例HIV 相关血清阴性关节炎报道于1988 年，发生率为5%~12%。在HIV 感染普遍的地区，HIV 相关关节炎的出现频率可能等同甚至超过HIV 相关脊柱关节炎。其发生原因可能为 HIV 本身的作用，与人类白细胞抗原（human leukocyte antigen，HLA)-B27 和任何其他遗传因素无关。

HIV 感染相关关节炎的表现以双下肢的寡关节炎多见，呈自限性，持续时间<6 周，抗核抗体及类风湿因子均为阴性。病变关节影像学检查一般正常，但有长期症状的患者可出现关节间隙变窄。滑液培养通常为无菌性，白细胞计数为（0.5~2.0）×10⁹/L。治疗上可应用非甾体抗炎药。对于严重者，可用小剂量糖皮质激素。也有报道羟氯喹、金制剂和柳氮磺吡啶治疗有效。

关节痛在 HIV 感染患者中是一个常见但不特异的症状，HIV 感染患者中关节痛发病率在回顾性研究中为5%，前瞻性研究中为45%。关节痛常出现在膝关节、肩关节及骨盆。单纯关节痛的患者多数不会发展为炎症性关节病。可应用非麻醉镇痛药，如对乙酰氨基酚、曲马多等对症治疗。疼痛关节综合征是一种自限性疾病，持续时间通常短于 24 小时，仅有很短的间歇期。特征为剧烈的关节痛和骨痛，需用麻醉类镇痛药。

HIV 相关反应性关节炎 1987 年出现了 HIV 感染合并反应性关节炎的首例报道，脊柱关节炎如反应性关节炎在 HIV 阳性人群中较 HIV 阴性人群中更易发生，HIV 感染人群中反应性关节炎的发病率为 0.4%~10.0%。其发病可能与 CD4⁺ T 细胞计数和 CD4⁺/CD8⁺ 比值紊乱有关，亦有报道提示为 HIV 感染高危人群性生活活跃所致。HIV 感染是脊柱关节炎发病的一个病原学因素，反应性关节炎和其他脊柱关节炎是 HIV 感染的并发症。80%~90% 的 HIV 相关反应性关节炎患者 HLA-B27 阳性，大规模 HIV 感染患者的研究发现 HLA-B27 抗原的出现可以延缓获得性免疫缺陷综合征（acquired immunodeficiency syndrome，AIDS）的进展。

典型临床表现为血清阴性外周关节炎，双下肢多见，常合并肌腱末端炎，如腊肠指（趾）、跟腱炎、足底筋膜炎，骶髂关节炎亦可发生。关节外表现常见，如结膜炎、环形龟头炎、尿道炎及脓溢性皮肤角化病，银屑病样皮疹常见且广泛。HIV 相关反应性关节炎与银屑病关节炎很难区分，有学者推测两者本质上是"一个连续性疾病"，与 HIV 感染相关性关节炎比较具有不同特点（表1）。

治疗与 HIV 阴性反应性关节炎相同。主要应用非甾体抗炎药，尤其推荐吲哚美辛，它可在体外抑制 HIV 复制。同时应联用其他抗关节炎药物，如柳氮磺吡啶、羟氯喹等，亦能改善 HIV 感染，应用英夫利昔单抗治疗复发性 HIV 相关反应性关节炎，患者耐受性好且临床疗效显著，但应谨慎应用该药，注意感染等相关问题。

银屑病和银屑病关节炎 银屑病关节炎在 HIV 感染者中发生率为 1.5%~2.0%，常见于进展性 HIV 感染患者，通常银屑病的严重程度与免疫系统损伤平行。有研究发现 HIV 阳性患者出现银屑病后发生机会性感染可能性比较大，如肺孢子菌肺炎。

银屑病皮疹多为广泛性融合性斑片，在 HIV 感染进展期，呈

表1 HIV 相关反应性关节炎和 HIV 感染相关关节炎的不同特点

特点	HIV 相关反应性关节炎	HIV 感染相关关节炎
关节表现	不对称性，少或多关节炎	不对称性，少或多关节炎
皮肤黏膜表现	有	无
肌腱末端炎	多见	无
滑液白细胞计数	（2~10）×10⁹/L	（0.5~2.0）×10⁹/L
滑液培养	阴性	阴性
滑膜中的微生物	衣原体等	HIV-1?
HLA-B27 相关性	70%~90%为阳性	无

全身性，且治疗效果很差。银屑病关节炎累及多关节，下肢关节常见，且为进展性，仅有个别早期报道提到 AIDS 发病后，银屑病关节炎可得到改善，这与银屑病皮肤改变不同。

治疗主要依病情程度选择不同方案，抗反转录病毒治疗对于 HIV 相关性银屑病和银屑病关节炎均有疗效。轻到中度患者，一线方案为局部治疗；中到重度患者，光化学治疗和抗反转录病毒药物为一线治疗方案，应注意光化学治疗在改善皮疹的同时，可能会加速病毒复制，使 AIDS 恶化。口服视黄醇可为二线用药。严重耐药者，可谨慎应用环孢素、甲氨蝶呤、羟基脲及肿瘤坏死因子-α 抑制剂。

化脓性关节炎 免疫缺陷是化脓性关节炎的一个高危因素，而关节是骨骼肌肉系统化脓性合并症的常见部位。在一项大型回顾性研究中，3000～4000 名患者中明确存在骨骼肌肉感染的仅有 14～30 例。青年男性多见，常发生于下肢承重关节。静脉药瘾者胸锁关节发生感染常见，其原因不明。化脓菌感染主要发生在 $CD4^+T$ 细胞计数 $>250×10^6/L$ 者，而机会性致病菌感染常发生在 $CD4^+T$ 细胞计数 $<100×10^6/L$ 者。在开始进行高活性抗病毒治疗后，已经存在的条件致病菌如分枝杆菌会导致患者因免疫状态改变而出现临床症状。

未分化脊柱关节炎 未分化脊柱关节炎是指具有银屑病关节炎或反应性关节炎的某些特点，但不能确定类型的脊柱关节炎，如肌腱末端炎（跟腱炎、足底筋膜炎），这在 HIV 感染者中比较常见。治疗以对症治疗为主，如非甾体抗炎药，有明确指征者可

于病变部位内注射糖皮质激素；病变广泛患者可考虑使用柳氮磺吡啶。

缺血性骨坏死 研究发现，HIV 感染个体患缺血性骨坏死的风险增加，主要发生在髋关节、膝关节、肩关节等部位。其发生原因可能为蛋白酶抑制治疗后的异常表现（如高脂血症）、应用大剂量糖皮质激素或抗心磷脂抗体阳性等。

抗反转录病毒治疗的关节合并症 在高效抗反转录病毒治疗（highly active anti-retroviral therapy，HAART）期间，HIV 感染患者可出现多种风湿样综合征，包括关节炎、脊柱关节炎、弥漫浸润性淋巴细胞增多综合征、血管炎、结缔组织病、肌病和肌肉骨骼疾病。在 HAART 后，虽脊柱关节炎及弥漫浸润性淋巴细胞增多综合征发生率下降，但 HIV 和 HAART 的骨骼肌肉合并症如骨量减少、骨坏死及感染仍为隐患。在免疫重建过程中，多种炎症和自身免疫疾病如系统性红斑狼疮、类风湿关节炎及多发性肌炎会发生或加重（表2）。

印地那韦是一种抗反转录病毒蛋白酶抑制剂，易在泌尿系统形成药物结晶，增加了泌尿系统结石的发病率，关节痛、单关节炎或寡关节炎及黏液囊性炎均与印地那韦的应用有关。因此已很少用于 HAART。一项前瞻性研

究提示关节痛亦与其他蛋白酶抑制剂有关（如利托那韦及沙奎那韦）。

（肖卫国）

jíxìng fēngshīrè

急性风湿热（acute rheumatic fever） A 组乙型溶血性链球菌感染所致结缔组织的非化脓性炎症性疾病。发病率为 0.15‰～0.82‰，儿童多见，发病高峰年龄为 5～15 岁，成年人多在约 30 岁发病。随着抗生素的广泛应用及生活水平的提高，发病率已明显下降。

病因及发病机制 在一定的遗传背景下，A 组乙型溶血性链球菌感染引起免疫性炎症反应，体液免疫及细胞免疫均参与发病。该菌细胞壁外层 M 蛋白与人体心肌、心脏瓣膜、脑等组织存在交叉抗原，引起交叉免疫反应，或链球菌抗原与机体抗体形成的免疫复合物在组织中沉积，导致免疫性损伤，属体液免疫反应。M 蛋白有超抗原作用，可促进 T 细胞介导的心脏炎性疾病，巨噬细胞亦可致心肌损伤，说明细胞免疫在发病过程中起重要作用。基本病理改变是坏死的胶原纤维和各种细胞组成的阿绍夫小体（Aschoff body）形成。

临床表现 主要是心脏炎、游走性大关节炎、舞蹈症、皮肤环形红斑及皮下结节，反复发作可导致心脏瓣膜病。在症状出现

表2 HIV 感染的关节炎表现

应用 HAART 前常见表现
1. HIV 相关关节痛
2. HIV 感染相关关节炎
3. HIV 相关反应性关节炎
4. 银屑病及银屑病关节炎
HIV 感染改善，但加重或新发的风湿病
1. 未分化脊柱关节炎
2. 类风湿关节炎

前的 1~3 周，常有咽喉炎、扁桃体炎等上呼吸道链球菌感染的前驱症状，或患猩红热，可出现发热、咽痛、颌下淋巴结肿大、咳嗽、多汗、乏力、食欲缺乏、胸膜炎等。

心脏炎 包括心肌炎、心内膜炎和心包炎，又称风湿性心脏炎或全心炎。可出现心率加快、心律失常（如奔马律、传导阻滞）、心音减弱、心脏增大；心内膜炎主要累及二尖瓣和主动脉瓣，可引起心脏杂音；心包积液、心前区疼痛、呼吸困难、心音遥远、心电图异常。

关节炎 最常见的临床表现，以膝、踝、肘、肩、腕、髋等大关节受累为主，对称性的多个关节红、肿胀、发热、疼痛及关节功能障碍，游走性关节炎是此病特征，症状消退后又在其他部位的关节出现，一般不遗留关节畸形。极少数患者反复发作，掌指关节可出现尺侧偏移和半脱位，称雅库关节（Jaccoud joint）。

环形红斑 多见于躯干部及四肢近端屈侧的淡红色环状红斑，边缘略隆起，压之褪色，中央苍白，时隐时现，数小时或 1~2 天消退，不遗留色素沉着。

皮下结节 隆起于皮肤的圆形小结，常见于肘、腕、膝、踝等关节伸侧腱鞘附着处，或头皮及脊柱两旁，与皮肤无粘连，多无压痛，发病后数周出现，是风湿活动的表现之一，可反复出现，常与心脏炎并存。

舞蹈症 一种突然发作、不规则、无目的、急速而短促的肢体不自主舞蹈样运动。面部可表现表情怪异，说话含糊不清，肢体表现为伸直和屈曲、内收和外展、旋前和旋后等无节律的交替动作，激动兴奋时加重，睡眠时消失。随意运动不协调，肌张力减弱或无力。可有情绪改变，易于激动、坐立不安、注意力不集中。女童多见。多在初次链球菌感染 2 个月后发病。有肾脏损害者，尿中可出现红细胞和蛋白。可出现鼻出血、淤斑、腹痛等。

诊断 依据 1992 年美国心脏协会修订的 Jones 诊断标准（表）。

该标准包括 5 项主要表现，2 项次要表现，3 项链球菌感染的证据。若有前驱链球菌感染的证据，并有 2 项主要表现，或仅有 1 项主要表现加 2 项次要表现者，高度提示为急性风湿热。对以下三种情况，未找到其他病因者，可不必严格执行该诊断标准：①舞蹈症患者。②隐匿发病或缓慢发生的心脏炎。③有风湿热病史或现患风湿性心脏病，当再感染 A 组乙型溶血性链球菌时，有风湿热复发的高度危险者。

由于抗生素的广泛应用，一些风湿热患者的临床表现很不典型，加之 Jones 诊断标准有一定局限性，可能造成一些风湿热被误诊为链球菌感染后状态。因此，不应机械照搬该标准，应对临床资料进行综合分析，减少漏诊、误诊。

鉴别诊断 此病应与类风湿关节炎、反应性关节炎、结核性关节炎、感染性关节炎、白血病关节炎、系统性红斑狼疮、亚急性感染性心内膜炎、病毒性心肌炎等鉴别。

治疗 清除链球菌感染，去除风湿热诱因，控制临床症状，处理各种并发症和合并症。有心脏炎或急性关节炎者应注意休息。对初发链球菌感染者首选青霉素；对青霉素过敏者选用红霉素；对单纯关节受累者，首选解热镇痛抗炎药，如阿司匹林、布洛芬、双氯芬酸等；对已发生心脏炎者，用糖皮质激素治疗，如泼尼松等；对亚临床心脏炎，用长效青霉素预防并定期随访；对有舞蹈症者，避免刺激，适当应用镇静剂，如地西泮、巴比妥类、氯丙嗪、氟哌啶醇等。在风湿热治疗过程中，应注意各种并发症和合并症的治疗。对肺部感染选择有效抗生素，及时处理心功能不全，糖皮质激素和解热镇痛类抗炎药的剂量和疗程应适当。

预后 约 70% 的风湿热患者可在 2~3 个月内恢复。约 65% 急性期患者可出现心脏受累，若不及时治疗 70% 患者可发生心脏瓣膜病。单纯多发性关节炎预后较好，多数可痊愈。

预防 一级预防是通过阻断 A 组乙型溶血性链球菌感染的传播以防止风湿热发生，包括改善居住环境，预防营养不良，增强体质，预防上呼吸道感染，接种

表 1992 年美国心脏协会修订的 Jones 诊断标准

主要表现	心脏炎（杂音、心脏增大、心包炎、充血性心力衰竭）、多发性关节炎、舞蹈症、环形红斑、皮下结节
次要表现	曾患风湿热或风湿性心脏病、关节痛*、发热；实验室检查：红细胞沉降率增快，C 反应蛋白水平升高，白细胞数增多，贫血；心电图#示 PR 间期延长，QT 间期延长
链球菌感染	近期患猩红热，咽培养溶血性链球菌阳性，抗链球菌溶血素 O 或其他抗链球菌抗体效价升高

注：* 若关节炎已列为主要表现，则关节痛不能作为一项次要表现；# 若心脏炎已列为主要表现，则心电图不能作为一项次要表现

有效的链球菌疫苗。二级预防是预防风湿热复发或继发风湿性心脏病，可用长效青霉素或红霉素。

（毕黎琦）

liànqiújūn gǎnrǎnhòu zhuàngtài

链球菌感染后状态 （post strep- tococcal infection state，PSIS）

急性链球菌感染后出现低热、关节痛、抗链球菌溶血素升高、红细胞沉降率增快但未达到风湿热Jones诊断标准的临床综合征。A组链球菌引起的咽炎、扁桃体炎经常流行于儿童和青少年，因此患者以学龄儿童为主，冬春季多发。1988年昆托（Cunto）和芬克（Fink）等首先报告某些链球菌感染患儿出现发热、关节痛、红细胞沉降率增快等，不满足Jones风湿热诊断标准，曾将其定义为链球菌感染反应性关节炎。之后命名为链球菌感染后状态。

病因及发病机制　患者感染可产生M蛋白的A组链球菌未及时或未彻底治疗，2～3周后又出现类似于风湿热的综合征。其机制为链球菌抗原激活白介素（interleukin，IL）-2受体，导致Th1细胞增殖和分化，致IL-2水平增高，CD4$^+$T细胞和IL-2可激发一系列免疫反应，造成心、肾等部位的免疫病理损伤。

临床表现　发热、乏力、咽痛、咽峡炎、扁桃体炎、咳嗽，咽部充血和（或）不同程度的扁桃体肿大、颌下淋巴结肿大或压痛。关节炎或关节痛，可为膝、踝单关节痛，局部轻度肿胀。少数出现肩、肘、膝、踝等关节游走性疼痛，活动不受限。心率增快、窦性心律不齐。一过性猩红热样皮疹，1周内消失，无脱屑。

链球菌感染后状态虽无典型风湿热表现，但若复发则引起心脏损害的危险性很大。初次感染链球菌，风湿热发生率为1%～3%，而既往有风湿热病史者再次感染链球菌，风湿热的复发率为5%～15%，复发多在首次发病后的5年内，12岁以后明显减少，故在12岁以前及发病后5年内积极预防复发十分重要。凡有不明原因的低热或反复发热、全身不适、关节痛，红细胞沉降率增快，抗链球菌溶血素O效价升高者，虽无风湿热主要症状，亦应积极治疗和密切随访。

辅助检查　抗链球菌溶血素O效价不同程度升高，治疗后部分患者约4周略降，少数仍高于正常范围。多数患者红细胞沉降率增快，治疗2周后开始下降，C反应蛋白增多，外周血白细胞数增多，以中性粒细胞为主，轻度贫血。半数患者咽拭子培养可有溶血性链球菌生长，培养阴性者与已用过抗生素治疗有关，普通血培养一般为阴性。心电图有窦性心动过速，偶发房性期前收缩，轻度ST-T改变，一过性一度房室传导阻滞，不完全性右束支传导阻滞，窦性心动过缓，窦性心律不齐，但无心脏扩大或明显杂音。

诊断与鉴别诊断　诊断根据：①患扁桃体炎或咽炎后出现发热、乏力、关节痛并轻度红肿、心率加快。②抗链球菌溶血素O效价升高等近期链球菌感染的证据，咽拭子培养证明乙型溶血性链球菌，红细胞沉降率增快或C反应蛋白阳性，心电图可有一过性期前收缩或轻度ST-T改变，但无心脏扩大或心脏杂音，未达到风湿热Jones诊断标准。③应用青霉素等抗生素或加用小剂量泼尼松后很快恢复正常。

此病需与急性风湿性关节炎鉴别。二者早期症状相似，但链球菌感染后状态的关节炎，通常不像急性风湿热的关节炎表现急和重，一般无游走性，皮肤出现斑丘疹也与环形红斑不同，缺乏心脏炎的症状和体征，心尖部第一心音不减弱，无器质性杂音等可与急性风湿热鉴别。

治疗　有链球菌感染证据者立即应用青霉素治疗。其血药浓度必须维持10天方可清除链球菌残留。也可用氨苄西林、头孢氨苄，过敏者用红霉素。急性期中毒症状重者可用糖皮质激素。关节痛明显者可口服阿司匹林。治疗后多数患者迅速恢复正常并不再复发。若起病前5年有类似发作，应给予青霉素长期预防性治疗。

预后　主要转归如下：①病情持续发展，导致晚发性心脏炎。②1～2个月后出现血尿而发展至急性肾小球肾炎。③病情向好的方面转化，在不出现任何风湿热主征的情况下达到痊愈。经早期、彻底治疗，预后良好，否则有可能继续发展为风湿热或急性肾小球肾炎。部分患者可发展为典型的风湿热，建议对此类患者予足够的重视并长期青霉素预防治疗。

预防　积极治疗链球菌感染能预防风湿热的发作，对该类患者必须及时控制链球菌感染，对有复发倾向者应用青霉素进行较长期的预防性治疗。凡临床上遇有在咽部溶血性链球菌感染后，不明原因的持续低热或反复发热，全身不适，关节痛，红细胞沉降率增快，抗链球菌溶血素O效价升高，虽无风湿热主征出现，但这种病例可能属于"心脏炎晚发病例"，应积极治疗和追踪观察。

（毕黎琦）

jiéjiébìng

结节病 （sarcoidosis）

原因不明的以受累器官非干酪样上皮样肉

芽肿形成、T 细胞和单核-巨噬细胞聚集为特点的慢性多系统性疾病。全身组织均可受累，最常见的器官是肺，淋巴结、皮肤、眼、肝、关节、神经系统、心脏也可受累。急性或亚急性发病伴结节红斑者常呈自限性，隐匿性发病者可出现持续性、进行性纤维化。欧美发病率较高，亚洲和非洲发病率较低。起病年龄为 20 ~ 40 岁，多数在 40 岁以前发病，也可见于儿童和老年人。女性略多于男性。

病因及发病机制 病因不明。是未知抗原与机体细胞免疫和体液免疫功能相互抗衡的结果。结节病器官功能障碍主要是炎症细胞聚集，造成受累组织的结构改变。典型的结节样肉芽肿是一个由单核-巨噬细胞及周围的 T 细胞和少量 B 细胞包绕而成的致密结构，无干酪样坏死。

临床表现 多数在数周内突然起病。累及全身或局限于一个或多个器官。常有发热、疲乏、食欲缺乏、消瘦等。几乎所有患者均有肺受累，出现呼吸系统症状。其次是淋巴结、皮肤、肝、眼和关节受累，其他器官的突出病变很少见。急性患者出现两种综合征：勒夫格伦综合征（Löfgren syndrome）表现为结节红斑和 X 线双侧肺门淋巴结肿大，常伴膝、踝、腕、肘关节炎；黑福特－瓦尔登斯特伦综合征（Heerfordt-Waldenström syndrome）有发热、腮腺肿大、前葡萄膜炎和面神经麻痹。隐匿型结节病在数周内发病，伴呼吸系统症状，无全身表现，最易发展为慢性结节病，出现持续性的肺和其他器官损伤。

肺部表现 肺结节病是一种间质性肺病，伴肺泡、小支气管

和小血管的炎症过程。典型症状是活动后呼吸困难和干咳，可闻及干啰音。大血管肺肉芽肿性动脉炎常见，称为坏死性结节性肉芽肿病。90%结节病患者在病程中的某一时期会出现胸部 X 线异常，50%发展为永久性肺部异常，5% ~ 15%出现进行性肺实质纤维化，1% ~ 5%出现单侧胸腔积液，渗出液中含淋巴细胞为其特点。

淋巴结肿大 常见，75% ~ 90%有胸腔淋巴结肿大，累及肺门和气管旁淋巴结。常见颈部、腋下、滑车上、腹股沟、腹膜后和肠系膜淋巴结肿大。淋巴结无粘连、质硬、无痛、不出现破溃。

关节、骨骼和肌肉表现 5% ~ 37%的患者可出现结节病关节炎，是结节病最常见的风湿性表现。成年人分为急性结节病关节炎和疾病后期的关节炎。前者发生于疾病早期，表现为对称性、游走性和多发性关节痛、肿胀和活动受限，累及膝、踝、近端指（趾）间、腕、肘关节，关节炎起病 3 天内最严重，持续 2 周~4 个月。多数患者有红细胞沉降率增快、C 反应蛋白增多、类风湿因子阳性、血尿酸水平增高等。关节滑膜病理可显示非干酪样肉芽肿，关节滑液以单核细胞浸润为主。疾病后期的关节炎，即慢性结节病关节炎，发生在疾病中后期，膝、踝、颞颌关节受累常见。结节病关节炎可表现为关节周围红、热、触痛，但不累及滑膜。10%的患者有骨受累，常累及指（趾）骨，受累骨骼的末端皮质出现囊性变。骨骼肌可受累，有两种表现：肌瘤型表现为肌肉内多发大小不等的实质性肿块，可引起疼痛、肿胀、压迫感；肌病型以四肢近端肌力下降和肌萎缩为主。肌活检显示肉芽肿性

炎症。

皮肤表现 25%有皮肤受累。常见结节红斑、斑疹、斑丘疹、皮下结节和冻疮样狼疮样皮疹。皮肤损害在 2 ~ 4 周内自行缓解，不需治疗。

眼部症状 25%患者眼受累，可致失明。葡萄膜、虹膜、睫状体和脉络膜常受累。表现为视物模糊、流泪和畏光。

上呼吸道症状 可累及鼻黏膜、扁桃体、舌、喉、会厌、声带，出现鼻塞、声音嘶哑、呼吸困难、哮鸣音和喘鸣音。

其他表现 腮腺肿大是结节病的典型特征，双侧受累。15% ~ 40%患者可出现骨髓结节病，表现为贫血、中性粒细胞减少、嗜酸性粒细胞增多、血小板减少、脾大。60% ~ 90%患者出现肝脏受累，表现为肝大、碱性磷酸酶和胆红素水平升高，反映胆汁淤积。肾脏受累不常见，表现为高尿钙症、高血钙症、肾钙化和肾结石。5%患者出现神经系统表现，常见单侧面瘫、抽搐。5%患者心脏受累，表现为心功能不全、心律失常（如传导阻滞）、心包炎、肺源性心脏病、猝死等。下丘脑垂体轴受累者出现尿崩症。可表现为胰腺孤立性病变，与胰腺癌相似。

诊断与鉴别诊断 诊断根据临床表现、影像学检查及组织活检，其中受累脏器的活检及病理组织学检查最重要，同时应排除与非干酪样肉芽肿有关的其他疾病，如肿瘤、感染等。病理标本的抗酸染色对结节病的诊断及排除结核等疾病有重要价值。

肺部 X 线表现：① Ⅰ 型：双侧肺门淋巴结肿大而无肺实质受累。② Ⅱ 型：双侧肺门淋巴结肿大伴弥漫性肺实质受累。③ Ⅲ 型：

弥漫性肺实质受累不伴肺门淋巴结肿大。Ⅲ型又分为纤维化和上叶不张两种表现。不常见的 X 线表现有肺门淋巴结蛋壳样钙化、胸腔积液、空洞、肺不张、气胸、心影增大。结节病肺功能异常表现为典型的间质性肺病表现。手、足 X 线表现为短骨微小缺损或多发性小囊性骨质缺损，即溶骨性改变。

急性、慢性结节病关节炎的诊断：对于出现对称性、游走性、多发性的急性或慢性关节痛和肿胀，同时合并结节红斑或双侧肺门淋巴结肿大等者，应考虑结节病关节炎的可能，但需与类风湿关节炎、痛风性关节炎、感染性关节炎（如结核性关节炎）等鉴别，可行滑液常规检查或滑液病理检查，确定有无非干酪样肉芽肿等病变。

治疗 因近 50% 的患者可自发缓解，故结节病的主要治疗难题在于决定何时开始治疗，以及确定高危器官如肺、眼、心脏和中枢神经系统的炎症程度和活动性。活动性肺结节病通常不治疗，呼吸功能损害严重者除外，观察 2～3 个月，若炎症未自行消退，则开始治疗。

治疗结节病的药物是糖皮质激素，有糖皮质激素禁忌或难治性患者，可用甲氨蝶呤。结节病关节炎的治疗，轻者可用解热镇痛抗炎药，重者可用小剂量泼尼松。甲氨蝶呤、硫唑嘌呤、苯丁酸氮芥对结节病关节炎有效。

预后 良好。多数急性病程者可缓解。约半数患者可有轻度、稳定的永久性器官功能损害。15%～20% 的患者可持续疾病活动。病死率不足 10%。急性结节病关节炎预后良好，一般无关节畸形，少数慢性严重患者可出现关节畸形。

（毕黎琦）

fùfāxìng duōruǎngǔyán

复发性多软骨炎（relapsing polychondritis，RP） 软骨组织复发性、炎性、破坏性系统性疾病。病变多累及耳、鼻、喉、气管、支气管、关节、眼、心脏、皮肤等。常伴发其他结缔组织病，最常见系统性血管炎，其次为类风湿关节炎、系统性红斑狼疮、干燥综合征和强直性脊柱炎等，还可伴发非风湿性疾病，如炎症性肠病、原发性胆汁性胆管炎、骨髓增生异常综合征等。多发于 40～60 岁，也可见于儿童和老年人，无性别差异。

病因及发病机制 病因尚不清楚。与自身免疫反应有密切关系，体液免疫及细胞免疫均在发病机制中起重要作用。软骨基质受外伤、炎症等因素的影响暴露出抗原性，导致机体对软骨局部或有共同基质成分的组织（如葡萄膜、玻璃体、心瓣膜、器官黏膜下基膜、关节滑膜、肾小球基膜及肾小管基膜等）的免疫反应。软骨破坏伴软骨细胞消失，退行性变的软骨被肉芽组织取代，最终发生纤维化和钙化。

临床表现 发病初期为急性炎症表现，常突然发作，发热、乏力、体重下降，经数周至数月好转，后慢性反复发作，长达数年。晚期一处或两处软骨组织遭破坏，表现为松软耳、鞍鼻，以及嗅觉、视觉、听觉和前庭功能障碍。

耳软骨炎 最常见，发生率为 40%～80%。病变多局限于耳郭软骨部分，包括耳轮、耳屏、外耳道，常呈对称性。表现为耳软骨部分突发疼痛、压痛、肿胀、发热、有红斑结节，耳部皮肤呈牛肉样红色或紫罗兰色。常在 5～10 天内自行消退。若长期反复发作，可造成软骨破坏和耳部结构松弛下垂。病变侵犯外耳道可导致狭窄，影响听力。累及内耳可导致耳聋、眩晕、共济失调、恶心、呕吐。

鼻软骨炎 约半数患者有鼻部受累。常突然发病，局部红肿、压痛，数天后可缓解。反复发作可导致鼻软骨局限性塌陷，形成鞍鼻畸形，重者在发病 1～2 天内鼻梁突然下陷。常表现为鼻塞、流涕、鼻出血、鼻黏膜糜烂及鼻硬结等。鼻背红、肿、有压痛。

关节病变 1/3 患者以关节炎为首发症状。通常累及全身多个关节炎，主要侵犯胸肋关节、胸锁关节、骶髂关节及耻骨联合等。受累关节局部有发热、肿胀、压痛、活动受限、非炎症性积液。关节炎可自行缓解，一般不留关节畸形。肋软骨破坏可导致漏斗胸畸形，甚至形成连枷胸。可发生于已患类风湿关节炎、反应性关节炎、银屑病关节炎、干燥综合征或强直性脊柱炎的患者。X 线表现为骨质疏松，关节狭窄、变形。关节病理表现为慢性滑膜炎、炎症细胞浸润。

眼部病变 超半数患者有眼部受累。表现为结膜炎、巩膜外层炎、巩膜炎、虹膜炎、角膜炎，还可出现突眼、眶周水肿、白内障、视神经炎、眼外肌麻痹等。视网膜血管炎或视神经炎可导致失明。常同时患有几种眼病。

呼吸道病变 约半数患者累及喉、气管及支气管软骨。表现为声音嘶哑、干咳、喉及近端气管压痛。黏膜水肿、气道狭窄、喉或气管软骨塌陷可致喘鸣、气道梗阻，造成窒息，需行气管切开术。支气管软骨塌陷可致肺炎、呼吸困难、呼吸衰竭。

心血管病变 因主动脉瓣环的进行性扩张或瓣叶破坏导致主动脉瓣反流。还可有心包炎、心肌炎或心脏传导阻滞。主动脉瓣听诊区可闻及舒张期杂音。若存在动脉瘤，大血管动脉瘤破裂可引起猝死。

系统性血管炎 可伴发系统性血管炎，如大动脉炎、结节性多动脉炎、颞动脉炎、白细胞破碎性血管炎。血管炎可导致血栓形成。

神经系统病变 由血管炎引起，表现为癫痫、脑卒中、共济失调、外周神经病变。第Ⅱ、Ⅲ、Ⅵ、Ⅶ对脑神经最易受累。可出现头痛、面神经麻痹等。

皮肤病变 约25%患者出现皮肤损害，无特异性。包括结节红斑、紫癜、网状青斑、多形性红斑、脂膜炎、荨麻疹等。皮肤活检常呈白细胞破碎性血管炎的组织学改变。有些病例与贝赫切特综合征重叠存在。

肾脏病变 表现为显微镜下血尿、蛋白尿或管型尿，可伴新月体形成的节段性坏死性肾小球肾炎。常伴显微镜下多血管炎。

血液系统受累 约半数患者有贫血、血小板减少，可有白细胞数增多、脾大，还可并发骨髓增生异常综合征。

辅助检查 ①实验室检查：轻度正细胞正色素性贫血，白细胞数轻度增多，红细胞沉降率增快，C反应蛋白增多。γ-球蛋白增多，抗中性粒细胞胞质抗体阳性。抗软骨细胞抗体及抗Ⅱ型胶原抗体对诊断有一定帮助。②影像学检查：可显示受累的耳、鼻、喉、气管软骨破坏处有无钙化。喉、气管、支气管断层摄影可显示气管、支气管狭窄，显示肺不

张、肺炎及程度不等的纤维化，显示关节旁的骨密度降低，关节腔狭窄，但无侵袭性破坏，骶髂关节狭窄及侵袭。③纤维支气管镜检查：可发现气管、支气管普遍狭窄，软骨环消失，黏膜增厚、充血水肿及坏死，有肉芽肿样改变。④肺功能测定：显示阻塞性通气障碍。

诊断与鉴别诊断 诊断主要依据临床表现。1976年麦克亚当（McAdam）提出诊断标准，1979年达米亚尼（Damiani）和莱文（Levine）进行了修订。①双耳复发性软骨炎。②非侵袭性关节炎。③鼻软骨炎。④眼炎。⑤喉和（或）气管软骨炎。⑥耳蜗和（或）前庭功能受损。⑦软骨组织活检证实有软骨炎或多软骨炎。具备上述标准3条以上者可确诊，不需组织学证实；具备1条以上者依据临床表现，并经病理组织学确诊；病变累及2个或以上解剖部位，对糖皮质激素和氨苯砜治疗有效者，可确诊。

此病需与肉芽肿性多血管炎、科根综合征（Cogan syndrome）、反应性关节炎、类风湿关节炎、耳郭细菌性感染、创伤或冻疮鉴别。先于此病数月或数年患者可能曾患系统性红斑狼疮、类风湿关节炎、干燥综合征、血管炎等自身免疫病。

治疗 疾病活动期可用糖皮质激素（如泼尼松），病情控制后逐渐减量。氨苯砜可有效抑制炎症。对糖皮质激素反应不敏感者可用免疫抑制剂，如甲氨蝶呤、环磷酰胺、硫唑嘌呤、环孢素等。眼部炎症可眼内糖皮质激素给药。应用免疫抑制剂者应定期检查血常规、尿常规、肝肾功能，以防止不良反应发生。

对气管软骨塌陷引起重度呼

吸困难者，应立即行气管切开术。对于软骨炎所致的局限性气管狭窄可行外科手术治疗。气管支气管塌陷可行支架植入术。应积极预防和治疗肺部炎症，一旦发生肺部感染，应使用有效抗生素。

预后 5年死亡率近1/3，主要死因是喉和气管软骨支持结构塌陷、心血管病变（大动脉瘤、心脏瓣膜功能不全）、系统性血管炎、感染等。有鼻软骨炎、关节炎、喉和气管损伤及镜下血尿者，预后较差。50岁以下伴鞍鼻及血管炎者，预后更差。

（毕黎琦）

duōzhōngxīn wǎngzhuàng zǔzhī
xìbāo zēngshēngzhèng

多中心网状组织细胞增生症
（multicentric reticulohistiocytosis）

以皮肤和黏膜多发性的丘疹结节及严重的致残性多关节炎为临床特征的疾病。又称网状组织细胞增生症、网状组织细胞肉芽肿、巨细胞性网状组织细胞增生症、脂质性皮肤关节炎、正常胆固醇性黄瘤病。是一种非朗格汉斯组织细胞增生性多系统性肉芽肿性疾病。1952年由卡罗（Caro）和塞尼尔（Senear）首次以网状组织细胞肉芽肿描述，1954年戈尔茨（Goltz）和雷蒙（Laymon）将其命名为多中心网状组织细胞增多症。属罕见病，好发年龄40~50岁，女性多于男性。

病因及发病机制 病因不明，与感染、自身免疫、肿瘤有一定关系。特征性病理表现为致密的皮肤或滑膜活检可见磨玻璃样的多核巨细胞和组织细胞浸润，多核巨细胞胞质有嗜酸性颗粒物质。免疫组织化学分析显示这些细胞具有单核-巨噬细胞标志，CD68和CD45染色阳性，还发现细胞因子阳性染色（肿瘤坏死因子-α、

白介素-β_1、白介素-6)。组织细胞和巨细胞中的脂质沉积属非特异性。可出现纤维组织增生、脂质沉积等。

临床表现　主要是对称性多关节炎、皮肤黏膜损害及多器官组织受累。

对称性多关节炎　特点是弥漫性、对称性、进展性、破坏性。60%患者以对称性多发性关节炎为首发症状，受累关节依次为远端指间、近端指间、膝、肩、腕、髋、足、肘、脊椎、寰枢关节。早期表现为关节肿胀、疼痛、红、热，可伴晨僵、关节腔积液、乏力、发热、食欲缺乏、体重减轻等。约半数患者逐渐出现骨质侵袭，最终可出现骨质破坏、手指畸形。

皮肤黏膜损害　所有患者均有皮肤损害。20%患者以皮下小结为首发症状，出现在关节炎之后或与关节炎同时出现，以丘疹和结节为主，质地较硬，呈淡黄色、棕红色、紫色，常见于上肢、下腹、背部、膝、额、颈、足，从数个到数百个不等，直径从几毫米到2cm不等，一般丘疹较小而数量多，结节较大而数量较少。多数患者均有手和指皮疹，皮肤损害位于手指伸侧、甲皱，形成特征性的"珊瑚珠样"改变。面部和鼻侧的广泛皮肤损害可形成"狮子样"面容，皮肤损害还可位于肘、膝、耳、胸部，孤立性结节浸润较深可形成瘤样外观，面部和躯干皮肤损害融合可形成鹅卵石样改变。少数患者可出现黏膜丘疹，以唇和舌最常见，其次为颊黏膜、齿龈、咽喉、鼻中隔等。有的患者可有严重皮肤瘙痒。

多器官组织受累　此病除影响关节和皮肤外，增生和浸润的组织细胞和多核巨细胞可引起肌炎、胸腔积液、胃溃疡、心包炎、心内膜和心肌浸润。还可累及支气管淋巴结、骨髓、腱鞘、咽喉、唾液腺、眼、甲状腺等。半数患者出现结核菌素试验阳性，1/3患者伴黄瘤病，1/4患者合并恶性肿瘤，如乳腺癌、胃癌、子宫颈癌、卵巢癌、结肠癌、淋巴瘤、白血病、肺和胸膜恶性肿瘤。75%患者诊断此病先于恶性肿瘤。部分病例肿瘤治疗后此病缓解。

辅助检查　实验室检查可有红细胞沉降率增快、贫血、血清胆固醇轻度增多，血清白蛋白/球蛋白比值降低或倒置，少数可出现类风湿因子阳性。关节滑膜活检和皮肤活检可见大量脂质组织细胞和多核巨细胞，电子显微镜检查显示这些细胞有空泡和絮状内涵物。关节炎多出现于远端和近端指间关节，X线表现为关节间隙增宽、软骨缺失和软骨下骨质吸收，骨质疏松不明显，可与类风湿关节炎鉴别。少数患者胸部X线片可有结节性或弥漫性浸润性病变。

诊断与鉴别诊断　尚无统一诊断标准。诊断主要依据如下：①成年发病，女性多见。②早期出现对称性多关节炎，指间关节特别是远端指间关节受累，可出现关节破坏和畸形。③多发性皮下小结，特别是在手指伸侧和甲皱形成"珊瑚珠样"改变。④部分伴多器官组织受累表现。⑤X线显示对称性侵袭性关节损害，关节间隙增宽，骨质疏松不明显。

典型病例诊断不很困难，对于不典型病例，特别是未出现皮肤损害者需进行更多检查以排除其他疾病，必要时及早行受损皮肤或滑膜病理检查，若出现磨玻璃样多核巨细胞和组织细胞聚集，诊断可确立。仅有单发性皮肤网状组织细胞肉芽肿者不能诊断此病。此病需与类风湿关节炎、组织细胞增生症、肉瘤病、淋巴瘤、脂肪代谢异常、黄瘤病等鉴别。

治疗　坚持低脂饮食，动态观察血脂水平，必要时使用降脂药物。可使用解热镇痛抗炎药控制关节症状。对于进展期病例，用糖皮质激素、甲氨蝶呤、环磷酰胺或苯丁酸氮芥，可取得部分或完全缓解。双膦酸盐可改善关节和皮肤损害。积极治疗各种合并症，伴活动性肺结核或肺外结核者，用异烟肼、利福平和乙胺丁醇；伴恶性肿瘤者，根据病情采用手术、化疗、放疗等。

预后　此病具有自限性，自然病程不一致，多数预后良好。关节炎病情轻微者可自然缓解，半数可进展为关节破坏。少数具有广泛器官受累者，15%~30%与恶性肿瘤相关者，预后不良。

预防　防治病毒感染，锻炼身体，增加机体抗病能力。

（毕黎琦）

mímànxìng jiédì zǔzhībìng

弥漫性结缔组织病（diffuse connective tissue disease）　以机体结缔组织发生黏液样水肿及纤维蛋白样变性为特征的一组疾病。结缔组织包括由大量的细胞间质和散在其中的细胞组成的具有支持、连接、营养、保护器官的所有生物组织。这些组织在体内形成网络和框架支持身体，含两种主要的结构蛋白分子：胶原蛋白和弹性蛋白，前者在人体的各个组织中有多种蛋白质的类型，后者有类似弹簧或橡皮筋的拉伸和返回其原始长度的能力，是韧带和皮肤的主要组成部分。在结缔组织病患者中，多有胶原蛋白和弹性蛋白因炎症而损伤。许多结缔组织疾病有异常的免疫系统激活及组织内炎症反应，致使免疫系统直接对抗自身组织（自身免疫）。结缔组织病最早被认为主要是胶原纤维发生的炎症反应，故称为弥漫性胶原病或胶原血管病，逐渐认识到主要病变不仅限于胶原纤维，而改称为结缔组织病。

遗传性结缔组织病包括马方综合征（Marfan syndrome）、埃勒斯-当洛斯综合征（Ehlers-Danlos syndrome）、成骨不全症（脆骨病）、斯蒂克勒综合征（Stickler syndrome）。自身免疫性结缔组织病是存在免疫系统自发过度激活导致循环中额外抗体产生的一组疾病，病因有遗传和环境因素。遗传因素使机体对出现这些自身免疫性疾病具有倾向性。经典的自身免疫性结缔组织病包括系统性红斑狼疮、系统性硬化症、干燥综合征、多发性肌炎、皮肌炎、混合性结缔组织病。自身免疫性结缔组织病的特点是：多系统受累（皮肤、关节、肌肉、心、肾、造血系统、中枢神经等同时受累），病程长，变化多，可伴发热、关节痛、血管炎、红细胞沉降率增快、γ-球蛋白增多等，各有特征性的自身抗体，对糖皮质激素和免疫抑制剂有一定疗效。

(曾小峰)

hóngbān lángchuāng

红斑狼疮（lupus erythematosus, LE）

以结缔组织黏液样水肿、纤维蛋白样变性及坏死性血管炎为主要病理改变的疾病。可分为系统性红斑狼疮（systemic lupus erythematosus, SLE）、亚急性皮肤红斑狼疮（subacute cutaneous lupus erythematosus, SCLE）、盘状红斑狼疮（discoid lupus erythematosus, DLE）、深在性红斑狼疮（即狼疮性脂膜炎）、药物性狼疮、新生儿红斑狼疮、混合型红斑狼疮。各

型红斑狼疮各有其特点，但也有一些共同或相似之处。约15%的SLE患者可有临床和组织学上典型的盘状病损，涉及肝、肾、肺、神经系统等多个重要器官、系统，以及皮肤、黏膜、关节、肌肉等组织。头面部及口腔病损多属于DLE，为最轻的一种。有关SLE和DLE的相互关系长期存在争议，有学者认为是两种不同的疾病，也有学者认为是同一疾病的不同表现。较为一致的看法LE是一个病谱性疾病，病谱的一端为DLE，病变主要局限于皮肤和黏膜，另一端为SLE伴弥漫增生性狼疮肾炎，中间有很多亚型。中国报道约5%的DLE可转变成SLE，而SLE有6%~20%以盘状皮疹为初发症状，且1/4有口腔损害。

(曾小峰)

xìtǒngxìng hóngbān lángchuāng

系统性红斑狼疮（systemic lupus erythematosus, SLE）

以面颊部蝶形皮疹、关节痛、肌痛、神经痛为主要表现，可累及全身各器官和系统的自身免疫病。属弥漫性结缔组织病。

病因及发病机制 病因尚不明确，认为与多种因素相关，包括遗传、雌激素水平、紫外线照射、感染及药物等。遗传因素起重要作用，在环境因素触发下多基因联合作用导致个体最终发展为SLE。其中最重要的是位于第6号染色体的主要组织相容性复合体区的一些基因。主要组织相容性复合体Ⅰ类、Ⅱ类和Ⅲ类均与SLE相关，但只有Ⅰ类和Ⅱ类是增加SLE发病风险的独立危险因素，人类白细胞抗原（human leukocyte antigen, HLA）-DR2及HLA-DR3位点与SLE发病相关。其他有SLE易感性风险的基因包括

IRF5、PTPN22、STAT4、CDKN1A、ITGAM、TNFSF4及Bank1等。环境是SLE另一个重要的发病因素，不仅会触发SLE的发生，而且可加剧现有症状。某些药物可触发狼疮样临床症状，但停药后一般可迅速恢复。

SLE的发生可能与自身T细胞耐受性的破坏有关。在致病因素作用下，SLE患者体内淋巴细胞减少、T抑制细胞功能减低、辅助性T细胞与调节性T细胞平衡紊乱及功能异常、B细胞过度增生，产生大量自身抗体。自身抗体与相应的自身抗原结合形成免疫复合物，沉积在皮肤、关节、小血管、肾小球等部位，在补体的参与下引起多系统急性和慢性炎症及组织坏死，或抗体直接与组织细胞抗原作用，引起细胞破坏，引起机体的多系统损伤。T细胞功能失调还表现在其产生的细胞因子异常，如白介素（interleukin, IL）-1、IL-2减少，IL-2受体表达异常，IL-4、IL-6分泌增多，神经精神狼疮患者脑脊液中IL-6表达升高，IL-10增加，肿瘤坏死因子-α减少，B细胞活化因子（BlyS/BAFF）增加等。这些细胞因子的异常，与正常免疫功能减退、免疫复合物形成、组织器官的损害有明显的相关性，综合分析细胞因子的异常表达将有助于判断疾病活动度及指导临床免疫治疗。

临床表现 复杂多样。多数患者呈隐匿起病，开始仅累及1~2个系统，表现为轻度的关节炎、皮疹、无症状血尿和（或）蛋白尿、血小板减少性紫癜等，部分患者长期稳定在亚临床状态或轻型狼疮，部分患者可由轻型突然变为重症狼疮，更多的则由轻型逐渐出现多系统损害，少数

患者起病即累及多个系统，甚至表现为狼疮危象（表1）。

辅助检查 免疫学检查主要针对抗核抗体谱（anti-nuclear antibodies，ANAs）。免疫荧光法检测抗核抗体（IF-ANA）是筛选检查，诊断敏感性为95%，特异性为65%。除SLE之外，其他结缔组织病患者的血清中也常存在ANA，一些慢性感染也可出现低效价ANA。ANA包括一系列针对细胞核和细胞质中抗原成分的自身抗体。其中，抗双链DNA抗体对SLE的特异性为95%，敏感性为70%，与疾病活动性及预后有关；抗Sm抗体的特异性高达99%，但敏感性仅25%，此抗体的存在与疾病活动性无明显关系；抗核糖体P蛋白抗体与SLE的精神症状有关；抗单链DNA抗体、抗组蛋白抗体、抗U1RNP抗体、抗SS-A抗体和抗SS-B抗体等也可出现于SLE的血清中，但其诊断特异性低。

其他自身抗体包括：与抗磷脂综合征有关的抗磷脂抗体（包括抗心磷脂抗体和狼疮抗凝物）；与溶血性贫血有关的抗红细胞膜抗体；与血小板减少有关的抗血小板抗体；与神经精神性狼疮有关的抗神经元抗体。另外，SLE患者还常出现血清类风湿因子阳性，高γ-球蛋白血症和低补体血症。SLE的免疫病理学检查包括狼疮带试验，表现为皮肤的表皮-真皮交界处有免疫球蛋白（IgG、IgM、IgA等）和补体（C3c、C1q等）沉积，对诊断SLE有一定的特异性，但IgG型狼疮带更具有特异性。狼疮肾炎患者的肾脏免疫荧光多呈现多种免疫球蛋白和补体成分沉积，被称为"满堂亮"。

诊断与鉴别诊断 普遍采用美国风湿病学会（American College of Rheumatology，ACR）1997年推荐的SLE分类标准（表2）。此分类标准的11项中，符合4项或4项以上者，除外感染、肿瘤和其他结缔组织病后，可诊断SLE。其敏感性和特异性分别为95%和85%。需强调指出的是，部分患者病初不具备分类标准中的4条，随着病情的进展方满足

表1　SLE各系统损害特征

受累部位	损害特征
全身症状	发热、乏力等
皮肤黏膜	在鼻背和双颧颊部呈蝶形分布的红斑是特征性改变
	特异性皮疹：急性皮疹，如颊部红斑；亚急性皮疹，如亚急性皮肤型红斑狼疮；慢性皮疹，如盘状红斑、狼疮性脂膜炎、黏膜狼疮、肿胀性狼疮、冻疮样狼疮等
	非特异性皮疹：光敏感、脱发、甲周红斑、网状青斑、雷诺现象等
关节肌肉	多关节炎或关节肿痛、肌痛、肌无力等
浆膜炎	双侧或单侧胸膜炎、心包炎、心包积液、腹水等
泌尿系统	50%~70%的患者病程中可出现临床肾脏受累，肾活检显示几乎所有患者均有肾脏病理学改变，有平滑肌受累者可出现输尿管扩张和肾盂积水
神经系统	中枢神经系统：无菌性脑膜炎、脑血管病、脱髓鞘综合征、头痛、运动障碍、脊髓病、癫痫发作、急性精神错乱、焦虑、认知障碍、情绪失调、精神障碍
	周围神经系统：吉兰-巴雷综合征、自主神经功能紊乱、单神经病变、重症肌无力、脑神经病变、神经丛病变、多发性神经病变
血液系统	贫血：慢性病贫血、肾性贫血、自身免疫性溶血性贫血等，后者多有网织红细胞增多及库姆斯试验（Coombs test）阳性
	白细胞数减少：与血清中存在抑制粒细胞生成的因子相关
	血小板减少：与血清中存在抗血小板抗体、抗磷脂抗体及骨髓巨核细胞成熟障碍有关
	淋巴结肿大和脾大：主要见于起病初期或疾病活动期
呼吸系统	活动后气促、干咳、低氧血症、咯血等，肺功能检查常显示弥散功能下降，合并肺动脉高压、弥漫性出血性肺泡炎者提示预后不佳
心血管系统	心脏各部位均可受累，可有心肌炎、心律失常、疣状心内膜炎、冠状动脉病变、继发性高血压等
消化系统	胃肠道病变：可有胃肠炎、腹膜炎、肠系膜血管炎、肠梗阻等；伴蛋白丢失性肠病者可引起低蛋白血症
	狼疮性腹膜炎：腹部压痛、反跳痛和腹水等
	胰腺炎：活动期可并发急性胰腺炎或单纯胰酶水平升高
	肝脏病变：肝酶水平升高常见，仅少数出现严重肝损害和黄疸
眼部	可有结膜炎、葡萄膜炎、眼底改变、视神经病变等。眼底改变包括出血、视盘水肿、视网膜渗出等；视神经病变可导致突然失明
其他	常继发干燥综合征，有外分泌腺受累，表现为口干、眼干、反复腮腺肿大等
	可继发抗磷脂综合征，表现为动脉和（或）静脉血栓形成、孕中期习惯性流产、血小板减少等，血清抗磷脂抗体阳性

表 2　美国风湿病学会 1997 年推荐的 SLE 分类标准

标准	定义
颊部红斑	固定红斑，扁平或高起，在两颧突出部位
盘状红斑	片状高于皮肤的红斑，黏附有角质脱屑和毛囊栓；陈旧病变可发生萎缩性瘢痕
光过敏	对日光有明显的反应，引起皮疹，从病史中得知或医师观察到
口腔溃疡	经医师观察到的口腔或鼻咽部溃疡，一般为无痛性
关节炎	非侵袭性关节炎，累及两个或更多的外周关节，有压痛、肿胀或积液
浆膜炎	胸膜炎或心包炎
肾脏病变	尿蛋白>0.5g/d 或 3+，或管型（红细胞、血红蛋白、颗粒或混合管型）
神经病变	癫痫发作或精神病，除外药物或已知的代谢紊乱
血液学疾病	溶血性贫血，或白细胞数减少，或淋巴细胞减少，或血小板减少
免疫学异常	抗双链 DNA 抗体阳性，或抗 Sm 抗体阳性，或抗磷脂抗体阳性（包括抗心磷脂抗体、或狼疮抗凝物、或至少持续 6 个月的梅毒血清试验假阳性三者中具备 1 项阳性）
抗核抗体	在任何时候和未用药物诱发药物性狼疮的情况下，抗核抗体效价异常

诊断标准。在 ACR 分类标准中，免疫学异常和高效价抗核抗体更具有诊断意义。一旦患者免疫学异常，即使临床诊断不够条件，也应密切随访，以便尽早作出诊断和及时治疗。

SLE 存在多系统累及症状，每种临床表现均需与相应的各系统疾病鉴别。在确诊 SLE 患者中，病情活动常与感染存在疑似或混杂，是鉴别诊断中首先需要考虑、同时又是临床非常棘手的问题。SLE 可出现多种自身抗体及不典型临床表现，尚需与其他结缔组织病和系统性血管炎等鉴别。一些药物（如异烟肼、肼屈嗪等）也可引起狼疮样表现及 ANA 阳性，需注意鉴别。

治疗　尚无根治方法，主要是对症处理。

一般治疗　需对患者宣教，正确认识疾病，消除恐惧心理，提高对疾病的认识，规律用药，配合治疗，定期随诊。懂得长期随访的必要性。避免过多的紫外线暴露，使用防紫外线用品（防晒霜等），注意卫生，避免过度疲劳及感染。

药物治疗　主要药物治疗是合理应用糖皮质激素、免疫抑制剂控制炎症和抑制异常免疫反应，减少器官损伤，使疾病能长期达到缓解和控制。应根据病情的轻重程度，掌握好治疗的风险与效益之比，合理选用药物，在达到治疗目的同时尽可能减少免疫抑制等相关并发症。

妊娠生育处理　一般来说，在无重要器官损害、病情稳定 1 年或 1 年以上，细胞毒免疫抑制剂停药半年，口服泼尼松 15mg/d 以下者方可怀孕。非缓解期的 SLE 患者妊娠生育存在流产、早产、死胎和诱发母体病情恶化的危险。SLE 患者妊娠后，需产科和风湿科医师双方共同随访诊治，若病情活动，应根据具体情况决定是否终止妊娠。

预后　不定期随诊、不规范治疗是患者死亡的重要原因。SLE 患者急性期死亡原因主要是疾病导致多器官严重损害和感染，尤其是伴严重神经精神性狼疮和急进性狼疮肾炎者；远期死亡的主要原因有慢性肾功能不全、药物（尤其是长期使用大剂量糖皮质激素）的不良反应和冠状动脉粥样硬化性心脏病等。

（曾小峰）

pánzhuàng hóngbān lángchuāng

盘状红斑狼疮（discoid lupus erythematosus，DLE）　主要侵犯皮肤，以界限清楚的红色类圆形斑块为特征的慢性复发性红斑狼疮。以女性多见，30 岁左右发病率最高。

病因不清，皮疹好发于暴露部位，如颧部、鼻背、鼻翼、唇部、头皮、耳郭、颈部、上胸、背部、上肢伸侧、手背、指（趾）背、足跟等处。初为一个或数个小圆形的红斑状圆形鳞屑性丘疹，直径 5～10mm，伴毛囊栓塞。皮肤损害边界清、略高起，中央萎缩略凹陷呈盘状。未经治疗的皮肤损害渐渐向外扩展，逐渐扩大呈圆形或不规则形的斑块，疹色淡红或暗红色，可伴毛细血管扩张，上覆鳞屑，中央区出现萎缩，残留的瘢痕不会收缩。用力剥离鳞屑，可见到鳞屑上有钉状角质栓，栓在扩张毛囊口内，称为"地毯图钉"。光敏感多见，表现为光照射过皮肤的片状损害。黏膜受累可十分突出，尤其是口腔溃疡。20%～25% 的患者可发生口腔损害，下唇、牙龈及颊黏膜较易受累。唇部受损以下唇多见，常形成灰白色糜烂面或浅溃疡。头部有广泛的脱发，头皮损害形成瘢痕可致永久性脱发。病情在日晒或劳累后加重。尽管通常局限于皮肤，但仍有近 10% 患者最终出现不同程度的全身表现，一般不严重，可能仅表现为抗核抗体阳性、白细胞数减少及轻微暂时的全身表现（如轻度发热、乏力和关节痛或肌痛等）常见。

治疗见系统性红斑狼疮。病程慢性经过，持续存在或反复数年，很少自动消退，偶有继发癌变，有 5%的盘状红斑狼疮可转为系统性红斑狼疮。伴盘状红斑狼疮的系统性红斑狼疮患者，一般病情轻，肾脏受累少，预后好。

（曾小峰）

yàjíxìng pífū hóngbānlángchuāng

亚急性皮肤红斑狼疮（subacute cutaneous lupus erythematosus，SCLE）

以环形红斑或丘疹鳞屑型皮疹为特征的红斑狼疮。多有典型的光过敏。

皮疹多见于日光照射部位，如上背部、肩部、上肢伸侧、颈部，很少累及面部及腰部以下，可于数周或数月后消退，消退后可有毛细血管扩张和色素沉着，但无皮肤萎缩和瘢痕形成，皮疹可反复发作。丘疹鳞屑型皮疹初起为小丘疹，逐渐扩大成斑块，附有少许鳞屑，可呈寻常型银屑病样或糠疹样皮疹。环形红斑型初起为环状水肿性丘疹，边缘水肿隆起，渐向周围扩大，皮肤损害中央消退，外周为轻度浸润的水肿性红斑，表面平滑或覆有少许鳞屑，但无明显毛囊口角栓，常呈环状、多形状或不规则形。典型的 SCLE 愈后不留瘢痕，或可有暂时性色素沉着。若皮肤损害持续时间较长，且有持久的毛细血管扩张和白癜风样白斑，也可能遗留瘢痕。不典型皮疹包括紫红色水肿性斑块、疣状损害、毛细血管扩张性红斑及冻疮样损害等。患者常伴轻至中度的全身症状，如关节酸痛、低热、乏力、肌痛等。一般肾及中枢神经较少受损。

实验室检查中，少数可发生外周血白细胞数减少，红细胞沉降率加快，少数可有 γ-球蛋白增多，类风湿因子阳性及低效价抗核抗体阳性，狼疮带试验在皮肤损害区有 90%阳性率，非皮肤损害区阴性。皮肤活检病理表现为表皮角化过度、毛囊口及汗孔角栓、颗粒层增厚、棘细胞层萎缩、表皮突变平、基底细胞液化变性、真皮乳头层水肿、毛细血管扩张及红细胞溢出，真皮血管及附属器周围呈以淋巴细胞为主的灶性浸润。

诊断主要根据皮疹的形态和轻至中度的全身症状，实验室检查有助于诊断。丘疹鳞屑型应与银屑病及玫瑰糠疹鉴别，环形红斑应与其他有环形红斑损害的皮肤病鉴别。其他有环形红斑损害的皮肤病一般无明显的全身症状，缺乏亚急性皮肤红斑狼疮的实验室异常。

治疗原则是避免日晒，局部治疗与全身治疗相结合。可用中等剂量糖皮质激素治疗，光过敏损害可选用羟氯喹或沙利度胺；关节肿痛及血管炎性损害可用雷公藤总苷或环磷酰胺等治疗；皮肤损害泛发及多系统受累者按系统性红斑狼疮治疗。

（曾小峰）

yàowùxìng lángchuāng

药物性狼疮（drug-induced lupus）

药物诱发的以产生抗组蛋白抗体为特征的临床综合征。通常在长期使用相关药物后发病，可以在无系统性红斑狼疮（systemic lupus erythematosus，SLE）病史的患者中发生，其临床和血清学表现在用药时出现，而停药后症状迅速改善。发病年龄较大，病程较短，病情较轻。

病因及发病机制 已知有 400 种药物可导致此病，最常见的是普鲁卡因胺、肼屈嗪、奎尼丁、异烟肼和苯妥英钠。药物致病可分成两种情况，第一种是诱发 SLE 症状，如青霉素、磺胺类、保太松、金制剂，药物进入体内，先引起超敏反应，然后激发狼疮素质或潜在 SLE 患者发生特发性 SLE 或使已患有的 SLE 的病情加剧，通常停药不能阻止病情发展。第二种是引起狼疮样综合征，这类药物在应用较长时间和较大剂量后患者可出现 SLE 的症状和实验室指标改变。致病机制尚不清楚。例如氯丙嗪，有学者认为与双链 DNA 缓慢结合，而在长波紫外线照射下与变性 DNA 迅速结合，临床上皮肤曝晒日光后能使双链 DNA 变性，易与氯丙嗪结合产生抗原性物质；又如肼屈嗪，与可溶性核蛋白结合，在体内能增强自身组织成分的免疫原性，这类药物性狼疮样综合征在停药后症状可消退或仅残留少数症状。人类白细胞抗原分型示 DR4 阳性率显著增高，被认为是药源性 SLE 遗传因素。相关药物可分为三类：已经明确的药物（氯丙嗪、甲基多巴、肼屈嗪、普鲁卡因胺、异烟肼及某些生物制剂）；可能有关的药物（苯妥英钠、青霉胺、奎尼丁），以及相关性尚不清楚的药物（金制剂、一些抗生素和灰黄霉素）。

临床表现 类似于系统性红斑狼疮，但症状较轻，常见发热、关节炎和浆膜炎、面部皮疹、口腔溃疡、狼疮性脱发等，但少有肾脏、血液系统及神经系统受累。实验室检查可有血细胞减少、抗核抗体阳性、抗单链 DNA 抗体阳性，其中 90%以上患者中有抗组蛋白抗体阳性，但抗双链 DNA 及抗 Sm 抗体常为阴性，CH50、C3、C4 一般正常。

诊断与鉴别诊断 赫斯

（Hess）提出药物性狼疮的诊断依据：①药物治疗前无红斑狼疮病史。②治疗期间出现抗核抗体，伴至少 1 项系统性红斑狼疮的临床表现。③停药后症状消失及抗核抗体转阴。

药物性抗核抗体是指患者出现抗核抗体但无狼疮症状。异烟肼是已经明确的能导致药物性狼疮的药物，但部分患者应用抗结核药物后出现 1 项或 1 项以上抗核抗体谱反应而无狼疮症状，符合药物性抗核抗体。药物性抗核抗体是否为药物性狼疮的前期阶段尚难定论，但其出现至少提示药物已导致患者体内产生异常免疫反应。

治疗 原则是及时停用诱发狼疮的药物。一旦停用致病药物，多数症状可消失，不需特殊治疗。肌肉骨骼症状可用非甾体抗炎药控制。对难治病例或易出现肾、胃肠不良反应的老年人，可用短程低剂量糖皮质激素（如泼尼松）治疗。浆膜炎可用非甾体抗炎药，但对严重的心包积液，需用大剂量糖皮质激素。肾脏受累轻微者，一般不需治疗，但在少数情况下，肾功能进行性减退，肾活检证实有狼疮肾炎者，则治疗同 SLE。

（曾小峰）

gānzào zōnghézhēng

干燥综合征（Sjögren syndrome, SS） 主要累及外分泌腺的慢性炎症性自身免疫病。由于其免疫性炎症反应主要表现在外分泌腺体的上皮细胞，故又称自身免疫性外分泌腺体上皮细胞炎或自身免疫性外分泌病。分为原发性干燥综合征（primary Sjögren syndrome, pSS）和继发性干燥综合征（secondary Sjögren syndrome, sSS），前者指因外分泌腺自身免疫功能紊乱所发生的单纯性 SS；后者指合并有其他自身免疫病者。中国 pSS 的患病率为 0.3%～0.7%，男女比例为 1∶（9～20），发病年龄多在 40～50 岁，也见于儿童。

病因及发病机制 pSS 的易感性由多基因组成，在自身抗体阳性和有腺体外表现的 SS 患者中人类白细胞抗原（human leucocyte antigen, HLA）-B8、HLA-Dw-3 和 HLA-DR3 的频率为 50%～80%，且与种族相关。不同种族患者，尤其血清学阳性者，均有较高的 DQA1*0501 等位基因。外分泌腺细胞病毒感染可能是触发 SS 自身免疫反应的重要因素之一，引起 T 细胞和 B 细胞的聚集、活化和增殖。SS 患者外周血 B 细胞数量增多，常伴高 γ-球蛋白血症。外分泌腺局部浸润的主要是 T 细胞，为 60%～70%，且以 Th1 型方向极化为主，可破坏泪腺小管、腺泡结构，诱发自身抗体产生。外周血 Th2 型方向为主的环境更利于 B 细胞的激活及自身抗体的产生。腺体上皮细胞本身可表达 HLA-DR 分子和 SS-B 抗原，参与自身免疫反应的启动，还大量表达细胞黏附分子和细胞因子，加重组织损伤。SS 患者血清中 IgG 还可持续作用于泪腺和唾液腺的 M3 受体，诱导其脱敏、内吞和（或）降解，并可改变亚细胞水平上水分子通道蛋白的分布，导致发病。

临床表现 口干最常见，严重者在讲话时需频频饮水。猖獗性龋齿是此病的特征之一，患者出现多个难以控制发展的龋齿，表现为牙齿逐渐变黑，继而小片脱落，最终只留残根。成年患者可出现间歇性交替性腮腺肿痛，颌下腺和舌下腺受累者少见。还可因舌面干裂表现为舌痛，舌乳头萎缩而光滑，因唾液减少出现口腔溃疡。因泪腺分泌的黏蛋白减少而出现眼干涩、异物感、泪少等症状，严重者哭时无泪。部分患者出现睑缘反复化脓性感染、结膜炎、角膜炎等。因呼吸道黏膜外分泌功能受损，气道分泌物黏稠且不易咳出，可有慢性干咳症状。唾液减少可出现吞咽困难。胃镜检查发现 SS 常合并浅表性胃炎（10%～25%）及萎缩性胃炎（80%）。SS 与原发性胆汁性胆管炎具有一定的相关性，约 75% 的原发性胆汁性胆管炎患者有干燥症状，其中 33%～47% 患者合并有典型的 SS。pSS 中肾脏受累者约 50%，多数为肾小管性酸中毒和并发骨软化症等肾性骨病表现。远端肾小管损伤占 90%。临床表现多为尿液浓缩障碍（肾性尿崩症）或酸化障碍（Ⅰ型肾小管性酸中毒），与肾小管间质淋巴细胞浸润有关。约 15% 的 SS 患者合并血管炎，其表现从超敏性血管炎到类似结节性多动脉炎的坏死性血管炎程度不等。5%～10% 患者有淋巴结肿大，约 50% 在病程中出现大量淋巴细胞浸润。最初多发生于唾液腺或颈淋巴结，随后可在淋巴结以外区域如胃肠道、甲状腺、肺、肾、眼眶等处出现。SS 患者还可出现乏力、低热、消瘦等全身症状。

诊断与鉴别诊断 诊断根据 2002 年修订的分类诊断标准（表）。①pSS 诊断：无任何潜在疾病，符合表中 4 条或 4 条以上，但必须含有第Ⅳ条和（或）第Ⅵ条；同时符合第Ⅲ条、第Ⅴ条中任意 1 条阳性。②SS 诊断：患者有潜在疾病（如结缔组织病），符合表中第Ⅰ条和第Ⅱ条中任意 1 条，同时符合第Ⅲ、Ⅳ、Ⅴ条中任意 2 条。

表 2002 年修订的 SS 国际诊断（分类）标准

Ⅰ. 口腔症状：3 项中有 1 项或 1 项以上
　1. 每日感到口干持续 3 个月以上
　2. 成年后腮腺反复或持续肿大
　3. 吞咽干性食物时需用水辅助
Ⅱ. 眼部症状：3 项中有 1 项或 1 项以上
　1. 每日感到不能忍受的眼干持续 3 个月以上
　2. 感到反复的砂子进眼或砂磨感
　3. 每日需用人工泪液 3 次或 3 次以上
Ⅲ. 眼部体征：下述检查任 1 项或 1 项以上阳性
　1. 泪液分泌试验（希尔默试验）（+）（≤10mm/5min）
　2. 角膜染色（+）（≥4 van Bijsterveld 计分法）
Ⅳ. 组织学检查：下唇腺病理示淋巴细胞灶≥1（每 4mm² 组织内至少有 50 个淋巴细胞聚集于唇腺间质者为一灶）
Ⅴ. 唾液腺受损：下述检查任 1 项或 1 项以上阳性
　1. 唾液分泌流率试验（+）（≤1.5ml/15min）；
　2. 腮腺造影（+）
　3. 唾液腺放射性核素扫描（+）
Ⅵ. 自身抗体：抗 SS-A 抗体或抗 SS-B 抗体（+）（双扩散法）

SS 应与下列疾病鉴别：①其他自身免疫病：如系统性红斑狼疮、类风湿关节炎。②病毒感染：如人类免疫缺陷病毒、EB 病毒或人类嗜 T 细胞病毒感染。③移植物抗宿主病：抗核抗体和抗平滑肌抗体常阳性，但抗 SS-A 抗体和抗 SS-B 抗体则为阴性。④结节病：也可表现出泪腺及唾液腺肿大，高 γ-球蛋白血症，骨、肌肉及关节痛及肺部浸润，其唾液腺活检可见非干酪样肉芽肿。⑤淋巴瘤：可首发于唾液腺，常表现为无痛性硬结，病理检查有助于鉴别。⑥其他：腮腺炎、放射性碘治疗、纤维肌痛样综合征、年老、异常脂蛋白血症、血色病、脂代谢障碍。

治疗　使用各种替代品以保持局部湿润，可应用于口腔、眼、鼻腔、皮肤及阴道，还可服用胆碱能受体激动剂，作用于唾液腺中尚未破坏的腺体，改善口干症状。肌肉、关节痛者可用解热镇痛抗炎药。低钾血症可先经静脉补钾，待病情平稳后改口服。对合并神经系统病变、肾小球肾炎、肺间质性病变、肝损害、肌炎、血细胞减少者等则要给予糖皮质激素治疗，病情进展迅速者可加用免疫抑制剂（如环磷酰胺、硫唑嘌呤等）。有淋巴瘤者应及时行联合化疗。生物制剂，如抗 CD20 单抗治疗 pSS 和对合并淋巴瘤者均有良好的疗效和安全性。进行自体干细胞移植的 SS 患者的人数还很少，其远期疗效尚有待进一步观察。

预后　pSS 预后较好，有内脏损害者经恰当治疗大多可控制病情达到缓解，但停止治疗常可复发。出现肺纤维化、中枢神经系统病变、肾小球受损伴肾功能不全、淋巴瘤者预后较差，其余内脏受累者经治疗后病情大部分能缓解，可进行日常生活和工作。

（鲍春德）

kànglínzhī zōnghézhēng

抗磷脂综合征（anti-phospholipid syndrome，APS）

一组由抗磷脂抗体介导或与之密切相关的慢性疾病。APS 可分为原发性和继发性，后者多见于系统性红斑狼疮或类风湿关节炎等自身免疫病。此外，还有一种少见的恶性 APS，表现为短期内进行性广泛血栓形成，造成多器官功能障碍综合征甚至死亡。多见于年轻人，男女发病比例为 1：9，女性中位年龄为 30 岁。

病因及发病机制　抗磷脂抗体（anti-phospholipid antibody，aPL）存在于血清中，为一组能与含磷脂结构的抗原物质发生反应的抗体。APS 由 aPL 介导，确切病因机制尚不清楚，可能与遗传、感染等因素有关，认为是遗传和环境因素相互作用的结果，吸烟、高脂血症、口服避孕药常能诱发并加重病情。据报道 APS 患者存在家族聚集倾向，遗传因素是高度异质性和多因素的，抗心磷脂抗体（anti-cardiolipin antibody，aCL）阳性患者中人类白细胞抗原-DR4、DR7、DRw53 和 DQB1*0302 检出率明显增高。不同种族和人群的分布情况不尽一致。

APS 的病理基础为体内凝血机制异常而导致血栓形成，过去认为 aPL 的靶抗原主要是阴性磷脂，但 1990 年发现，直接针对磷脂的 aPL 多见于感染性疾病，而与血栓和病态妊娠相关的 aPL 所识别抗原为血浆中 β₂-糖蛋白 1。研究发现多种凝血相关蛋白可以成为 aPL 的靶抗原，包括凝血酶原、蛋白 C、蛋白 S、膜联蛋白 V、缓激肽原、组织型抗凝血酶原激活物、纤溶酶原、纤溶酶和抗凝血酶原Ⅲ等。已证实，aPL 可抑制多种凝血因子的活性而诱导血栓形成。

临床表现　主要是血栓形成、病理妊娠和血小板减少等。

血栓形成　取决于受累血管的种类、部位和大小，可累及单一或多个血管。静脉血栓比动脉血栓多见。静脉血栓以下肢深静

脉血栓最常见，还可见于肾、肝和视网膜。动脉血栓多见于脑及上肢，还可累及肾、肠系膜及冠状动脉等部位。肢体静脉血栓形成可致局部水肿，肢体动脉血栓会引起缺血性坏疽。

产科异常　胎盘血管血栓导致胎盘功能不全，可引起习惯性流产、胎儿宫内窘迫、宫内发育迟缓或死胎。典型的 APS 流产常发生于妊娠 10 周以后，但亦可更早。APS 孕妇可发生严重的并发症，早期可发生先兆子痫，亦可伴溶血、肝酶水平升高及血小板减少，即 HELLP 综合征。

血小板减少　是 APS 的另一重要表现。

肾脏病变　主要表现为肾动脉血栓或狭窄、肾脏缺血坏死、肾性高血压、肾静脉血栓、微血管闭塞性肾病和相关的终末期肾病，统称为抗磷脂综合征相关肾病。

其他表现　80%的患者有网状青斑，心脏瓣膜病变是晚期出现的临床表现，严重者需行瓣膜置换术。此征相关的神经精神病变包括偏头痛、舞蹈病、癫痫、吉兰-巴雷综合征（Guillain-Barré syndrome）、一过性延髓麻痹等，缺血性骨坏死极少见。

诊断与鉴别诊断　APS 的诊断主要依靠临床表现和实验室检查，常用 2006 年悉尼国际 APS 会议修订的分类标准（表）。

此征需与下列疾病鉴别：自身免疫病、感染性疾病、高脂血症、糖尿病周围血管病、血栓闭塞性脉管炎、血管炎、高血压和肿瘤等所致血栓性疾病。年轻人发生脑卒中或心肌梗死应排除原发性 APS 综合征的可能性。

治疗　急性期血栓可行取栓术，静脉血栓在 72 小时内手术，动脉血栓在 8～12 小时内行取栓术或血管旁路移植术。有手术禁忌者可溶栓，常用药物有尿激酶、链激酶，溶栓后用肝素或华法林抗凝治疗。

对原发性 APS 的治疗主要是对症处理、防止血栓和流产再次发生。一般不需用糖皮质激素或免疫抑制剂，除非对继发性 APS，如继发于系统性红斑狼疮或伴严重血小板减少（<50×10^9/L），或溶血性贫血等特殊情况。抗凝治疗主要应用于 aPL 阳性伴血栓患者，或 aPL 阳性又有反复流产史的孕妇。对无症状的 aPL 阳性患者不宜行抗凝治疗。

恶性 APS 骤然起病，可能源于停用抗凝治疗、感染和疾病活动。一般主张抗凝同时使用较大剂量糖皮质激素治疗，必要时联合使用血浆置换、免疫吸附和静脉注射免疫球蛋白。其他治疗如抗 CD20 抗体也可使用。

预后　与所累及器官及继发于何种疾病有关。欧洲一份随访资料显示总死亡率为 5.3%，死亡原因为严重的血栓事件，如心肌梗死、脑卒中和感染。

预防　规律且长期服用抗凝药物预防血栓的再次发生是唯一有效方法。

（杨程德）

tèfāxìng yánxìng jībìng

特发性炎性肌病（idiopathic inflammatory myopathies，IIM）　以骨骼肌炎症病变为特征的一组系统性结缔组织病。包括多发性肌炎、皮肌炎和包涵体肌炎等。中国发病率尚不清楚，国外报道发病率为（2～10）/100 万，女性多于男性。其确切病因和发病机制尚不十分明确，遗传和环境因素可能与发病有关。编码人类白细胞抗原-DR3 的等位基因是 IIM 的主要遗传易感基因。病原体感染和药物、紫外线照射等也与发病有关。IIM 是一组异质性自身免疫病，免疫异常在发病中起重要作用，细胞免疫和体液免疫共同介导肌肉的炎症和损伤。非免疫机制如内质网应激、核因子 κB 通路激活、异常折叠蛋白在肌细胞内聚集对发病也起一定作用。各亚型 IIM 的临床表现、诊断、治疗

表　2006 年悉尼国际 APS 会议修订的分类标准

临床标准
1. 任何器官或组织发生一次以上的动脉、静脉或小血管血栓，血栓必须被客观的影像学或组织学证实。组织学还必须证实血管壁附有血栓，但无显著炎症反应
2. 病理性妊娠
（1）发生 1 次以上的在妊娠 10 周或 10 周以上不可解释的形态学正常的死胎，正常形态学的依据必须被超声或被直接检查所证实，或
（2）在妊娠 34 周之前因严重的子痫或先兆子痫或严重的胎盘功能不全所致一次以上的形态学正常的新生儿早产，或
（3）在妊娠 10 周以前发生 3 次以上的不可解释的自发性流产，必须排除母亲解剖异常、激素异常及双亲染色体异常
实验室标准
1. 血浆中出现狼疮抗凝物，至少发现 2 次，每次间隔至少 12 周
2. 用标准酶联免疫吸附试验在血清中检测到中或高效价的 IgG/IgM 类 aPL 抗体（IgG 型 ACA>40GPL；IgM 型 ACA>40MPL；或效价>99 的百分位数）；至少 2 次，间隔至少 12 周
3. 用标准酶联免疫吸附试验在血清中检测到 IgG/IgM 型抗 β$_2$-磷酸葡萄糖构酶抗体，至少 2 次，间隔至少 12 周（效价>99 的百分位数）

注：诊断 APS 必须具备表中至少 1 项临床标准和 1 项实验室标准；APS 的诊断应避免临床表现和 aPL 阳性之间的间隔时间<12 周或>5 年

和预后见多发性肌炎、皮肌炎和包涵体肌炎等。

（王国春）

duōfāxìng jīyán

多发性肌炎（polymyositis，PM）

以四肢近端肌肉无力为主要特征的自身免疫性炎症性肌病。是特发性炎性肌病的一个临床亚型。主要见于成年人，男女发病比例约为1:2。

病因及发病机制　PM确切病因不明，发病与遗传、环境因素和免疫异常有关，细胞免疫在发病中起重要作用，T细胞介导的细胞毒作用可能是肌细胞损伤的主要机制。

临床表现　PM常呈亚急性或慢性起病，数周至数月内出现对称性的四肢近端肌无力，仅少数患者急性起病，可伴肌痛或肌压痛。部分患者有关节肿痛或雷诺现象。约半数患者可出现颈屈肌无力，头常呈后仰态，平卧时抬头困难。眼轮匝肌和面肌受累罕见，这有助于与重症肌无力鉴别。PM还可累及骨骼肌外系统，如肺间质病变、心脏受累、吞咽困难、关节痛或关节炎等。PM可并发恶性肿瘤，也可伴发其他结缔组织病。

诊断与鉴别诊断　辅助检查有助于诊断。①血清肌酶：急性期血清肌酸激酶水平明显升高，可达正常值上限的50倍，但很少超过100倍，其程度常与病情变化平行。②自身抗体：抗Jo-1抗体是PM特异性抗体，阳性率为10%~30%，在伴间质性肺病的患者中阳性率为60%~70%，它的出现与抗合成酶综合征密切相关。抗信号识别粒子抗体是PM的另一个特异性抗体，阳性率为4%~5%，与PM的心脏受累相关。③肌电图检查：活动性患者肌电图呈典型的肌源性损害改变，但

也有部分患者肌电图检查无明显异常。④肌活检：病理检查HE染色可见肌纤维大小不一、变性、坏死、再生及炎症细胞浸润，上述表现不具有特异性，可见于各种原因引起的肌病。免疫组化检测可见肌细胞表达主要组织相容性复合体Ⅰ类分子，浸润的炎症细胞主要为$CD8^+T$细胞，呈多灶状分布在肌纤维周围及肌纤维内，这是PM特征性的表现。对有对称性四肢近端肌无力，血清肌酶水平升高，肌电图示肌源性损害，肌活检异常者，可考虑诊断PM。对不典型病例应与包涵体肌炎、肌营养不良、重症肌无力、运动神经元病、线粒体肌病、感染性肌病、内分泌性肌病、代谢性肌病、药物性肌病鉴别。

治疗　糖皮质激素是治疗PM的首选药物，病情反复或对糖皮质激素治疗无效者应加用免疫抑制剂如硫唑嘌呤、甲氨蝶呤、环磷酰胺等。静脉注射免疫球蛋白、环孢素、吗替麦考酚酯、他克莫司、生物制剂等也尝试用于难治性尤其是并发心、肺、食管等器官损害者。卧床休息，适当进行肢体被动运动，可防止肌萎缩，症状控制后适当锻炼，避免感染。长期服用糖皮质激素者应补充钙剂和维生素D，以预防骨质疏松。

预后　较皮肌炎差，影响预后的因素包括年龄、合并肿瘤或有心肺受累。

（王国春）

pí jīyán

皮肌炎（dermatomyositis，DM）

以肌肉炎症、特征性皮炎、淋巴细胞浸润为特征的自身免疫病。是特发性炎性肌病的一个临床亚型。任何年龄均可发病，5~15岁和45~65岁为发病高峰，女性发病多于男性。

病因及发病机制　确切病因不明，发病与免疫异常、病毒感染、遗传及肿瘤等因素有关，体液免疫介导的血管内皮损伤在发病过程中起十分重要的作用。

临床表现　多数DM呈亚急性起病，少数可急性起病，出现对称性四肢近端肌痛、肌无力，伴或不伴颈屈肌、吞咽肌和呼吸肌无力。除肌肉受累外，还有特征性的皮疹表现。例如，戈特隆征（Gottron sign）为出现在关节伸侧，尤其是掌指关节、指间关节或肘关节的暗红色或紫红色斑丘疹，也可出现在膝关节及内踝等处，边缘不整，或融合成片，表面常覆鳞屑。向阳疹为一侧或双侧上睑或眶周的水肿性紫红色皮疹，光照加重，也可出现于面颈部、前胸、肩背部（披肩征）和臀外侧（枪套征），常伴瘙痒。其他皮肤损害还有甲皱毛细血管扩张，甲周红斑，手掌面和侧面皮肤过度角化、裂纹及粗糙（又称技工手），雷诺现象，指端溃疡，口腔黏膜红斑，皮肤血管炎和脂膜炎等。部分患者还可出现肌肉硬结、皮下小结或皮下钙化。还可出现全身多系统受累，也可与肿瘤和其他结缔组织病伴发。

辅助检查　①血清肌酶：正常或升高。②自身抗体：除抗合成酶抗体外，DM的特异性自身抗体还包括抗Mi-2抗体，阳性率为4%~20%，与DM的皮疹程度相关；新发现的抗转录中介因子-1γ抗体，阳性率为13%~20%，与DM严重皮肤病变和儿童DM脂肪萎缩相关，在成年人与肿瘤高度相关。③肌电图：呈肌源性损害。④肌活检：病理特点是毛细血管床减少，炎症细胞分布在血管周围或肌束周围，以B细胞和$CD4^+$

T细胞为主，肌纤维坏死多发生在束周而出现束周萎缩，这是DM的特征性表现。有学者认为肌活检发现束周萎缩，即使无明显炎症也可诊断DM。

诊断 ①对称性四肢近端肌无力。②血清肌酶水平升高。③肌电图呈肌源性损害。④肌活检异常。⑤向阳疹和戈特隆征。符合第5条加1~4条中的任意3条可确诊为DM。对不典型病例应做肌活检。

治疗 糖皮质激素（简称激素）是治疗DM的首选药物。甲氨蝶呤对部分DM的皮肤损害有效。吗替麦考酚酯和他克莫司对顽固性皮疹有效。羟氯喹对皮疹有效，但对肌炎无治疗作用。静脉注射免疫球蛋白对激素无效的难治性DM皮疹可能有效。卧床休息，适当进行肢体被动运动，可防止肌萎缩，症状控制后适当锻炼，避免感染。光敏感性皮疹的患者应避免日光照射。长期服用激素者应补充钙剂和维生素D预防骨质疏松。

预后 儿童DM预后较好，高龄、合并肿瘤、心肺受累者预后较差。

（王国春）

wújībìng píjīyán

无肌病皮肌炎（amyopathic dermatomyositis，ADM）

有皮肌炎特征性皮疹表现但无明显肌肉病变的自身免疫病。是皮肌炎（dermatomyositis，DM）的一个临床亚型。发病率尚不清楚。好发于50岁以上人群，女性多于男性，儿童也可起病。

病因及发病机制 确切病因不明，发病与遗传、感染、吸烟等因素相关，免疫学异常在发病过程中起重要作用。

临床表现 ADM有典型的DM皮疹，如戈特隆征（Gottron sign）和向阳疹，但无四肢近端肌无力，血清肌酶、肌电图和肌活检可无异常，或肌活检仅呈轻微改变。部分患者在皮肤病变数年后可出现肌无力，发展为典型的DM。ADM可出现与DM相同的骨骼肌外器官受累，如吞咽困难、间质性肺病（interstitial lung disease，ILD）、心脏受累等。部分患者表现为快速进展的ILD，死亡率高，是影响ADM预后的重要因素之一。ADM与恶性肿瘤的相关性也与DM相近，肿瘤发生的风险包括老年，有皮肤坏死、甲周红斑或快速进展的皮疹。因此，对有严重皮肤损害者在就诊时及确诊后的前3年内均应筛查肿瘤。儿童ADM一般不易合并ILD和肿瘤。

辅助检查 ADM血清中可有多种自身抗体，包括抗Jo-1抗体、抗Mi-2抗体、抗转录中介因子-1γ抗体（与ADM合并肿瘤相关，见皮肌炎）。新发现的抗CADM-140抗体被认为是ADM的标志性抗体，与ADM合并ILD尤其是快速进展的ILD高度相关。抗小泛素相关修饰物活化酶抗体也是新发现的DM特异性抗体，阳性率约8%，见于成年人DM和ADM，此抗体阳性者多以皮疹为首发表现，吞咽困难常见，但与ILD和肿瘤不相关。ADM皮肤活检组织病理学特征与DM类似，表现为表皮角化、棘层萎缩、基底细胞液化变性、真皮胶原化或玻璃样变，血管扩张及周围淋巴细胞浸润。

诊断 有特征性的DM皮疹表现，皮肤活检符合DM组织学改变，即可除外其他皮肤疾病。皮肤损害出现后2年内无肌无力，血清肌酶水平正常，即可确诊为ADM。若病程较短可暂定为ADM，因部分患者在数年后可发展为典型的DM。

治疗 糖皮质激素、甲氨蝶呤、羟氯喹对ADM的皮疹有效。ADM合并ILD尤其是快速进展的ILD应早期大剂量糖皮质激素联合环磷酰胺或环孢素治疗，无效者可换用他克莫司和静脉注射免疫球蛋白。

预后 ADM预后不一，亚洲报道预后较差，最常见的死因是合并快速进展的ILD；美国报道的死亡率与DM相近；合并肿瘤、ILD和抗CADM-140抗体阳性预后较差；儿童ADM预后较好。

（王国春）

bāohántǐ jīyán

包涵体肌炎（inclusion body myositis，IBM）

以肌质或肌核内有管状细丝包涵体为特征的炎性肌病。是特发性炎性肌病的一个临床亚型。通常在50岁以后发病，男女发病比例3:1。

病因及发病机制 IBM的病因不明，遗传因素、免疫反应异常和肌细胞变性与IBM的发病可能有关。T淋巴细胞介导的细胞毒作用、内质网应激、肌细胞内异常蛋白的聚集均参与肌细胞的炎症和损伤。

临床表现 IBM起病隐匿，病情进展缓慢，远端肌群受累较近端明显，受累的肌肉常不对称。早期最常见症状是股四头肌肌无力，站起、下蹲、上楼困难，严重时可出现频繁摔倒，是患者致残的主要原因。另一个常见症状是指屈肌无力，持物困难。病情进展可出现明显肌萎缩。肌痛不常见。约1/3的患者可有面肌无力。约40%的患者可在病程中出现吞咽困难。可伴乏力、食欲缺乏、体重减轻、发热等。与多发性肌炎和皮肌炎不同的是，IBM的心脏病变和肺间质病变不多见，与肿瘤的发生也无明显相关性。15%患者可合并其他结缔组织病。

辅助检查 IBM患者的血清肌酶谱升高；自身抗体通常阴性，合并其他结缔组织病者可检出抗核抗体。肌电图通常呈肌源性损害，但有1/3的患者也可出现神经源性损害。

诊断 IBM患者从症状出现到确诊的时间平均6年。对50岁以后发病，出现缓慢进展的不对称的股四头肌和手指屈肌肌无力者应高度怀疑IBM。确诊需做肌活检。IBM患者肌组织有3个病理特征：①肌内膜炎。②肌纤维内有1个以上镶边空泡。③电子显微镜下可见细胞内淀粉样物沉积，胞质和胞核内可见管状细丝包涵体。具备以上所有病理改变方可确诊为IBM。

治疗 尚无疗效肯定的治疗方法，通常认为糖皮质激素和免疫抑制剂仅对部分患者在疾病初期有一定疗效，但不能阻止疾病进展。静脉注射免疫球蛋白对吞咽困难有一定疗效。对严重吞咽困难者，可采用食管扩张术、环咽肌切开术改善吞咽功能。物理疗法可改善和稳定患者的肌力及功能，且不致血清肌酶水平升高。

预后 多数IBM患者是老年人，预期寿命无明显变化，病程5年以上者常需借助手杖等工具辅助行走，病情严重者可致残。

（王国春）

exìng zhǒngliú xiāngguān yánxìng jíbìng

恶性肿瘤相关炎性肌病

（cancer-related inflammatory myopathy） 具备皮肌炎或多发性肌炎的临床表现和诊断依据并在炎性肌病诊断前、中、后出现恶性肿瘤的疾病。肌炎与恶性肿瘤的相关性于1916年首次被发现，其并存率为5%～25%，多数出现在皮肌炎（dermatomyositis，DM），少数出现在多发性肌炎（polymyositis，PM）。虽然这组患者肌肉和皮肤改变与其他组患者无明显差别，但已被独立划分出来，约占所有病例的20%（6%～60%）。PM和DM合并恶性肿瘤的发病率是正常人群的5～11倍。多见于40～60岁，女性多见。DM患者每个年龄段的肿瘤风险均升高，PM患者合并肿瘤的风险则随年龄增加而下降。合并的恶性肿瘤可发生在任何部位，以肺、鼻咽、卵巢、乳腺及胃等部位好发。

病因及发病机制 可能与机体免疫状态的改变、肿瘤和肌肉间存在交叉反应抗原或肌肉本身存在潜在的病毒感染有关。

临床表现 表现为对称性肌无力，骨盆带及肩胛带肌群最易受累，下蹲、起立和双臂上举困难；其次是颈肌和咽喉肌受累，抬头无力、吞咽困难、声音嘶哑和构音困难；可伴发热、肌痛、雷诺现象、关节痛（炎）、乏力、食欲缺乏和体重减轻等。DM的特殊皮疹包括戈特隆征（Gottron sign）、技工手、披肩征、颈前及前胸"V"字形红色皮疹、眶周向阳疹。可有内脏损害，如呼吸系统可有间质性肺炎、胸膜炎、吸入性肺炎、肺不张等，少数患者有肺动脉高压；心脏受累表现为传导阻滞等各种心律失常及心包积液，甚至因心肌炎而出现心功能不全，严重者可因充血性心力衰竭和严重的心律失常而死亡；胃肠道以吞咽困难、饮水呛咳最常见，还可出现胃肠蠕动减慢，胃排空时间延长和反流性食管炎。

诊断与鉴别诊断 多数恶性肿瘤与PM和DM的诊断时间相距在1年之内，对年龄>40岁、有皮疹、不具有自身抗体、肌炎病史不超过2年者应警惕并存恶性肿瘤，进行乳腺、消化道、直肠、盆腔的全面检查，包括血、尿、粪便检查，血清蛋白电泳、癌胚抗原等肿瘤标志物、B超、X线胸片、骨扫描、鼻咽部检查，消化道造影、宫颈刮片等。PM和DM的诊断用博汉（Bohan）和彼得（Peter）标准：①四肢对称性、进行性近端肌无力。②血清肌酶谱升高。③肌电图示肌源性损害。④肌活检异常。⑤皮肤特征性表现。具备前4项为PM。具备前4项中的3项可能为PM，仅具备2项为疑诊PM。具备第5项、第3项或第4项可确诊为DM；第5项加第2项可能为DM，第5项加第1项为可疑DM。

肌肉损害的原因需与以下疾病进行鉴别：内分泌代谢疾病所致肌病、包涵体肌炎、先天性肌营养不良、运动神经元病、重症肌无力、感染、药物和毒物诱发的肌损害、横纹肌溶解等；不典型皮疹合并肌炎者需与系统性红斑狼疮等其他结缔组织病鉴别。

治疗 重点是治疗肿瘤，可使皮肌炎和肌炎病情明显好转。原发性肿瘤瘤体不大者首选手术。发现较晚者一般以综合治疗为主。若肿瘤治疗方法有限而PM或DM对机体造成的损害更突出，可针对PM或DM治疗，如泼尼松、环磷酰胺等，但在恶性肿瘤未充分治疗的情况下疗效较差。

预后 肿瘤是PM和DM患者死亡的主要原因之一。合并肿瘤的DM患者预后取决于恶性肿瘤的预后。死亡原因包括肿瘤扩散、肿瘤相关的多器官功能障碍综合征及感染。早期发现肿瘤是提高疗效、根本改善预后的关键。

（张晓 李玲）

yòuniánxíng píjīyán

幼年型皮肌炎（juvenile dermatomyositis，JDM）

16 岁以下发病的以骨骼肌非化脓性炎症为特征的系统性自身免疫病。年发病率为（2~3）/百万，有种族差异，约占儿童结缔组织病的 6%。4~10 岁起病多见，女性发病略多于男性。幼年型肌炎（juvenile polymyositis，JPM）系指本组疾病中无皮肤损害者，比 JDM 少见。

病因及发病机制 病因未明，多认为是某些遗传易感个体，由免疫因素介导，感染与环境因素诱发。病毒感染、接种疫苗、对药物的超敏反应和日光灼伤等可能诱发此病。免疫球蛋白和补体沉积在骨骼肌的小血管壁上导致免疫复合物性血管炎及骨骼肌细胞主要组织相容性复合体 I 类分子过表达造成严重而快速的肌炎发生均提示免疫因素在发病机制的作用。

临床表现 多数起病隐匿，少数呈急性或亚急性发病。四肢近端肌无力、皮疹、发热、疲乏、关节痛、体重下降和食欲缺乏，肌肉受累常从下肢近端肢带肌开始，继而累及肩带肌和上肢。肌肉肿胀和僵硬，患儿诉有肌痛、压痛、晨僵，起床、穿衣和上楼困难，少数有咽、腭部肌无力致饮水呛咳、吞咽困难和构音障碍。误吸有时为致命性。颈肌受累致抬头无力，少部分患者有呼吸肌和胸部肌肉无力。病程后期可出现远端肌无力、肌萎缩及关节挛缩。累及心脏者表现为心动过速或过缓、心律失常、心脏扩大、心肌损害和心功能异常，亦可有胸膜炎、间质性肺炎、肝大，以及食管蠕动差和食管扩张。

皮疹多为典型皮肌炎性，如面颊部、眶周向阳疹、戈特隆征（Gottron sign）等。血管炎是皮疹的基础。发病时皮肤和皮下组织为暂时性水肿，后期皮肤萎缩变薄，导致脱发和毛细血管扩张。血管炎可导致皮肤溃疡，随着病程的进展，皮肤钙化逐渐明显。

JDM 与成年人皮肌炎的不同是前者面部紫红色水肿斑、甲周红斑、毛细血管扩张、钙质沉着和血管炎的发生率均高于后者，关节痛、肿瘤、间质性肺炎和心脏损害的发生率则低于成年人皮肌炎患者，若及时合理治疗，肌力恢复和预后相对较好。伴血管炎者可出现胃肠出血和穿孔。

JDM 肌酶谱改变与成年患者相似，绝大多数升高，其中肌酸激酶可高达正常值上限的 20~40 倍，但抗氨基酰 tRNA 合成酶抗体少见。半数患者有循环免疫复合物存在。绝大多数肌电图异常，79% 的患者肌活检有特异性改变。

诊断与鉴别诊断 诊断在发病年龄<16 岁的基础上采用 Bohan 标准和 Peter 标准。①四肢对称性、进行性近端肌无力。②血清肌酶谱升高。③肌电图示肌源性损害。④肌活检异常。⑤皮肤特征性表现。具备前 4 项为 JPM，具备①~④项中的 3 项可能为 JPM，具备 2 项为疑诊 JPM；具备第⑤项再加 3 项或 4 项可确诊为 JDM；第⑤项加上 2 项可能为 JDM，第⑤项加上 1 项为可疑 JDM。诊断前应排除其他可引起肌病的疾病。

JDM 或 JPM 肌肉损害的原因需与先天性肌营养不良、运动神经元病、重症肌无力、感染、内分泌代谢疾病所致肌病、药物和毒物诱发的肌损害、横纹肌溶解等鉴别，不典型皮疹合并肌炎者

需与系统性红斑狼疮等其他结缔组织病鉴别。

治疗 确诊后应早期治疗，防止并发症和降低病死率。

一般治疗 急性期需卧床休息，避免运动加重肌肉损伤。恢复期注意活动关节，锻炼肌力，防止关节强直挛缩和肌萎缩。吞咽困难者避免进食呛咳，忌卧床进食以防吸入性肺炎，必要时给予鼻饲。治疗期间应注意防止感染。

系统治疗 首选糖皮质激素，为减少该药物的毒副作用可早期合用免疫抑制剂或细胞毒性药物，甲氨蝶呤为一线药物，硫唑嘌呤和环孢素用于甲氨蝶呤不能耐受或无效者；环磷酰胺主要用于病情严重且顽固或血管炎（如溃疡等）明显和肺间质病变者；也可用丙种球蛋白快速控制病情。

皮肤损害的治疗 注意避光；羟氯喹和氯喹对皮疹有效，也有助于减少糖皮质激素用量，但应注意此药可能引起药疹、视力改变、骨髓抑制。

预后 广泛的皮疹和血管炎、胃肠道和呼吸系统受累是预后不良的重要因素。延迟治疗的时间越长，达到缓解所需时间越长，并发症越多，病情越持续进展，皮肤病变或功能障碍越常见。早期积极治疗 JDM 是改善预后的有效手段。

（张晓 李玲）

jiédìzǔzhībìng xiāngguān jīyán

结缔组织病相关肌炎（connective tissue disease-related myositis）

与系统性硬化症、系统性红斑狼疮、类风湿关节炎和干燥综合征相关的肌炎。是炎性肌病的临床亚型的一个分类。分别称为系统性硬化症相关肌炎、红斑狼疮相关肌炎、类风湿关节炎合并

肌炎和干燥综合征相关肌炎。

系统性硬化症相关肌炎　在系统性硬化症中，轻度肌肉受累见于 50%~80% 的患者。欧洲对 114 例系统性硬化症重叠综合征患者进行回顾性研究报告，95% 患者抗 PM-Scl 抗体阳性，其中 80% 有炎性肌病。这种硬化性肌炎可同时存在皮肌炎的表现，如肌痛、肌炎、戈特隆征（Gottron sign）、向阳疹和钙质沉着。其血清抗体有广泛异质性，约 90% 的系统性硬化症患者抗核抗体阳性。与系统性硬化症相关抗体包括抗 Scl-70 抗体、抗着丝点抗体、抗核不均一核糖核酸蛋白-1（hnRNP-1）抗体、抗 RA33 抗体、抗 p23 抗体、抗 p25 抗体、抗核糖核酸聚合酶-Ⅰ（RNAP-Ⅰ）抗体、抗核糖核酸聚合酶-Ⅲ（RNAP-Ⅲ）抗体、抗 U1-RNP 抗体、抗 PM-Scl 抗体、抗核仁纤维蛋白抗体、抗组蛋白抗体、抗 Ku 抗体、抗内皮细胞抗体和抗 Th/To 抗体。抗 PM-Scl 抗体阳性患者可能存在肌炎/系统性硬化症重叠综合征，且易发展为肺间质病变。

红斑狼疮相关肌炎　见于 5%~11% 的红斑狼疮患者，可发生于疾病的任何时期，全身肌痛与压痛常见，与炎性肌病表现一样，有近端肌无力、肌酸激酶或醛缩酶水平增高，肌活检及肌电图均提示近端肌病。红斑狼疮相关性肌炎的组织学改变不如特发性炎性肌病明显，可有肌萎缩、微管包涵体和单核细胞浸润；纤维坏死不多见；尽管合并炎症不明显，但几乎均可见到免疫球蛋白沉积。

类风湿关节炎合并肌炎　肌无力和肌萎缩常见，轻度肌酶谱水平升高或正常，肌活检及肌电图提示肌病，病理表现主要是 Ⅱ 型肌纤维萎缩，肌纤维坏死及单核细胞浸润，类风湿性血管炎。

干燥综合征相关肌炎　肌痛较常见。肌酸激酶持续升高较少见。有研究显示，系统性硬化症肌活检异常率较高，包括炎性肌炎、血管周围淋巴细胞浸润和包涵体。

（张　晓　石桕珍）

kàng héchéngméi kàngtǐ zōnghézhēng
抗合成酶抗体综合征（anti-synthetase syndrome，ASS）　以氨基酰 tRNA 合成酶为靶抗原的自身免疫性肌病。是特发性炎性肌病的一个临床亚型。可见于多发性肌炎（polymyositis，PM）和皮肌炎（dermatomyositis，DM）患者，但更常见于无皮疹者。

病因未明。遗传背景、感染因素、环境因素及恶性肿瘤可能与肌炎的发生有关。因 ASS 常合并其他自身免疫病（如系统性硬化症），且多数患者出现自身抗体反应，故通常认为 ASS 是源于自身免疫。以氨基酰 tRNA 合成酶为靶抗原的自身抗体具有化学趋化能力，可触发特异性免疫反应，在肌炎和肺间质病变的发病机制上可能起一定作用。

临床表现为发热、肌炎、雷诺现象、关节炎、技工手、肺间质病变、抗 Jo-1 抗体阳性。肺间质病变表现为进行性胸闷、气短、干咳，合并感染可有咳痰、发热，还可引起急性呼吸窘迫综合征，是此征的主要死亡原因；关节炎为对称性多关节炎，常累及腕、掌指关节及近指关节，早期应与类风湿关节炎鉴别。

治疗应早期应用大剂量糖皮质激素，疗效好。病情重及进展型肺间质病变者应加用环磷酰胺、甲氨蝶呤等免疫抑制剂，可防止复发，使疾病获得长期缓解。合并肺间质病变者预后差，死亡率高。

（张　晓　石桕珍）

yàowùxìng jībìng
药物性肌病（drug-induced myopathy）　应用某些药物后出现的肌病。又称中毒性肌病。不是一种独立性疾病，属于医源性疾病，药物副作用所致。

病因及发病机制　很多药物可引起此病，调脂药最常见，包括羟甲基戊二酰辅酶 A 还原酶抑制剂他汀类药物、贝特类药物、烟酸和依折麦布。他汀类和贝特类调脂药是引起坏死性肌病的主要药物。他汀类药物的肌毒性与抑制辅酶 Q_{10} 的生物合成有关。辅酶 Q_{10} 的缺乏致使线粒体能量代谢严重不足，是他汀类肌病和横纹肌溶解的主要病理生理学特征。他汀类药物所致肌病的病理改变与线粒体肌病基本一致。诱发他汀类药物性肌病的危险因素包括：①大剂量使用。②与贝特类调节血脂药合用。③与 CYP3A4 抑制剂合用，如环孢素、红霉素、克拉霉素、酮康唑、地西泮、维拉帕米等。不同的他汀类药物引起药物性肌病的风险不同，西立伐他汀>辛伐他汀>阿托伐他汀>洛伐他汀>普伐他汀>氟伐他汀。1932 年库欣（Chushing）首先观察到糖皮质激素可导致肌萎缩和肌无力，并提出类固醇肌病的概念。

药物易造成骨骼肌毒性的原因：肌肉占体重的 45%，体积庞大，循环血流丰富，肌肉代谢需要线粒体供能，也是造成其成为药物靶器官的原因之一。药物可通过各种机制引起肌病，如影响细胞器的功能；改变肌肉抗原产生免疫和炎症反应；打破电解质和营养平衡，最终影响肌肉功能等。类固醇肌病表现的肌萎缩可能与该激素引起的蛋白质负氮平衡和诱导肌细胞凋亡有关。

临床表现 不同药物、不同个体其临床表现不尽相同。从无症状肌酶谱水平增高、轻微肌痛、肌无力，到严重的肌红蛋白尿和横纹肌溶解均可出现。肌痛是最常见症状，但部分患者可表现为无痛性肌病，常可伴肌肉组织病理改变。药物性肌病通常在早期是可逆的，若治疗不及时，也可导致严重后果或留下后遗症。肌肉的症状常在用药后数周或数月后出现，停用可疑药物数周后缓解。表现为肌痛、肌无力及血清肌酸激酶明显增高（超过正常值上限 10 倍），一般局限于四肢，严重者可造成横纹肌溶解及急性肾衰竭，甚至危及生命。

诊断与鉴别诊断 诊断需反复了解用药史，结合临床表现，排除其他疾病所致肌痛和肌病。若肌酸激酶超过正常值上限 10 倍以上或出现弥漫性肌痛，肌肉触痛，应考虑严重肌毒性的可能。测定血电解质、检查肌电图及肌活检等均有助于诊断。通常是排除性诊断。

此病应与下列疾病鉴别：内分泌肌病、代谢性肌病、多发性肌炎或皮肌炎、先天性肌营养不良、重症肌无力。肌酶谱水平增高常伴转氨酶和 γ-谷氨酰转肽酶水平的增高，应注意与肝功能损害鉴别。

治疗 约 5% 的患者出现无症状高肌酸激酶血症，若肌酶水平升高在正常值上限 10 倍以内，无临床表现，仅需密切观察，不需停药。最佳治疗是立即停用致病药物。一般停药后症状多可自行消失。

预防 须谨慎使用高危药物，避免高危药物联用。肾病及肝病患者用药剂量尤应慎重，以免因蓄积作用使药物浓度异常升高而致肌病。

（张志毅）

dàixièxìng jībìng

代谢性肌病（metabolic myopathy）

细胞内腺苷三磷酸合成及能量转运的生化通路异常而产生的肌病。主要包括糖原贮积症、脂质贮积病、线粒体肌病三大类。临床表现为骨骼肌功能障碍，如乏力、肌无力、肌肉运动耐力下降、肌肉痉挛性疼痛、肌红蛋白尿甚至横纹肌溶解，伴或不伴其他器官功能障碍。共同特点是运动不耐受，但其出现的时间对鉴别诊断具有重要意义。常伴血清肌酶谱水平增高，肌电图常可提示肌源性损害，确诊常需做肌肉病理学检查，分型需生化和基因检测。代谢性肌病常被误诊为多发性肌炎、重症肌无力、进行性肌营养不良。早期诊断及早期治疗可有效预防并发症。

糖原贮积症 是一组与糖原代谢有关的酶或转运体缺陷引起的疾病。根据代谢过程中不同酶或转运体的缺陷，可分为 10 余种亚型。随着生化和基因技术的发展，还在不断发现新的亚型。由于不同的酶组织分布的特异性，各种亚型受累的靶器官各不相同。着重介绍以肌肉受累为主要表现的 Ⅱ 型、Ⅴ 型、Ⅶ 型糖原贮积症。

Ⅱ 型糖原贮积症 又称酸性 α-葡萄糖苷酶缺乏症或 Pompe 病，属常染色体隐性遗传病。源于缺乏酸性 α-葡萄糖苷酶，导致溶酶体内的糖原分解障碍并大量贮积。此病依据发病年龄分为婴儿型、青少年型和成年型，各型症状差异很大。

婴儿型（1 岁以内发病）

酸性 α-葡萄糖苷酶活性很低，症状严重，常为致死性。患者在出生后的几个月内即可出现心肌肥大、全身肌肉无力、肌张力减退、肝大和呼吸困难，伴营养障碍和发育停滞，大多在 1 岁时死于心、肺功能衰竭。

青少年型（1~19 岁发病）表现为进行性肌营养不良，对称性近端肌无力，可伴腓肠肌假性肥大，后期可出现呼吸肌麻痹，但肝大和心肌肥大少见，甚至不受累。

成人型（20 岁以后发病）因残留酸性 α-葡萄糖苷酶活性较高，故症状比较轻微，仅表现为骨骼肌无力，疾病进展缓慢，一般不累及心脏。肌肉和皮肤成纤维细胞酸性 α-葡萄糖苷酶活性的测定为诊断的金标准，酸性 α-葡萄糖苷酶活性测定比正常值下降超过 10%。可出现血清肌酶谱水平升高，前臂缺血试验阴性。肌电图为典型肌源性损害，肌活检可见 Ⅱ 型肌纤维 PAS 染色阳性。电镜下，溶酶体中见大量糖原颗粒沉积。

Ⅴ 型糖原贮积症 即肌肉磷酸化酶缺乏症，因 1951 年由麦卡德尔（McArdle）医师首先描述，又称麦卡德尔病。一般于 20~30 岁发病。其在儿童及青壮年期主要表现有运动不耐受，肌肉易疲劳、运动后肌强直、肌痉挛或肌痛。一般在运动后 1~2 分钟内即出现上述症状，尤其在剧烈运动或持续性中、高强度运动后，如跑步、爬山、提重物等。可出现肌红蛋白尿，提示可能存在横纹肌溶解或肌肉的大量破坏，即肌红蛋白血症，甚至出现肾衰竭。某些患者在运动出现肌痛后稍作休息或补充一定的葡萄糖再运动时，对运动的耐受性将有所提高，称为继减现象。前臂缺血试验阳性，即运动后血乳酸水平无明显升高（<正常值上限 3 倍）而血氨升高，对该病具较高的敏感性和特异性。多数患者在发病期及间隙期血清肌酸激酶水平均升高。肌电图静息时异常，49% 患者有强直电位和（或）自发电位。肌活检发现其特征性改变为肌膜下空泡，PAS 染色阳性，磷酸化酶染色缺失。电镜观察见糖原在肌膜下、肌纤维间及肌丝间累积。

Ⅶ型糖原贮积症　源于磷酸果糖激酶缺乏，临床特点为运动不耐受、肌痉挛、运动诱发的肌红蛋白尿。多数症状呈波动性，但在不少成年患者中肌无力持续存在。患婴肌病表现较严重，伴或不伴中枢神经系统及心脏受累。血清肌酶谱水平升高，前臂缺血试验阳性。

脂质贮积病　是脂肪酸 β 氧化代谢障碍致细胞内脂肪堆积而引起的肌病。根据基因突变位点及蛋白的异常可分为不同亚型。肉碱棕榈酰转移酶Ⅱ缺陷是脂肪酸代谢障碍的最常见类型。此外，还包括短链、中链、长链和极长链脂酰辅酶 A 脱氢酶缺陷、三功能蛋白（为由 3-羟脂酰辅酶 A 脱氢酶、2-烯酰辅酶 A 水化酶、3-酮脂酰辅酶 A 硫解酶组合成的酶复合体）缺陷、多种脂酰辅酶 A 脱氢酶缺陷、原发性肉碱缺乏症等。临床以发作性肌无力、易疲劳和运动不耐受为特点，由恩格尔（Engel）等 1973 年首次描述。此病男女均可发病。常见于青少年，成年人亦可发病。大多缓慢起病，主要累及骨骼肌，四肢呈对称性肌无力，以肢带肌受累严重，近端重于远端，呈发作性或波动性。少数可有程度较轻的肌萎缩。颈肌、咀嚼肌、吞咽肌及舌肌均可受累。肌肉运动稍久，无力现象明显加重并伴肌肉胀痛。随病情进展，肌无力逐渐加重。一般病程为数月至数年。很多脂质贮积病患者只有在代谢应激状态下才出现症状。成人患者主要表现为在耐力性活动或长时间活动、合并病毒感染情况下出现肌无力、肌疲劳等。血清肌酶谱水平正常或轻度升高，特殊代谢检查包括尿有机酸、血浆脂酰肉碱、游离脂肪酸及特异性酶学分析。急性肌病发作合并有横纹肌溶解患者尿常规检查可发现肌红蛋白，利用质谱法可以测定尿中有机酸，若升高提示线粒体脂肪酸 β 氧化代谢障碍。肌电图示肌源性损害，部分可合并神经源性损害。肌活检在光镜下可见肌质内和肌膜下有大量散在大小不等的圆形空泡或缺损，部分病例有慢性炎症细胞浸润，电镜下肌纤维内脂滴明显增多，呈"串珠样"排列。串联质谱法可对脂酰肉碱进行定量分析，联合特异性酶学分析和基因突变位点分析可最后确诊。此病一般治疗包括避免寒冷、饥饿、长时间运动，预防感染，推荐长期低脂、高糖饮食，脂肪供能不超过总热量的 30%，避免饥饿，每日可多次进餐，缩短进餐间隔。夜间可补充谷类淀粉类物质。稳定期可以适度锻炼，绝对避免长时间运动。运动中保证及时补充糖和水分。核黄素对脂酰辅酶 A 脱氢酶缺陷或核黄素代谢缺陷患者明显有效，有些患者甚至可完全恢复。有些患者联合使用辅酶 Q_{10} 治疗有效。

线粒体肌病　是指线粒体在能量代谢过程中必需的酶、酶系或载体的先天性缺陷或活性降低，致有氧代谢过程中线粒体不能充分利用底物或底物不能进入线粒体内导致氧化磷酸化发生障碍，腺苷三磷酸生成不足，细胞因得不到足够能量而衰竭。腺苷三磷酸阈值较高的组织，如神经系统、骨骼肌、心肌、视网膜、胰岛等最易受累而表现出相应的症状及体征。此病最早由 Luft 于 1962 年报告，线粒体脑肌病首先由夏皮拉（Shapira）于 1977 年报告，是肌无力合并中枢神经系统受累的综合征。这两类综合征是原发性线粒体病中最多见的类型。除肌病和脑病症状外，通常合并多系统受累。线粒体肌病多在 20 岁前后起病，男女均可受累。临床特征是运动不耐受，轻度活动即感疲乏，常伴肌肉酸痛及压痛，肌萎缩少见。肌电图表现为肌源性损害。约 30% 的病例出现血清肌酶谱水平升高。60%～70% 患者呈肌源性损害，少数呈神经源性损害。80% 患者血乳酸、丙酮酸最小运动量试验阳性，即运动后 5～10 分钟血乳酸、丙酮酸水平仍不能恢复正常。肌肉病理活检可见肌细胞内线粒体堆积，伴线粒体形态异常，在改良的 Gomori 三色变色染色时被染成红色，聚集在肌纤维的边缘，奥尔森（Olsen）等将其命名为破碎红纤维。电镜下可见大量异常线粒体堆积和（或）糖原、脂滴堆积。有时线粒体内可见结晶样包涵体。有条件者可做线粒体 DNA 分析，以明确是否有线粒体 DNA 突变。生化检测可进行线粒体呼吸链酶复合体活性的测定。对线粒体脑肌病治疗主要是营养支持治疗、对症治疗，以及大剂量维生素、辅酶 Q_{10} 治疗。

（张志毅）

xìtǒngxìng yìnghuàzhèng

系统性硬化症（systemic sclerosis，SSc）　原因不明的以局限性或弥漫性皮肤增厚和纤维化为特征的结缔组织病。又称硬皮病。除皮肤受累外，肾、食管、心脏和肺是最易累及的器官，食管功能障碍最常见。男女发病比例为 1：（3～4），儿童少见。

广义的 SSc 还包括局灶性硬化症、伴筋膜炎和嗜酸性粒细胞增多的嗜酸性粒细胞性筋膜炎、毒油综合征、嗜酸性粒细胞增多-肌痛综合征、与接触化学物品和药品有关的 SSc。局灶性硬化症是一种家族遗传性疾病，包括硬斑病、线状硬皮病、带状硬皮病等。硬斑病是成年人局灶性硬化症的最常见类型，线状硬皮病则在儿童比较多见。

SSc 有多种亚型，其临床表现和预后各不相同。以皮肤受累范围为主要指标将其分为：①弥漫型 SSc。②局限型 SSc。③无皮肤硬化的 SSc：无皮肤增厚的表现，但有特征性的内脏表现和血管、血清学异常。④重叠综合征：上述 3 种情况中任何一种 SSc 合并确诊的类风湿关节炎、系统性红斑狼疮、多发性肌炎或皮肌炎、干燥综合征。⑤未分化结缔组织病：雷诺现象伴 SSc 的临床和（或）血清学特点，但无 SSc 的皮肤增厚和内脏异常。

病因及发病机制 病因尚不清楚，可能与遗传、感染、环境和免疫学异常等因素有关。其发病机制涉及血管损伤与破坏、自身免疫激活及广泛的间质和血管纤维化。

病理 特征性表现是中、小动脉和微动脉的非炎症性增生性、闭塞性血管病变，以及皮肤、肺和其他多个器官间质和血管的纤维化。早期病变组织可出现明显炎症细胞浸润。血管损伤出现最早，病变广泛，不只发生于硬化

的皮肤，雷诺现象可先于其他临床表现很多年。其他特征有皮肤毛细血管扩张、甲皱毛细血管改变、肺动脉高压、指末端凹陷、胃窦血管扩张（"西瓜胃"）、硬皮病肾危象等。

临床表现 起病前可有不规则发热、乏力、食欲减退、体重下降。约 70% 患者的首发症状为雷诺现象。局限型 SSc 患者雷诺现象常比其他症状早出现很多年，弥漫型 SSc 患者雷诺现象常与皮肤改变同时出现，甚至晚于皮肤病变出现。几乎所有患者皮肤硬化均从手开始，早期主要是手指紧绷和肿胀，晨起明显。

典型的皮肤硬化病变 一般要经过 3 个阶段。

水肿期 主要表现为对称性非凹陷性、无痛性水肿，皮肤紧张变厚，皱纹消失，苍白，手指光滑呈腊肠样。数周或数月后皮肤逐渐增厚进入硬化期。可出现皮肤瘙痒。

硬化期 皮肤硬化发亮呈蜡样，弹性减低或消失，手不能抓捏。若病变发生在面部，可出现表情呆滞，眼睑活动受限，张口困难，口唇变薄，口裂变小，口周皮肤收缩呈放射状，称"面具脸"。若病变累及胸部，可出现紧束感。颈前可出现横向厚条纹，仰头时颈部皮肤紧绷。患处皮肤均可出现色素沉着或色素脱失，毛发稀少，皮肤瘙痒或有异物感。

萎缩期 皮肤变薄如牛皮纸，皮下组织与肌萎缩紧贴于骨，硬如木板。患处毛发可脱落。指端及关节处易发生顽固性溃疡或缺血性坏死。指（趾）远端和面部可出现毛细血管扩张，齿龈萎缩，齿槽骨吸收。多关节痛和肌痛常为早期症状，也可出现明显的关节炎。皮肤增厚且与其下关节紧

贴，致关节挛缩和功能受限。腱鞘纤维化，受累关节主动或被动运动时，腕、踝、膝处可触及皮革样摩擦感。长期慢性指（趾）缺血，可发生骨溶解。

消化系统症状 较常见。任何部位均可受累，其中约 90% 发生在食管。食管括约肌功能受损可导致胸骨后灼热感、反酸。长期可引起糜烂性食管炎、出血、下食管狭窄等并发症。下 2/3 食管蠕动减弱可引起吞咽困难、吞咽痛。1/3 患者食管可出现巴雷特食管（Barrett esophagus），发生食管狭窄和食管腺癌等并发症的危险性增高。肠道受累常可引起轻度腹痛、腹泻、便秘，下腹胀满、体重下降和营养不良。肠道运动协调障碍常引起肠道微生物过度繁殖。

肺受累表现 超过 70% 的患者肺部受累。最常见的病变是肺间质纤维化和肺动脉高压，最常见的症状为运动时气短，活动耐量减低，后期出现干咳。体检可在肺底部闻及细小爆裂音。肺动脉高压进展缓慢，除非到后期严重的不可逆病变出现，一般不易察觉。

心脏受累表现 弥漫型 SSc 可累及心脏，表现为心包积液、继发于心肌纤维化的充血性心力衰竭，80% 的患者有片状心肌纤维化。

肾受累表现 明显受累几乎只见于弥漫型 SSc 患者，尤其是 3 年内皮肤增厚迅速进展者。5%～10% 的 SSc 患者发生肾危象，表现为突然出现的高血压和急进性肾功能损害，主要与肾素水平升高有关。

辅助检查 ①血常规：可有轻度贫血。红细胞沉降率正常或轻度增快。可有轻度血清白蛋白减

少，球蛋白增多。②免疫学检测：抗核抗体阳性率达90%以上，核型多为斑点型和核仁型。20%～40%患者血清抗Scl-70抗体阳性。约30%患者类风湿因子阳性。局限型SSc患者可出现抗着丝点抗体阳性。③皮肤活检：见网状真皮致密胶原纤维增多，表皮变薄，表皮突消失，皮肤附属器萎缩。④甲皱毛细血管显微镜检查：显示毛细血管袢扩张及正常血管消失。⑤病理检查：硬皮病肾危象肾脏典型的病理病变是肾脏小叶间动脉和弓动脉血管改变，表现为血管内膜和中膜增生，内弹力板分裂成多层，呈"葱皮"样改变、纤维素性坏死、血栓形成、管腔变窄。⑥X线表现：关节间隙狭窄和关节面骨硬化，常伴骨质疏松。局限型或晚期弥漫型SSc患者常发生皮内或皮下钙化，其主要成分是羟基磷灰石。钙化主要发生在指（趾）垫、关节周围组织、前臂伸侧面、鹰嘴滑囊、髌前区及臀部，大小不一。

诊断与鉴别诊断　诊断用1980年美国风湿病学会提出的SSc分类标准（表），皮肤受累范围及严重程度是主要依据。

欧洲抗风湿病联盟硬皮病试验研究组（The EULAR Scleroderma Trials and Research group，EUSTAR）提出极早期SSc的诊断标准，主要标准：①雷诺现象。②自身抗体（抗核抗体、抗着丝点抗体、抗Scl-70抗体）。③诊断性甲皱微循环图像。次要标准：①钙质沉着。②手指肿胀。③指端溃疡。④食管括约肌功能低下。⑤毛细血管扩张。⑥胸部高分辨率CT显示磨玻璃样改变。3条主要标准或2条主要标准加1条次要标准可诊断。

此病应与硬肿病、肾源性皮肤纤维化及苔藓性黏液水肿病等疾病鉴别。

治疗　无特效药物。早期治疗旨在阻止新的皮肤和脏器受累，晚期目的是改善已有症状。糖皮质激素对皮肤病变水肿期、关节和肌肉症状、间质性肺炎有一定疗效，但可诱发硬皮病肾危象，应严密监测血压和肾功能。

免疫抑制剂　疗效不肯定。与糖皮质激素合用，常可提高疗效和减少糖皮质激素用量。环磷酰胺对间质性肺炎疗效确切；青霉胺和秋水仙碱对皮肤纤维化有一定疗效，可试用。用药6～12个月后皮肤可能会变软，肾危象和进行性肺受累的概率可能会减低，常见不良反应有发热、畏食、恶心、呕吐、口腔溃疡、味觉异常、皮疹、白细胞和血小板减少、蛋白尿和血尿等。甲氨蝶呤可用于早期弥漫型皮肤病变。

雷诺现象处理　避免受寒、注意保暖、戒烟。硝苯地平和静脉用伊洛前列腺素可降低发作频率和严重性，硝苯地平是一线药物，苯磺酸氨氯地平作用与硝苯地平相同，但半衰期更长。若症状较重，有坏死倾向，可加用血管扩张剂哌唑嗪。

活动性指（趾）端溃疡治疗　静脉用伊洛前列腺素。若钙通道阻滞剂和类前列腺素治疗无效，应考虑用波生坦治疗弥漫型患者的多发性指（趾）端溃疡。双嘧达莫和小剂量阿司匹林均有抑制血小板聚集作用。手指坏疽部位可外用硝酸甘油贴膜。

消化系统受累处理　反流性食管炎患者少食多餐，餐后取立位或半卧位。质子泵抑制剂可用于预防胃食管反流、食管溃疡和狭窄。胃肠动力药可用于胃肠道的运动障碍。因细菌过度生长导致的小肠吸收不良，可交替使用抗生素。

心血管受累处理　经常监测血压，发现血压升高应及时处理。早期控制血压增高可预防肾危象。肾小血管受累可影响肾脏血液灌注，导致肾小球旁器释放肾素，通过血管紧张素Ⅱ的缩血管作用升高血压并形成恶性循环。可用血管紧张素转换酶抑制剂，如卡托普利、依那普利、贝那普利等药物。

其他处理　①关节肌肉症状：用解热镇痛抗炎药。②钙质沉着症治疗：无有效药物。③尿毒症：进行血液透析。④肺动脉高压：治疗比较棘手，波生坦、西他生坦、昔多芬可改善患者的运动能力、功能分级和某些血流动力学指标。严重的肺动脉高压患者可使用依前列醇静脉注射。

预后　病变发展缓慢但多数患者最终出现内脏病变。重要器官累及的广泛性和严重性决定

表　美国风湿病学会SSc分类标准

主要条件	近端SSc即手指及掌指（跖趾）关节近端皮肤增厚、紧绷、肿胀。可累及整个肢体、面部、颈部和躯干
次要条件	①指硬化：上述皮肤改变仅限于手指。②指尖凹陷性瘢痕或指腹消失：缺血导致指尖凹陷性瘢痕或指腹消失。③双肺基底部纤维化：在胸部X线正位上，可见条状或结节状致密影，以双肺底为著，也可呈弥漫斑点或蜂窝状肺，应除外原发性肺病所致这种改变

注：具有主要条件或2个以上次要条件者，可诊断为SSc。此外，雷诺现象、多发性关节炎或关节痛、食管蠕动异常、皮肤活检示胶原纤维肿胀和纤维化、血清抗核抗体、抗Scl-70抗体和抗着丝点抗体阳性均有助于诊断

SSc 的预后。早期即发生心、肺或肾损害提示预后不良。肺受累时死亡的主要原因，最严重的是肺动脉高压，其在弥漫型 SSc 中的发病率高达 10%～30%，在局限型 SSc 中甚至更高，合并肺动脉高压的患者 2 年生存率仅为 40%～55%。

（张志毅）

júxiànxíng xìtǒngxìng yìnghuàzhèng

局限型系统性硬化症（localized systemic sclerosis）

皮肤增厚限于面部、颈部和肘（膝）的远端的系统性硬化症。是系统性硬化症的一个临床亚型。其雷诺现象常比其他症状早出现很多年，无皮肤增厚；或皮肤增厚不明显，限于面部、颈部和肘（膝）的远端，增厚程度与内脏受累无关。患者常会发生皮内或皮下钙化，其重要器官并发症出现较晚。很少出现肾危象，但晚期容易合并肺动脉高压。CREST 综合征是局限型系统性硬化症的一个特殊亚型，多见于女性，好发于 20～30 岁，表现为皮肤钙质沉着、雷诺现象、食管运动功能障碍、指（趾）硬化和毛细血管扩张。与典型的系统性硬化症比较，此综合征内脏损害较轻，进展较缓慢，预后较好。钙质沉着主要表现为指尖、掌指关节、前臂伸侧、鹰嘴窝和髌前区皮下或皮内大小不等的结节。50%～90% 患者血清抗着丝点抗体阳性，是 CREST 综合征的标志性抗体，具有重要诊断价值。治疗见系统性硬化症。

（张志毅）

mímànxíng xìtǒngxìng yìnghuàzhèng

弥漫型系统性硬化症（diffuse systemic sclerosis）

除面部、肢体远端和近端外，皮肤增厚尚累及躯干的系统性硬化症。是系统性硬化症的一个临床亚型。其皮肤受累首先累及手指和手外，还可扩展到颜面、臂、股、胸和腹。雷诺现象常和皮肤改变同时出现，甚至晚于皮肤病变，疾病早期可出现皮肤快速增厚，并在 1～2 年达到高峰。皮肤增厚与关节挛缩和内脏器官病变的发展密切相关。起病突然，病程呈进行性发展，常在首发症状的 5 年内出现器官功能衰竭。抗 Scl-70 抗体阳者，肺间质纤维化常较重，X 线胸片示肺间质纹理增粗，严重时呈网状结节样改变，基底部最显著。治疗见系统性硬化症。

（张志毅）

shìsuānxìng lìxìbāo zēngduō-jītòng zōnghézhèng

嗜酸性粒细胞增多-肌痛综合征（eosinophilia-myalgia syndrome, EMS）

以弥漫性无力性肌痛和嗜酸性粒细胞显著增多为特点的自身免疫病。1989 年首次在美国报道，较罕见。

病因及发病机制　尚未完全阐明，流行病学调查认为与服用含 L-色氨酸的药物或食物有关。

临床表现　此征呈亚急性起病，临床表现包括肢体（下肢比上肢多见）表皮和筋膜迅速硬化伴肌力减退，肌痛可极严重，常引起肢体功能障碍，可伴关节痛，尤以大关节为著。常见皮肤斑丘疹、水疱及荨麻疹，皮疹消退较快。剧痒是早期特征之一。常有系统损害，表现有发热、呼吸困难、干咳、轻度低氧血症、周围神经炎和轻型肝炎，少数出现心力衰竭、心律失常、上行性神经炎、肝大及腕管综合征等。无雷诺现象和甲皱毛细血管异常。部分患者在停止 L-色氨酸摄入后症状常可改善，但典型的病程常进展为慢性和严重的嗜酸性筋膜炎。

辅助检查　外周血嗜酸性粒细胞数显著增多，绝大多数高于 $1×10^9/L$，病情缓解或加重与嗜酸性粒细胞的消长相呼应。血清醛缩酶水平升高，少数转氨酶及其他肝酶指标呈轻至中度增高。骨髓象显示幼稚嗜酸性粒细胞增多。动脉血气分析可有低氧血症。X 线胸片可呈间质性浸润，但多数无异常发现。早期组织病理改变为水肿、筋膜炎和血管旁淋巴细胞、浆细胞和嗜酸粒细胞浸润，而肌间质内嗜酸性粒细胞很少；在疾病后期，发生伴黏蛋白沉积的玻璃样硬化样改变。

诊断与鉴别诊断　美国疾病控制中心规定的诊断标准：①嗜酸性粒细胞计数 $≥1×10^9/L$。②病程中出现影响日常活动的全身性肌痛。③发病后经若干间隔进行血清学检查排除旋毛虫病，或肌活检未见旋毛虫幼虫，但显示肌肉内炎症细胞浸润，其中有嗜酸性粒细胞。④排除可能引起嗜酸性粒细胞增多或全身性肌痛的任何感染或肿瘤。

此征应与嗜酸性筋膜炎、嗜酸性粒细胞增多综合征、中毒性油综合征鉴别。

治疗　最佳疗法为立即停用 L-色氨酸及其含有物，病情轻且无进行性加重者，可给予一般对症治疗。糖皮质激素对改善患者的肌痛和皮肤症状有益，也可使外周血嗜酸性粒细胞数明显减少，但对皮肤硬块、肌病等效果较差。糖皮质激素减量时，症状有复发倾向。解热镇痛抗炎药可改善部分症状，对糖皮质激素治疗不佳者使用细胞毒药物可能改善病情。

（邹和建　徐雪）

shìsuānxìng jīnmóyán

嗜酸性筋膜炎（eosinophilic fasciitis, EF）

主要以肢体皮肤筋膜

弥漫性肿胀、硬化伴外周性嗜酸性粒细胞数增多为特征的疾病。又称弥漫性筋膜炎伴嗜酸性粒细胞增多症。较少见，自 1975 年舒尔曼（Shulman）首先报道以来，其后仅有数百例报道。对于此病的归属，有认为属系统性硬化症疾病谱中的一个类型，介于局限型系统性硬化症与弥漫型系统性硬化症之间。有些患者可与系统性硬化症伴存或在病程中可转化为系统性硬化症。但大多数学者认为其不属于系统性硬化症，系一独立疾病。男女比例为 2：1，好发年龄为 30～60 岁，儿童和 60 岁以上老年人亦可见。

病因及发病机制　病因尚未明了。多数认为其发病与免疫异常有关，如部分患者可出现高丙种球蛋白血症、循环免疫复合物增多、补体水平降低、类风湿因子阳性，筋膜间有免疫球蛋白沉积或伴发一些自身免疫病。患病前常有肢体过度活动史，故有人认为紧张、运动劳累或外伤可使皮下组织释放致病抗原，引发免疫反应而起病。另有报道此病可能与伯氏包柔螺旋体感染有关，感染后机体产生的特异性抗体同时成为针对筋膜组织的自身抗体。常见诱因有过度劳累、剧烈运动、外伤、受寒及上呼吸道感染等。

病理　主要病变在筋膜，呈现胶原纤维增生、变厚、硬化，血管周围有灶性淋巴细胞、浆细胞、肥大细胞、组织细胞及嗜酸性粒细胞浸润，可见细血管扩张和增生，肌外膜、肌束膜、肌内膜均可被炎症细胞浸润。筋膜中增生的胶原组织可伸向皮下脂肪小叶间隔内，使部分脂肪小叶包裹在硬化损害内。皮下脂肪小叶间隔常发生脂膜炎，随着疾病进展出现筋膜弥漫性增厚、纤维化、

硬化。直接免疫荧光检查显示筋膜和肌间隔中有 IgG、C3 沉积，真皮深部与皮下脂肪中的血管周围有 IgM、C3 沉积，真皮-表皮交界部位可见 IgM 沉积。

临床表现　常以对称性肢体皮肤肿胀、紧绷、发硬、疼痛起病，伴皮肤红斑及关节活动受限。病变的初发部位以下肢尤以小腿下部多见，其次为前臂，少数从股部、腰腹部或足背等处起病。病程中累及四肢者约占 95%，手足部占 48%，躯干部占 43%，面部通常不受累及。其特征为皮下深部组织硬肿，边缘局限或弥漫不清，病损表面凹凸不平，沿浅静脉走向部位可见坑道状凹陷，患肢上举时可加深。患区皮肤可捏起，纹理正常，亦可伴不同程度色素沉着。

一般无明显全身症状，少数患者可伴关节或肌肉酸痛、乏力、低热等。病变累及关节附近时可致关节挛缩和功能障碍，关节挛缩源于皮下组织纤维化，出现在 55%～75% 患者，多见于肘、膝、腕、踝、肩等。此病常通过筋膜水肿、肌腱滑膜增生等引起继发四肢神经嵌压，特别是腕管综合征，出现受压神经支配区麻木等感觉异常及关节活动障碍。病变严重者，皮肤和皮下组织与其下面的肌肉和骨紧密相连，不能移动。雷诺现象和内脏损害少见，有报道发现心、肺、食管、肝、脾、膀胱、甲状腺和骨髓等器官可受累。曾有报道少数患者伴血液系统疾病，如再生障碍性贫血、慢性淋巴细胞性白血病、血小板减少症、骨髓增生异常综合征、淋巴瘤等。

辅助检查　常见外周血嗜酸性粒细胞明显增多，红细胞计数轻度减少，白细胞计数正常。红

细胞沉降率增快，丙种球蛋白增多，IgG 和（或）IgM 增多，循环免疫复合物增多，类风湿因子、抗核抗体少数阳性。甲皱微循环检查显示血管袢变短，畸形支增多，部分袢顶淤血，血流呈粒状，流速变慢，血黏度增高。血清肌酶、24 小时尿酸大多正常。

影像学检查以磁共振成像平扫和增强扫描最受重视，特征性表现为浅筋膜明显增厚，通过观察增强扫描所示的病灶范围可评估病情进展及疗效，增强扫描和抑脂序列相结合对显示此病的筋膜变化敏感性较高，且是指导活检的最佳方法，尚可监测疗效和病情变化。

诊断　根据特有的皮下深部组织硬肿及皮面有与浅静脉走向一致的线状凹陷，伴局部酸胀，结合发病前常有过度劳累、外伤、受寒等诱因，不难诊断，必要时做病损活组织检查协助诊断。

鉴别诊断　此病需与下列疾病鉴别。①成年人硬肿病：常起病于颈部，随后波及面部、躯干，最后累及上肢近端及下肢；皮肤损害呈弥漫性非凹陷性肿胀、发硬；发病前常有上呼吸道感染；组织病理显示胶原纤维肿胀、均质化，其间隙充满酸性黏多糖基质。②皮肌炎：肌肉病变通常以肩胛带和四肢近端肌无力为主；上睑有紫红色水肿性斑和手臂、指节背的戈特隆征（Gottron sign）；血清肌酶如肌酸激酶、乳酸脱氢酶及 24 小时尿酸排出量显著增高等。③系统性硬化症：表现为表皮萎缩、真皮纤维化，而筋膜正常；对糖皮质激素的治疗反应较差。

治疗　糖皮质激素（如泼尼松）可缓解肢体疼痛和肿胀，并抑制外周血和组织内嗜酸性粒细

胞增加。适用于疾病早期、活动期，以及作为腕管综合征和屈曲挛缩等并发症的辅助治疗，但糖皮质激素无法促进纤维化消散或缩短病程。难治性及有系统损害者应尽早加用免疫抑制剂，如环磷酰胺、吗替麦考酚酯、甲氨蝶呤、环孢素等。解热镇痛抗炎药对缓解关节、肌肉酸痛等症状有较好疗效。其他亦可酌用秋水仙碱、青霉胺、羟氯喹等治疗。丹参注射液加入低分子右旋糖酐静脉滴注有较好效果。西咪替丁或雷尼替丁对部分患者有效。中药积雪苷等也有一定疗效。有报道表明患者接受紫外线 A1 光疗数个疗程，可部分缓解皮肤硬化引起的临床症状，恢复皮肤正常厚度。合并腕管综合征者，若嵌压症状明显，除药物治疗外，可行腕管减压术、正中神经松解术，但术后仍需继续治疗此病，否则会因术后炎症反应刺激加重神经嵌压症状。避免过度劳累、外伤、受冷等。对有关节炎、关节挛缩等关节活动受限患者可进行体疗、物理治疗及功能锻炼。

预后　若无系统受累，多数预后较良好。此病自然病程尚待进一步观察，大多数患者可自行缓解或应用糖皮质激素治疗数年后完全缓解，但病理组织检查筋膜纤维化仍可能持续存在。部分患者呈现缓解与复发交替，极少数患者病情可持续迁延，出现以对称性疼痛为主的关节病变，可遗留屈曲挛缩。

(邹和建　徐　雪)

yìngpíbìngyàng jíbìng

硬皮病样疾病（scleroderma-spectrum disorder）

系统性硬化症及具有与其相同临床表现和病理学特征的一组疾病。例如，未分化结缔组织病、混合性结缔组织病、重叠结缔组织病等（表）。病理学表现为皮肤纤维化为主的病变。病因尚不清楚，部分与某些化学物质、药物、代谢异常、职业、环境因素等有关。按组织病理学特征可分为皮肤硬化及肢端血管供血不足两大类。

(李向培)

wèifēnhuà jiédìzǔzhībìng

未分化结缔组织病（undifferentiated connective tissue disease, UCTD）

具有某些全身性自身免疫病的临床及血清学特征但又不满足任何一种特定结缔组织病分类标准的综合征。无确切发病率资料，但临床并不少见。育龄期女性多见，男女比例为 1：(4~6)。

病因及发病机制　病因不明。环境和遗传因素均占有重要地位。相关研究提示化学试剂、药物、橡胶制品、油漆及颜料等与 UCTD 发病显著相关。部分患者有自身免疫病家族史。患者人类白细胞抗原（human leukocyte antigen, HLA）-B8 及 HLA-DR3 的阳性率较正常人明显升高。性激素水平的变化或雌孕激素比例失衡与此病的发生可能有关。

临床表现　常较轻，乏力、低热、淋巴结肿大等非特异性症状常见。雷诺现象是 UCTD 常见表现之一，可作为唯一症状持续多年。盘状红斑常见，可出现颧部红斑、光过敏、口干及眼干。关节痛或关节炎可累及全身各大小关节，多为非侵袭性关节炎。肌肉受累多表现为四肢近端肌群

表　硬皮病样疾病谱

皮肤硬化症	肢端血管供血不足
系统性硬化症	雷诺现象
局限型系统性硬化症	原发雷诺现象
弥漫型系统性硬化症	继发性雷诺现象
局灶硬皮病浸润性疾病	其他自身免疫病（SLE、PM、UCTD、MCTD）
淀粉样变	其他血管疾病
硬化性黏液水肿	血液病
布施克（Buschke）硬皮病	冷球蛋白血症
硬化萎缩性苔藓	冷凝集素血症
炎症	高黏滞综合征
重叠结缔组织病	系统性血管炎
嗜酸性筋膜炎	血栓闭塞性脉管炎
慢性移植物抗宿主病	大血管病（如血栓性、栓塞性、动脉粥样硬化性）
结节病	
代谢性疾病	
黏液性水肿	
迟发性皮肤卟啉病	
先天性卟啉病	
肢端肥大症	

注：SLE：系统性红斑狼疮；PM：多发性肌炎；UCTD：未分化结缔组织病；MCTD：混合性结缔组织病

的肌痛和肌无力，可出现肌酶轻至中度升高。浆膜炎常见，可有胸腔积液、心包积液。肺部可出现肺间质纤维化和间质性肺炎。心脏病变可累及心脏全层，包括心包炎、心肌炎和心内膜炎等。肾脏损害少见，可有水肿、高血压、蛋白尿、血尿，但少有严重肾功能不全。神经系统损害少见，可表现为偏头痛、抽搐、行为异常和幻觉等精神病症状，也可出现器质性神经系统疾病表现，如外周神经炎、偏盲、感觉和运动障碍等。肺间质纤维化、肾脏损害和中枢神经系统损害等重要器官受累发生率较低。

诊断与鉴别诊断 尚无统一诊断标准。莫斯卡（Mosca）等提出 UCTD 的诊断应具有一项以上典型的结缔组织病的症状或体征，至少一种以上高效价自身抗体阳性，病程 3 年以上，除外任何其他结缔组织病。血常规检查可见白细胞数减少、血小板减少或贫血。

大多数 UCTD 患者仅有一两种免疫学检查异常，自身抗体谱较单一。抗核抗体常呈阳性。荧光核型以斑点型最常见。少部分患者可出现类风湿因子、抗核糖核蛋白抗体、抗 SS-A 抗体或抗 SS-B 抗体阳性。抗核糖核蛋白抗体的出现常与雷诺现象和关节炎有关；而抗 SS-A 抗体阳性者常伴口、眼干燥。抗双链 DNA 抗体阳性、抗 Sm 抗体阳性、梅毒血清试验假阳性和补体降低少见。

UCTD 应与类风湿关节炎、脊柱关节炎、风湿热、系统性红斑狼疮等鉴别；与炎性肌病、系统性硬化症、血管炎、代谢性肌病及原发性雷诺现象、CREST 综合征等鉴别；与重叠综合征及混合性结缔组织病鉴别，重叠综合征

指同时或先后出现两种结缔组织病的表现，并符合各自的诊断标准。

治疗 旨在减轻患者的临床症状，使病情长期缓解及预防不良转归。治疗方案和药物剂量应注意个体化的原则，需定期对疾病进行重新评价调整治疗策略。①对症治疗：乏力、发热、皮疹、关节痛或关节炎者可选用解热镇痛抗炎药、抗疟药。光过敏患者应注意避免阳光直晒，面部皮疹者可用羟氯喹。出现雷诺现象者需注意保暖，并视病情程度给予扩血管药物，伴肢端溃疡者可静脉给予前列环素等改善循环。②糖皮质激素及免疫抑制剂治疗：器官受累者可用泼尼松。注意糖皮质激素不良反应的发生。糖皮质激素治疗无效或减量困难者可加用免疫抑制剂，如羟氯喹、甲氨蝶呤或硫唑嘌呤等。难治性 UCTD 患者可试用来氟米特、环孢素等。

预后 多数患者预后相对较好，长期随访有半数以上患者可完全缓解。约 1/3 患者可能是某些特定结缔组织病的早期阶段，随病程进展在数年内演变成为某种特定的弥漫性结缔组织病，如系统性红斑狼疮、系统性硬化症、类风湿关节炎等。若出现某些特定的临床表现组合常预示疾病有向某种特定的结缔组织病发展的可能。例如，多关节炎出现抗 U1RNP 抗体易进展为混合性结缔组织病，有口眼干燥症状加抗 SS-A 或抗 SS-B 抗体阳性者可进展为干燥综合征，雷诺现象加核仁型抗核抗体阳性者预示系统性硬化症，多关节炎加高效价类风湿因子预示类风湿关节炎的可能，发热或浆膜炎合并均质型抗核抗体或抗双链 DNA 抗体阳性者则可

能进展为系统性红斑狼疮。

（李向培）

hùnhéxìng jiédìzǔzhībìng
混合性结缔组织病（mixed connective tissue disease，MCTD）

以广泛的血管内膜或中等血管增生病变为特征，具有雷诺现象、手肿胀、关节炎、指端硬化、肌炎、食管运动功能障碍、肺动脉高压等特定临床特征及血清中出现高效价抗 U1RNP 抗体的疾病。1972 年夏普（Sharp）等提出此病为一种独立的结缔组织病。也有学者认为是某种结缔组织病的亚型或未分化结缔组织病。部分患者可发展成某一经典的结缔组织病，如系统性硬化症、系统性红斑狼疮、炎性肌病、类风湿关节炎等。中国 MCTD 发病率不明，但不少见。患者发病年龄大多在 20~30 岁，女性明显多于男性。

病因及发病机制 遗传因素在发病中起一定作用。MCTD 的不同临床特征及抗体反应的特异性分别与人类白细胞抗原（human leukocyte antigen，HLA）-DR4、HLA-DR2、HLA-DR3、HLA-DR5、HLA-DRB1 等基因表型相关。外周血中 U1-70kD 蛋白反应性 T 细胞的活化，促进 B 细胞分化成熟、导致高效价的抗 U1RNP 抗体产生。此抗体可诱导内皮细胞释放炎症细胞因子，在血管病变中起致病作用。MCTD 的组织学改变可累及大、小血管，受累血管内膜及中层增生变厚、管腔狭窄。肺部的微小动脉内膜增生、平滑肌肥厚、肺部血管腔狭窄导致肺动脉高压。多个器官组织可见淋巴细胞、浆细胞浸润。

临床表现 患者可有多器官受累，表现出系统性硬化症、多发性肌炎、皮肌炎、系统性红斑狼疮或类风湿关节炎的部分症状。

与抗 U1RNP 抗体相关的临床表现有肿胀手、关节炎、雷诺现象、炎性肌病和指端硬化等，肺部病变、食管蠕动减弱等也是此病的特征性表现。

风湿病表现 大多数患者慢性起病，常有疲劳、发热、肌痛、关节痛和雷诺现象。雷诺现象是 MCTD 常见的临床表现之一，伴手指肿胀或全手水肿、呈腊肠样改变，可有指端溃疡。部分患者出现面颊红斑和盘状红斑。MCTD 相关的炎性肌病常缺乏典型的肌无力、肌电图异常或肌酶改变，大多病变较轻，对治疗反应好。约 60% 的患者有缓慢进展的关节炎，可出现与类风湿关节炎相似的尺侧偏斜、天鹅颈样畸形、纽扣花样畸形、关节挛缩等，与骨侵袭、关节周围的软组织受累及腱鞘炎有关。部分急性起病的患者表现为重度肌炎、指（趾）坏疽、急性腹痛和三叉神经病变。

肺部受累表现 75%～85% 的患者有肺部受累，干咳、呼吸困难、胸膜炎性胸痛、间质性肺病、肺功能异常，部分患者可发展为严重肺间质纤维化。肺动脉高压是 MCTD 最严重的肺部并发症，也是 MCTD 患者死亡的主要原因。

消化系统受累表现 约 80% 患者出现食管运动功能异常，括约肌压力降低，蠕动减弱，吞咽困难。消化道受累可有巨结肠、肠蠕动减退、腹腔器官出血、肠系膜血管炎、胰腺炎、腹水、蛋白丢失性肠病、自身免疫性肝病、吸收不良综合征等。

神经系统病变 最常见的神经系统病变为三叉神经病变。血管性头痛常见，有些患者出现无菌性脑膜炎，可有癫痫样发作、器质性精神综合征、多发性周围神经病变等。与抗 U1RNP 抗体相关的脑出血罕见。

心脏受累表现 心脏全层均可累及，可有心肌炎症细胞浸润及冠状动脉增生性病变。心肌受累、右心室肥厚常继发于肺动脉高压。可出现右心房扩大、心脏传导异常、二尖瓣脱垂、心包炎等病变。

肾脏受累表现 通常为系膜性肾小球肾炎、膜性肾小球肾炎及肾病综合征。可出现肾血管性高血压危象，与硬皮病肾危象类似。弥漫性肾小球肾炎发生率较低，与高效价的抗 U1RNP 抗体的相对保护作用有关。患者可有干燥综合征、慢性淋巴细胞性甲状腺炎（桥本甲状腺炎），以及淋巴结肿大、肝大、脾大。

血液系统受累表现 可有贫血、白细胞数减少、血小板减少、血栓性血小板减少性紫癜。虽然库姆斯试验（Coombs test）阳性率较高，但溶血性贫血的发生率不高。

辅助检查 半数以上患者类风湿因子阳性，循环免疫复合物增多，高效价斑点型抗核抗体和高效价的抗 U1RNP 抗体为此病的特征性血清学表现。

诊断与鉴别诊断 对有雷诺现象、手肿胀、肌炎、关节痛或关节炎的患者，出现高效价抗 U1RNP 抗体阳性，而抗 Sm 抗体阴性者，应考虑 MCTD 的诊断。此病无统一诊断标准，常用的有 Sharp 诊断标准、Alarcon-Segovia 诊断标准和 Kahn 诊断标准（表），以后两者的敏感性及特异性较高。Sharp 诊断标准：符合主要临床表现同时抗 U1RNP 抗体 ≥ 1∶4000，抗 Sm 抗体阴性。Alar-con-Segovia 诊断标准：符合血清学指标及至少 3 个临床表现，同时包括滑膜炎或肌炎。kahn 诊断标准：符合血清学指标及包括雷诺现象在内的 3 个临床表现。

诊断为 MCTD 的患者在长期随诊中约 50% 以上的患者仍符合 MCTD 的诊断标准，但部分患者临床转归表现更符合系统性硬化症、系统性红斑狼疮或类风湿关节炎的诊断。

MCTD 在病程的不同阶段以系统性红斑狼疮、系统性硬化症、多发性肌炎、皮肌炎、类风湿关节炎等不同疾病的症状为主要表现，因此，应注意与上述疾病的

表 混合性结缔组织病诊断标准

项目	Sharp 诊断标准	Alarcon-Segovia 诊断标准	Kahn 诊断标准
血清学指标	抗可提取核抗原抗体效价 ≥ 1∶10000、抗 U1RNP 抗体阳性、抗 Sm 抗体阴性	抗 U1RNP 抗体 ≥ 1∶1600（血凝法）	高效价抗 U1RNP 抗体，相应斑点型抗核抗体效价 ≥ 1∶1200
临床表现	主要表现：严重肌炎；肺部损害：肺一氧化碳弥散量 < 70%，肺动脉高压，肺活检提示肺血管增生性损害；雷诺现象或食管蠕动功能异常；手指肿胀或指端硬化；次要表现：脱发；白细胞数减少；贫血；胸膜炎；心包炎；关节炎；三叉神经病变；颊部红斑；血小板减少；轻度肌炎；手肿胀	手肿胀；滑膜炎；肌炎（生物学或组织学证实）；雷诺现象；肢端硬化	手指肿胀；滑膜炎；肌炎；雷诺现象；肢端硬化

鉴别诊断。系统性红斑狼疮患者常有多器官受累、肾损害严重、血清中多种自身抗体阳性，尤其是抗 Sm 抗体、抗双链 DNA 抗体阳性。系统性硬化症除雷诺现象、指端硬化外，尚有明显的非肢端皮肤增厚和肺间质纤维化。多发性肌炎、皮肌炎则表现为肌肉的炎性病变，以近端肌无力为突出表现，较少出现抗 U1RNP 抗体。类风湿关节炎主要表现为对称性小关节肿痛及严重的关节侵袭性改变。MCTD 患者具有高效价斑点型抗核抗体和抗 U1RNP 抗体，并有雷诺现象，滑膜炎或肌炎、手肿胀等特征可与其他弥漫性结缔组织病鉴别。MCTD 还应与其他重叠综合征鉴别，如未分化结缔组织病、系统性硬化症重叠综合征、肌炎重叠综合征等。

治疗 根据患者的临床特征、疾病进展程度及对治疗的反应制订个体化的治疗方案。以系统性红斑狼疮、多发性肌炎、皮肌炎、类风湿关节炎和系统性硬化症的治疗原则为基础。

轻症的关节和肌痛可应用解热镇痛抗炎药、抗疟药、小剂量泼尼松；重症关节炎可选用甲氨蝶呤、来氟米特。雷诺现象的治疗采取综合措施，保暖、戒烟、使用β-受体阻断剂、钙通道阻滞剂硝苯地平、α-受体阻断剂哌唑嗪等。手指缺血坏疽可局部药物性交感神经阻断、抗凝、局部应用硝酸盐类药物、输注前列环素制剂、内皮素受体拮抗剂波生坦。以肌炎为主要表现者可给予中等至大剂量泼尼松治疗，重症患者加用甲氨蝶呤、硫唑嘌呤，以及大剂量丙种球蛋白冲击治疗。

肺动脉高压可联合应用糖皮质激素和环磷酰胺、小剂量阿司匹林和血管紧张素转换酶抑制剂、前列环素制剂、内皮素受体拮抗剂及 5-磷酸二酯酶抑制剂西地那非等。肾脏病变者可使用中等至大剂量泼尼松治疗加环磷酰胺冲击治疗，或酌情选用吗替麦考酚酯。必要时可行透析治疗。食管功能障碍伴反流者应用质子泵抑制剂与胃肠促动力药联合治疗，重症患者需采取手术治疗。小肠细菌过度生长者可应用四环素、琥乙红霉素。心肌炎试用糖皮质激素和环磷酰胺，避免应用地高辛。

预后 大多数 MCTD 患者预后相对良好，早期诊断、早期治疗可以改善预后。有高效价抗 U1RNP 抗体者较少发生严重肾脏病变及神经系统病变。多器官受累者预后不良，进展性肺动脉高压和心肌炎等并发症是 MCTD 患者死亡的主要原因。部分患者在随访中发展为其他结缔组织病。

（李向培）

chóngdié zōnghézhēng

重叠综合征（overlap syndrome）

同时或先后患有两种或两种以上的结缔组织病。又称重叠结缔组织病。与混合性结缔组织病（mixed connective tissue disease，MCTD）及未分化结缔组织病（mixed connective tissue disease，UCTD）不同，通常为 6 种弥漫性结缔组织病（diffuse connective tissue disease，DCTD）的相互重叠，即系统性红斑狼疮（systemic lupus erythematosus，SLE）、类风湿关节炎（rheumatoid arthritis，RA）、多发性肌炎（polymyositis，PM）/皮肌炎（dermatomyositis，DM）、系统性硬化症（systemic sclerosis，SSc）、结节性多动脉炎及风湿热的重叠。亦可由 6 种 DCTD 与其他自身免疫病如贝赫切特综合征、脂膜炎、慢性淋巴细胞性甲状腺炎、自身免疫性溶血性贫血等重叠。干燥综合征（Sjögren syndrome，SS）在许多结缔组织病中出现，国际上一般不将 SS 列为重叠综合征，而称为继发性 SS，但明确诊断为原发性 SS 后逐渐出现另一种结缔组织病者，可诊断为重叠综合征。重叠综合征临床表现各异，并常随病情的发展而变化，其常见类型如下。

系统性硬化症重叠综合征

符合 SSc 的表现且合并另一种或多种结缔组织病临床特征及有特异性抗体。SSc 的临床表现有很大的异质性，从轻症的局限性皮肤病变到严重的弥漫性皮肤病变，SSc 可与 PM、RA、SLE、SS、原发性胆汁性胆管炎（primary biliary cholangitis，PBC）等多种结缔组织疾病重叠。疾病的临床表现与特异性自身抗体密切相关。局限型 SSc 患者常出现抗着丝点抗体、抗 U3snRNP 抗体和抗 Th/To 抗体。弥漫型 SSc 患者可出现抗 Scl-70 抗体、抗着丝点抗体、抗 RNA 聚合酶抗体，出现抗 RNA 聚合酶抗体者多预后不良。SSc 常与肌炎重叠，患者可出现 SSc 表现及肌痛/肌炎、关节炎、雷诺现象等，血清中常有抗 Jo-1 抗体、抗 Ku 抗体等，此类患者抗 PM-Scl 抗体阳性率较高并易患间质性肺病。SSc 患者与 RA 重叠时可出现滑膜炎、类风湿因子阳性，侵袭性关节炎与抗 RA33 抗体相关。局限型系统性硬化症 CREST 综合征（C：钙质沉着；R：雷诺现象；E：食管运动障碍；S：指端硬化；T：毛细血管扩张）或不完全 CREST 综合征常与 PBC 重叠，称雷诺德综合征（Reynold syndrome）。近 1/3 的 SSc 患者可出现 PBC 特异性的抗线粒体抗体，抗线粒体抗体阳性的大部分患者出现 PBC 的临床表现；而出现抗着丝点抗体阳性的 PBC 患者中，约半数具有 CREST 综合征的临床表现，表明两种疾病的临床及血清学的交叉重叠。CREST 综合征与 SS 重叠时，患者常出现抗 SS-A 抗体、抗 SS-B 抗体阳性，并可出现 SSc 患者不常见的坏死性血管炎表现。SSc/SLE 重叠综合征相对少见，但在 SSc 患者抗核抗体的阳性率明显高于抗着丝点抗体和抗 Scl-70 抗体。

肌炎重叠综合征 符合炎性肌病中的任意一种肌病，且合并另一种或多种结缔组织病临床特征以及特异性抗体。PM/DM 可与 SSc、SLE、MCTD 和 SS 等结缔组织病重叠出现，肌炎与 SSc 的重叠比典型的 PM 更常见。肌炎重叠综合征的多种特异性抗体包括抗 PM-Scl 抗体、抗 Ku 抗体、抗 U1RNP 抗体、抗 Jo-1 抗体、抗信号识别粒子抗体和抗氨基酰 tRNA 合成酶抗体。与 PM 相关的关节病易形成远端关节半脱位畸形伴轻度侵袭性病变。抗氨基酰 tRNA 合成酶抗体综合征为一种特殊的肌炎重叠综合征，表现为炎性肌病、发热、雷诺现象和技工手、关节病、间质性肺病。肌炎患者抗 U1RNP 抗体阳性者常合并 MCTD。抗信号识别粒子抗体阳性患者通常有迅速进展的重症肌炎伴显著的肌纤维坏死，但炎症细胞浸润不明显。

典型的 PM 和 DM 与肌炎重叠综合征对治疗反应及预后明显不同。PM/DM 常呈慢性病程，部分患者对糖皮质激素治疗无效。肌炎重叠综合征大多对糖皮质激素治疗反应良好。重叠综合征可根据自身抗体分为不同的亚型：抗氨基酰 tRNA 合成酶抗体、抗信号识别粒子抗体和抗核孔蛋白抗体阳性为对糖皮质激素治疗抵抗

的肌炎，而抗 U1RNP、抗 PM-Scl 或抗 Ku 抗体则提示对糖皮质激素反应敏感。

类风湿关节炎与系统性红斑狼疮重叠 称为卢普斯综合征（Rhupus syndrome）。SLE 患者出现典型关节的侵袭性关节炎、皮下结节及 RA 相关的特异性自身抗体，表明与 RA 发生了重叠。

（李向培）

xìtǒngxìng xuèguǎnyán

系统性血管炎（systemic vasculitis） 以血管炎症及坏死为主要病理改变、以受累血管供血的组织缺血为主要临床表现的一组异质性疾病。临床表现因受累血管的类型、大小、部位及病理特点不同而各异。常累及全身多个系统，引起多系统多器官功能障碍。

因多种类型的血管炎不常见、诊断及鉴别诊断难度大，以及分类的不确定性，此病的流行病学资料尚不十分清楚。除大动脉炎和巨细胞性动脉炎以女性多见外，其他疾病男性略多于女性，或无明显性别差异。发病存在明显的地理差异，例如，贝赫切特综合征在北美罕见（发病率仅为 1/30 万），而其在古"丝绸之路"周

边国家的发病率通常是北美的数百倍；大动脉炎在美国罕见（3/百万），但其在印度发病率为（200～300）/百万，是肾动脉狭窄的最常见原因。

分类 血管炎临床表现复杂，历史上有过多个分类标准。尚无被普遍接受的统一标准。多数类型血管炎病因不明，根据主要受累血管的大小分类（表）。

病因及发病机制 病因不清。遗传（基因）与环境因素的研究取得了一定进展。人类白细胞抗原（human leukocyte antigen，HLA）可能参与多种血管炎的发病，如嗜酸性肉芽肿性多血管炎患者常见 HLA-DRB4 阳性，肉芽肿性多血管炎患者 HLA-DRB8、HLA-DR2 及 HLA-DQ7 阳性率增高，而 HLA-B51 可能与贝赫切特综合征的发病相关。长期暴露于硅、吸入变应原及特殊污染等环境因素均可能诱发血管炎。

发病机制主要是感染原对血管的直接损害和免疫介导的炎症反应所致，包括致病免疫复合物的形成和在血管壁沉积，抗中性粒细胞胞质抗体，抗内皮细胞抗体，致病性 T 细胞免疫反应及肉

表 根据受累血管大小的血管炎分类

原发性血管炎

主要累及大血管的血管炎：大动脉炎；巨细胞性动脉炎；科根综合征；贝赫切特综合征[*]

主要累及中等血管的血管炎：结节性多动脉炎；皮肤结节性多动脉炎；血栓闭塞性脉管炎；川崎病；原发性中枢神经系统血管炎

主要累及小血管的血管炎：①免疫复合物介导：肺出血-肾炎综合征（抗肾小球基膜病）[#]；皮肤白细胞破碎性血管炎（过敏性血管炎）；过敏性紫癜；低补体性荨麻疹性血管炎；原发性冷球蛋白血症[&]；持久隆起性红斑。②抗中性粒细胞胞质抗体相关血管炎[§]：肉芽肿性多血管炎[&]；显微镜下多血管炎[&]；嗜酸性肉芽肿性多血管炎[&]；肾局限性血管炎

继发性血管炎

各种小血管炎：结缔组织病[#]（类风湿性血管炎、红斑狼疮、干燥综合征、炎性肌病）；炎症性肠病；副肿瘤综合征；感染；药物诱导的血管炎（与抗中性粒细胞胞质抗体相关，以及其他）

注：[*] 可累及小、中和大血管；[#] 免疫复合物在原位形成，不同于免疫复合物介导的其他形式的血管炎；[&] 常有小血管和中等血管重叠受累；[§] 并非所有症状均与抗中性粒细胞胞质抗体相关

芽肿形成，病原微生物，肿瘤，以及毒物导致的血管内皮功能受到损害等。

病理 血管炎可累及体内任何血管，根据浸润细胞的种类与病理特点可分为白细胞破碎性血管炎、淋巴细胞肉芽肿性动脉炎、巨细胞性动脉炎和坏死性血管炎。这些病变构成血管狭窄或管壁瘤样变，使局部组织缺血。动脉受累可造成远端组织的供血不足以致梗死，动脉瘤可能破裂出血，病变出现在心、肾、脑、肺等重要器官将引起严重后果。静脉受累则可导致远端组织的血液回流不畅。受累血管仅在皮肤则严重性明显减轻。

临床表现 复杂多样且无特异性。可出现：①发热、体重下降、乏力、疲倦。②关节痛、关节炎。③可触知的紫癜、结节荨麻疹、网状青斑、浅层静脉炎、缺血性皮肤损害。④头痛、脑卒中、单神经根或多神经根炎。⑤鼻窦炎、鼻软骨炎、耳炎、虹膜炎。⑥肾炎、肾梗死、高血压。⑦咯血、肺内结节、肺浸润病变、肺静脉炎。

辅助检查 无特异性，可出现贫血、红细胞沉降率增快、肝功能异常、血尿、抗核抗体阳性、类风湿因子阳性、冷球蛋白阳性、低补体血症、抗中性粒细胞胞质抗体阳性、血管紧张素转换酶活性升高。血清学检测，特别是抗中性粒细胞胞质抗体检测在血管炎诊断中具有重要意义。研究表明，联合使用间接免疫荧光检测抗中性粒细胞胞质抗体和酶联免疫吸附试验检测蛋白酶 3 和髓过氧化物酶抗原，对抗中性粒细胞胞质抗体相关血管炎具有很高的特异性。影像学检查如 X 线血管造影、CT、磁共振成像，对明确病变分布和严重程度有重要意义。

诊断与鉴别诊断 临床表现及实验室指标的复杂性及非特异性，使诊断存在一定困难。应根据临床表现及辅助检查进行资料综合分析，确定血管炎的类型及病变范围。出现无法解释的下列情况，应考虑血管炎的可能：①多系统损害。②进行性肾小球肾炎或血肌酐和尿素氮水平进行性升高。③肺部多变阴影或固定的阴影或空洞。④多发性单神经根炎或多神经根炎。⑤不明原因发热。⑥缺血性或淤血性症状。⑦紫癜性皮疹或网状青斑。⑧结节性坏死性皮疹。⑨无脉或血压升高。⑩不明原因的耳鼻喉或眼部病变。⑪抗中性粒细胞胞质抗体、抗内皮细胞抗体阳性。

为了评估血管炎的病情活动情况，各国学者制定了不少评分标准，较常用的有系统性坏死性血管炎的伯明翰评分、奥尔森（Olsen）等制定的血管炎活动指数和卡伦贝格（Kallenberg）等制定的肉芽肿性多血管炎的疾病活动评分标准。这些评分标准用于评估病情和预后，指导治疗。血管炎合并感染及并发其他疾病者，临床表现可类似于病情活动，为区别于病情本身的活动，采用系统性坏死性血管炎的伯明翰评分进行评估，也有指导意义。系统性血管炎应与感染、肿瘤及弥漫性结缔组织病（如系统性红斑狼疮、类风湿关节炎、干燥综合征）鉴别。

治疗 原则是早期诊断，早期治疗，以防止不可逆的损害。患者一旦确诊，即使尚未明确分型，也应积极治疗，以免贻误治疗时机。常用治疗药物为糖皮质激素和免疫抑制剂，后者以环磷酰胺最常用。部分血管炎，如川崎病静脉用丙种球蛋白有良好效果。其他还可试用血浆置换。新的生物制剂不断应用于临床，可能改善治疗效果，降低传统治疗的副作用。

预后 取决于受累血管的大小、数量、部位及范围。其病情复杂多样，转归各异，预后差别很大。早期诊断及监测病情变化对于降低复发率和死亡率至关重要。

（朱 平）

dàdòngmàiyán

大动脉炎（Takayasu arteritis, TA） 主要累及主动脉及其重要分支的慢性非特异性炎症性疾病。病变多位于主动脉弓及其分支，其次为降主动脉、腹主动脉及肾动脉。主动脉的二级分支，如肺动脉、冠状动脉也可受累。受累血管可为全层动脉炎。此病临床表现复杂，故命名众多，如多发性大动脉炎、主动脉弓综合征、慢性锁骨下动脉炎、颈动脉梗阻综合征等。多见于年轻女性，30 岁以前发病约占 90%，40 岁以后较少发病。国外资料报道患病率为 2.6/百万。

病因及发病机制 病因尚不明确，一般认为可能源于感染所致免疫损伤。病理学研究提示大动脉炎为全层动脉炎，呈节段性分布。早期受累的动脉壁全层均有炎症反应，伴大量淋巴细胞、巨细胞浸润，以外膜最重，中层次之。晚期动脉壁病变以纤维化为主，呈广泛不规则性增厚和僵硬，纤维组织收缩造成不同程度的动脉狭窄，内膜广泛增厚，继发动脉硬化和动脉壁钙化伴血栓形成进一步引起管腔闭塞。偶有动脉壁因弹性纤维和平滑肌破坏，中层组织坏死，不足以承受血流冲击，导致动脉壁膨胀形成动脉瘤。此外，冠状动脉也可受累。

典型表现为局限在开口处及其他部位的狭窄性病变。

临床表现 ①全身表现：局部症状或体征出现前数周，少数患者可有全身不适、易疲劳、发热、食欲缺乏、恶心、出汗、体重下降、肌痛、关节炎和结节红斑等，可急性发作，也可隐匿起病。②局部表现：按受累血管不同，有不同器官缺血的症状与体征，如头痛、头晕、晕厥、脑卒中、视力减退、四肢间歇性活动疲劳，臂动脉或股动脉搏动减弱或消失、颈部、锁骨上下区、上腹部、肾区出现血管杂音，双上肢收缩压差>10mmHg。

临床分型 根据病变部位可分为4种类型。

头臂动脉型（主动脉弓综合征） 颈动脉和椎动脉狭窄和闭塞，可引起脑部不同程度的缺血，出现头晕、眩晕、头痛、记忆力减退、单侧或双侧视物有黑点，视力减退，视野缩小甚至失明，嚼肌无力和咀嚼疼痛。少数患者因局部缺血产生鼻中隔穿孔，上腭及耳郭溃疡，牙齿脱落和面肌萎缩。脑缺血严重者可有反复晕厥、抽搐、失语、偏瘫或昏迷。上肢缺血可出现单侧或双侧上肢无力、发凉、酸痛、麻木甚至肌萎缩。颈动脉、桡动脉和肱动脉可出现搏动减弱或消失（无脉征），约半数患者于颈部或锁骨上部可听到2级以上收缩期血管杂音，少数伴有震颤，但杂音响度与狭窄程度之间，并非完全成比例，轻度狭窄或完全闭塞的动脉，则杂音不明显，若有侧支循环形成，则血流经过扩大弯曲的侧支循环时，可产生连续性血管杂音。

胸主动脉和腹主动脉型 由于缺血，下肢出现无力、酸痛、皮肤发凉和间歇性跛行等症状，特别是髂动脉受累时症状最明显。肾动脉受累出现高血压，可有头痛、头晕、心悸。合并肺动脉狭窄者，则出现心悸、气促，少数患者发生心绞痛或心肌梗死。高血压为本型的一项重要临床表现，尤以舒张压升高明显，主要是肾动脉狭窄引起的肾血管性高血压。此外，胸降主动脉严重狭窄，使心排出血液大部分流向上肢而引起节段性高血压；主动脉瓣关闭不全所致的收缩期高血压等。在单纯肾血管性高血压中，下肢收缩压较上肢高20~40mmHg。部分患者背部脊柱两侧或胸骨旁可闻及收缩期血管杂音，其杂音部位有助于判定主动脉狭窄的部位及范围，如胸主动脉严重狭窄，于胸壁可见表浅动脉搏动，血压上肢高于下肢。约80%患者于上腹部可闻及2级以上高调收缩期血管杂音。若合并主动脉瓣关闭不全，于主动脉瓣区可闻及舒张期吹风样杂音。

广泛型 具有上述两种类型的特征，属多发性病变，多数患者病情较重。

肺动脉型 此病肺动脉受累并不少见，约占50%，上述3种类型均可合并肺动脉受累，而在各类型中伴或不伴肺动脉受累之间无明显差别，单纯肺动脉受累者罕见。肺动脉高压大多为晚期并发症，约占1/4，多为轻度或中度，重度者少见。临床上出现心悸、气促较多。重者心功能衰竭，肺动脉瓣区可闻及收缩期杂音和肺动脉瓣第二音亢进，肺动脉狭窄较重的一侧呼吸音减弱。

辅助检查 无特异性血化验项目。①红细胞沉降率：是反映此病病变活动的一项重要指标，疾病活动时增快，病情稳定后恢复正常。②C反应蛋白：临床意义与红细胞沉降率相同，为此病病变活动的指标之一。③抗链球菌溶血素O试验：仅少数患者出现阳性反应。④抗结核菌素试验：中国约40%的患者有活动性结核，对结核菌素强阳性者应细致检查。⑤血常规：少数患者在疾病活动期白细胞或血小板增多，也为炎症活动的一种反应。可出现慢性轻度贫血。

诊断 采用1990年美国风湿病学会的分类标准：①发病年龄≤40岁。②肢体间歇性跛行。③单侧或双侧肱动脉搏动减弱。④双上肢收缩压差>10mmHg。⑤锁骨下动脉或主动脉杂音。⑥动脉造影显示主动脉一级分支或上肢、下肢近端的大动脉狭窄或闭塞，病变常为局灶或节段性，且排除动脉硬化、纤维肌性结构不良或类似原因。符合上述6项中3项者可诊断此病。

鉴别诊断 ①先天性主动脉缩窄：多见于男性，血管杂音位置较高，局限于心前区及背部，全身无炎症活动表现，胸主动脉见特定部位（婴儿在主动脉峡部，成人型位于动脉导管相接处）狭窄。②动脉粥样硬化：常在50岁后发病，伴动脉硬化的其他表现，数字减影血管造影有助于鉴别。③肾动脉纤维肌性结构不良：多见于女性，肾动脉造影显示其远端2/3及分支狭窄，无大动脉炎的表现。④血栓闭塞性脉管炎：好发于吸烟的年轻男性，为慢性周围血管闭塞性炎症。主要累及四肢中、小动脉和静脉，下肢较常见。表现为肢体缺血、剧痛、间歇性跛行，足背动脉搏动减弱或消失，游走性表浅动脉炎，重症可有肢端溃疡或坏死等。⑤结节性多动脉炎：主要累及内脏中、小动脉，与大动脉炎表现不同。

⑥胸廓出口综合征：可有桡动脉搏动减弱，随头颈及上肢活动其搏动有变化，并常可有上肢静脉血流滞留现象及臂丛神经受压引起的神经病，颈部 X 线检查示颈肋畸形。

治疗 约20%患者为自限性，在发现时疾病已稳定，对这类患者若无合并症可随访观察。对发病早期有上呼吸道、肺部或其他器官感染因素存在，有效控制感染对防止病情发展可能有一定意义。高度怀疑有结核菌感染者，应同时抗结核治疗。

糖皮质激素 为主要治疗药物，及时用药可有效改善症状，缓解病情。一般口服泼尼松，若常规剂量无效，可改用其他剂型，危重者甚至可大剂量静脉冲击治疗，但应注意糖皮质激素引起的库欣综合征、感染、继发性高血压、糖尿病、精神症状、胃肠道出血和骨质疏松等不良反应。

免疫抑制剂 可用于单纯糖皮质激素疗效欠佳或为增加疗效和减少糖皮质激素用量者，常用药物为环磷酰胺、硫唑嘌呤和甲氨蝶呤。新一代免疫抑制剂，如环孢素、吗替麦考酚酯、来氟米特等尚无临床大样本报道，疗效有待证实。病情严重者可能危及生命，多认为大动脉炎一经诊断，应积极早日开始免疫抑制剂与糖皮质激素联合治疗。即使临床缓解，免疫抑制剂的维持使用仍需持续较长时间，应注意药物不良反应。

扩血管抗凝药物 改善血液循环，部分改善因血管狭窄较明显患者的临床症状。常用药物有地巴唑、妥拉唑林、阿司匹林、双嘧达莫。对血压高的患者应积极控制血压。

经皮腔内血管成形术 已用于治疗肾动脉、腹主动脉及锁骨下动脉狭窄等，疗效较好。

外科治疗 主要是解决肾血管性高血压及脑缺血。①单侧或双侧颈动脉狭窄引起的脑部严重缺血或视力明显障碍者，可行主动脉及颈动脉人工血管重建术、内膜血栓摘除术或颈部交感神经切除术。②胸主动脉或腹主动脉严重狭窄者，可行人工血管重建术。③单侧或双侧肾动脉狭窄者，可行肾脏自身移植术或血管重建术，患侧肾脏明显萎缩者可行肾切除术。④颈动脉窦反射亢进引起反复晕厥发作者，可行颈动脉体摘除术及颈动脉窦神经切除术。⑤冠状动脉狭窄者可行冠状动脉旁路移植术或支架植入术。

预后 此病为慢性进行性血管病变，受累动脉由于侧支循环形成丰富，多数患者预后好。预后主要取决于高血压的程度及脑供血情况，糖皮质激素联合免疫抑制剂积极治疗可改善预后。其并发症有脑出血、脑血栓、心力衰竭、心肌梗死、主动脉瓣关闭不全、肾衰竭、失明等。主要死因为脑出血、肾衰竭。

（朱 平）

jùxìbāoxìng dòngmàiyán

巨细胞性动脉炎（giant cell arteritis，GCA） 以侵犯颅动脉为主的系统性坏死性慢性肉芽肿性血管炎。又称颞动脉炎、肉芽肿性血管炎或颅动脉炎。是一种显著的异质性、系统性炎性疾病。主要累及从主动脉弓发出的大、中动脉，尤其是颞动脉。血管炎症部位可形成肉芽肿，含有数量不等的多核巨细胞。血管内膜和膜内层的肉芽肿炎症导致内膜层显著增厚、管腔变窄和阻塞，血管病变常呈节段性、多灶性或广泛性损害。多发于50岁以上老年人，发病率有很大地区性差异。

病因及发病机制 尚不清楚。其发病与年龄、地域分布及种族相关，但年龄因素、环境因素及遗传因素在发病中具体作用不甚清楚。GCA 有家庭聚集现象，人类白细胞抗原（human leukocyte antigen，HLA)-DR4 在 GCA 的出现频率较正常对照人群高 2 倍，HLA-DR4 可能是主要遗传因素。体液免疫与细胞免疫均参与 GCA 的发病。

病理 GCA 为广泛性动脉炎，中动脉和大动脉均可受累。最常见于主动脉弓分支血管，以颈动脉分支常见，如颞动脉、椎动脉、眼动脉和后睫动脉，其次为颈内动脉、颈外动脉及视网膜中央动脉。受累动脉病变呈节段性跳跃分布，为斑片状增生性肉芽肿。疾病早期或受损较轻微的病例，炎症区域组织切片可见淋巴细胞聚集，局限于内外弹力层或外膜，通常可见内膜增厚伴明显细胞浸润。病变严重者血管全层皆可受累，可见坏死的动脉血管壁（包括弹力层）及肉芽肿，浸润细胞以多核巨细胞最具特征性，可见组织细胞、淋巴细胞，以及部分浆细胞和成纤维细胞，偶见嗜酸性粒细胞、中性粒细胞，坏死的血管处少见纤维素样坏死。可导致血管壁破裂、内膜增厚、管腔狭窄甚至闭塞。在大体病理上，GCA 易形成主动脉的动脉瘤、夹层和狭窄，主动脉的主要分支亦容易形成狭窄。

临床表现 呈现多样化。

前驱症状 GCA 发病可急可缓。前驱症状包括乏力、食欲缺乏、体重减轻及低热等。发热无一定规律，多数为中等度（约38℃）发热，偶可高达40℃。部分患者可出现盗汗。

头痛 70%~90%的患者有头痛，表现为新近发生的、偏侧或双侧或枕后部剧烈疼痛，呈刀割样或烧灼样或持续性胀痛，伴头皮触压痛或可触及的痛性结节，头痛可持续性也可间歇性发作。若头皮结节沿颞动脉走向分布，具有诊断价值。

颞动脉病变 常表现为颞动脉搏动减弱，或屈曲、怒张、波动和搏动增强，有时可触及颞脉有坚硬的条索样改变。也可因血管闭塞波动和搏动消失。然而，50%的GCA患者在检查时却表现为颞动脉正常。

风湿性多肌痛 50%的GCA患者多表现近端关节痛、肌痛，尤其颈部、肩胛带部和盆骨带肌痛和僵硬更明显，清晨明显或劳累后加重。这一症状或突然出现，或可隐匿数周至数月。

眼部症状 视觉异常，最常表现为一过性黑蒙、视物不清、上睑下垂、复视、部分失明或全盲等。也可为永久性。后睫动脉闭塞性动脉炎引起缺血性视神经病是失明的最常见原因，也可源于视网膜中央动脉阻塞。动脉炎所致的枕部皮质梗死也可引起失明。失明可以是初发症，但一般出现在其他症状之后数周或数月。视觉障碍初始可为波动性，以后变为持续性，可呈单侧或双侧，若一侧失明，未积极治疗，则对侧可在1~2周内受累。眼底检查早期常为缺血性视神经炎，视盘苍白、水肿，视网膜水肿，静脉曲张可见棉絮样斑及小出血点，后期可见视神经萎缩等。眼肌麻痹也较常见，表现为上睑下垂、上视困难，时轻时重，常与复视同时出现。有时可见瞳孔不等大，或出现霍纳综合征（Horner syndrome）。眼肌麻痹可能源于视神经或眼肌病变，出现时轻时重的向上凝视困难。

间歇性肌肉运动障碍 约2/3患者因面动脉炎、局部血供不良，引致下颌肌痉挛，出现间歇性咀嚼不适、咀嚼疼痛、咀嚼停顿和下颌偏斜等；有时因舌肌运动障碍出现吞咽困难、味觉迟钝、吐字不清等。严重面动脉狭窄者可导致头皮或舌部坏疽。间歇性运动障碍也可影响四肢，表现为间歇性跛行、上肢活动受限。

神经系统表现 约30%患者出现多种神经系统症状，如由于颈动脉或椎动脉病变而出现短暂性脑缺血发作、脑卒中、偏瘫或脑血栓等，神经系统受累是GCA主要死因之一。由于神经血管病变引致的继发性神经病变表现也多种多样，如单神经炎，周围多神经炎，上、下肢末梢神经炎等。偶尔表现为运动失调、半球性斜视、谵妄、听力丧失等。

心血管系统表现 10%~15%患者可累及锁骨下动脉、腋动脉、肱动脉、冠状动脉、胸主动脉、腹主动脉、股动脉等，导致锁骨下动脉等部位出现血管杂音，动脉搏动减弱或无脉症，假性动脉瘤，上、下肢间歇性运动障碍等。冠状动脉病变可导致心肌梗死、心力衰竭、心肌炎和心包炎等。

其他表现 10%患者有呼吸系统受累，可表现为持续性干咳、咽痛、声音嘶哑等。可能源于受累组织缺血或应激。精神症状表现为抑郁或意识模糊。甲状腺及肝功能异常也有报道。

辅助检查 包括实验室、影像学及病理检查。

实验室检查 无特异性指标。可有轻到中度正细胞正色素性贫血，白细胞计数增高或正常，血小板计数可增多。活动期红细胞沉降率增快（常可高达 100mm/h）和（或）C反应蛋白增多。可出现白蛋白减少，多克隆高球蛋白血症和 α_2-球蛋白增多，碱性磷酸酶水平可升高。类风湿因子、抗核抗体及其他自身抗体检查指标正常，肌酶水平正常。

影像学检查 为探查不同部位血管病变，可分别采用彩色多普勒超声、放射性核素扫描、CT或动脉造影等检查。

颞动脉活检 是诊断GCA的可靠手段，特异性为100%。选择有触痛或有结节的部位，局麻下切取长度为2~3cm的颞动脉，做连续病理切片。此为安全、方便、可行的方法，但GCA病变呈跳跃分布，后期又受糖皮质激素治疗的影响，活检阳性率仅在40%~80%。因此，活检阴性不能排除GCA诊断，若其他临床特征符合，病理检查并非诊断的必需条件。

诊断与鉴别诊断 诊断参考美国风湿病学会1990年GCA分类标准：①发病年龄≥50岁。②新近出现的头痛；新发生或与过去不同类型的局限性头痛。③颞动脉异常，有压痛，搏动减弱，同颈动脉粥样硬化无关。④红细胞沉降率≥50mm/h。⑤颞动脉活检示血管炎，表现以单核细胞为主的浸润或肉芽肿性炎症，常伴多核巨细胞。具备3条或3条以上者可诊断。GCA应与风湿性多肌痛、孤立性中枢神经系统血管炎、大动脉炎、肉芽肿性多血管炎、结节性多动脉炎等鉴别。

治疗 总原则是控制血管炎症发展，缓解病情，尤其是尽量避免或减轻重要器官的损害。为防止失明，一旦疑有GCA，即应给予足量糖皮质激素（简称激素）联合免疫抑制剂治疗，并尽可能明确受累血管的部位、范围及程度等，依据病情轻重和治疗反应的个体差异，个体化调整药物种类、剂型、剂量和疗程。首选泼尼松，必要时可用甲泼尼松龙冲击治疗。若激素减量后症状复发，或大剂量激素仍不能控制病情，或激素减量困难，或有激素禁忌证，或出现严重不良反应，或病情严重，可联合使用免疫抑制剂，首选环磷酰胺，也可用甲氨蝶呤、硫唑嘌呤。使用免疫抑制剂期间应注意定期查血常规、尿常规和肝肾功能，避免不良反应。

预后　随受累血管不同而异。病变累及大血管、有神经系统症状者预后不良，失明者难以恢复。早期诊断与治疗，病死率与正常人群相似。

（朱　平）

fēngshīxìng duōjītòng

风湿性多肌痛（polymyalgia rheumatica，PMR）

以持续性颈部、肩胛带或盆骨带肌肉的严重疼痛和僵硬，伴红细胞沉降率明显增快为特征的临床综合征。多发于 50 岁以上老年人，发病率随年龄增加而上升，女性较男性多 2～3 倍。有家族聚集发病现象。PMR 与巨细胞性动脉炎均在同一年龄组发病，常共同出现于同一患者，40%～60% 巨细胞性动脉炎患者患有 PMR，两者关系密切，但确切关系并不十分清楚。

病因及发病机制　尚不清楚，见巨细胞性动脉炎。

临床表现　起病隐袭，有低热、乏力、倦怠、体重下降等全身症状。典型症状为对称性颈、肩胛带或骨盆带近端肌肉酸痛、僵硬不适。也可单侧或局限于某组肌群。疼痛和僵硬在清晨明显或劳累后加重。严重者不能起床，上肢抬举受限，下肢不能蹲起，

上下楼梯困难等，但这些活动困难并非真正肌无力，而是肌肉酸痛所致，活动后可渐缓解或减轻。有些病变也可累及肢带肌肌腱附着部，也可出现腕及指间关节痛和水肿，甚至出现胸锁、肩、膝或髋关节的一过性滑膜炎。一般无内脏或系统性受累表现。并发巨细胞性动脉炎者，可出现相关的临床表现（见巨细胞性动脉炎）。

诊断与鉴别诊断　尚无统一的诊断标准，主要依靠临床表现，诊断标准有：①发病年龄>50 岁。②颈、肩胛带和骨盆带肌中至少两处肌痛和晨僵，持续 30 分钟或更长时间，不少于 4 周。③红细胞沉降率>40mm/h。④对泼尼松治疗反应敏感。⑤排除巨细胞性动脉炎及其他能引起骨骼肌肉系统症状的疾病（类风湿关节炎、慢性感染性疾病、甲状腺肌病、肌炎及恶性肿瘤等）。符合以上 5 条即可确诊。PMR 应与巨细胞性动脉炎、类风湿关节炎、多发性肌炎、纤维肌痛综合征相鉴别。

治疗　旨在缓解症状、预防因潜在的血管炎而出现的血管并发症。对初发或轻症患者可试用解热镇痛抗炎药。10%～20% 患者单用解热镇痛抗炎药可控制症状，但难以防止并发症发生。服用糖皮质激素 1 周内症状可明显改善，而红细胞沉降率及 C 反应蛋白恢复较慢，一般首选泼尼松口服。对病情较重，发热、肌痛、活动明显受限者，泼尼松加量，随着症状好转，红细胞沉降率接近正常，即应开始逐渐减量。维持治疗 6～12 个月。减量过早、过快或停药过早，可导致病情复发，多数患者在 2 年内可停用糖皮质激素，少数患者需小量维持多年。对老年人长期使用糖皮质激素应

特别注意防止其毒副作用及并发症（如高血压、糖尿病、白内障、骨质疏松）。应及时给予必要的辅助治疗。对使用糖皮质激素治疗效果不佳不能维持疗效或减量困难、有禁忌证、毒副反应严重者，可考虑联合使用免疫抑制剂。

预后　病程有自限性，预后较好，部分患者表现为复发期与缓解期相交替。经过适当治疗，病情可迅速控制、缓解或痊愈；亦可迁延不愈或复发；疾病后期也可出现肌肉失用性萎缩或肩囊挛缩等严重情况。

（朱　平）

Bèihèqiètè zōnghézhēng

贝赫切特综合征（Behçet syndrome）

以复发性口腔溃疡、生殖器溃疡、眼炎及皮肤损害为特征的全身性、慢性、血管炎症性疾病。血管、神经、消化等系统也可累及。曾称白塞病。此病在东亚、中东和地中海地区发病率较高，中国发病率无确切资料，任何年龄均可患病，好发年龄为 16～40 岁，以女性居多，男性患者血管、神经系统及眼受累较女性多且病情重。

病因及发病机制　确切病因不明。有资料认为环境与遗传因素与此征的发生和发展相关。单纯疱疹病毒、丙型肝炎病毒、链球菌、结核杆菌等感染均被疑为可能的病因，但尚无确切证据。研究显示贝赫切特综合征与人类白细胞抗原（human leukocyte antigen，HLA）-B5 有密切相关性，在亚洲具此基因的患者达 81.0%，日本达 55.0%，中国为 37.5%。在有严重内脏病变和眼病的患者，HLA-B5 的阳性率比无内脏病变和眼病者为高，因此它也被认为与疾病的严重性相关。

发病机制涉及细胞免疫和体

液免疫，免疫机制在此征的发病中起主要作用。热休克蛋白（heat shock protein，HSP）、细胞因子、中性粒细胞和巨噬细胞活性的改变及自身免疫因素均参与其中。已发现患者 HSP 与微生物 HSP 具有明显的序列同源性，且可能涉及刺激免疫反应。细胞因子（如白介素-1、白介素-8 和肿瘤坏死因子-α）似乎参与发病过程，其水平升高可能是疾病活动的标志。病灶中除巨噬细胞激活外，中性粒细胞的过度活化导致组织损伤，可在溃疡、脓疱和结节红斑样病变等病灶中表现为中性粒细胞性血管反应。内皮细胞受损后具有抗原提呈、促进渗出和血管新生等血管炎表现。中性粒细胞和内皮细胞相互作用是血管炎的直接原因。

临床表现 全身各系统均可受累。

口腔溃疡 几乎所有患者均有复发性、疼痛性口腔溃疡（阿弗他溃疡），多数患者以此症为首发症状。可以发生在口腔的任何部位，多位于舌缘、颊、唇、软腭、咽、扁桃体等处。复发性口腔溃疡是诊断此征的最基本必备症状。

生殖器溃疡 约75%患者出现生殖器溃疡，受累部位为外阴、阴道、肛周、宫颈、阴囊和阴茎等处。

眼炎 约50%患者受累，双眼均可累及。最常见和最严重的眼部病变为葡萄膜炎。其表现为视物模糊、视力减退、眼球充血等。通常表现为慢性、复发性、进行性病程。眼受累致盲率可达25%，是此征致残的主要原因。

皮肤病变 皮肤损害发生率高，可达 80%～98%，表现多种多样，有结节红斑、疱疹、丘疹、

痤疮样皮疹及脓皮病等。特别有诊断价值的皮肤体征是结节红斑样皮肤损害和对微小创伤（针刺）后的炎症反应。

其他损害 ①关节损害：25%～60%的患者有局限性、非对称性关节炎。②神经系统损害：发病率为 5%～50%。常于病后数月至数年出现，少数（5%）可为首发症状。中枢神经系统受累较多见，可有头痛、头晕，假性延髓性麻痹、癫痫、偏瘫、失语、感觉障碍、意识障碍、精神异常等。周围神经受累较少见，表现为四肢麻木无力，周围型感觉障碍等。脑干和脊髓病损是此征致残及死亡的主要原因之一。③消化道损害：发病率为 10%～50%。从口腔到肛门的全消化道均可受累，以回盲部多见。可表现为腹胀、腹痛、腹泻、黑粪等。严重者可有溃疡穿孔，甚至可因大出血等并发症而死亡。④血管损害：基本病变为血管炎，全身大小血管均可累及，10%～20%患者合并大、中血管炎，是致死、致残的主要原因。

诊断 诊断多采用国际贝赫切特综合征研究组于 1989 年制定的诊断标准。①反复口腔溃疡：1 年内反复发作 3 次。②反复外阴溃疡。③眼病变：前和（或）后葡萄膜炎、裂隙灯显微镜检查时玻璃体内有细胞出现或由眼科医师观察到视网膜血管炎。④皮肤病变：结节红斑、假性毛囊炎或丘疹性脓疱；或未服用糖皮质激素的非青春期患者出现痤疮样皮疹。⑤针刺试验阳性。有反复口腔溃疡并有其他 4 项中 2 项以上者，即可诊断，但需除外其他疾病。其他与此征密切相关并有利于诊断的症状有：关节痛或关节炎、皮下栓塞性静脉炎、深部静

脉栓塞、动脉栓塞和（或）动脉瘤、中枢神经病变、消化道溃疡、附睾炎和家族史。

鉴别诊断 以某一系统症状为突出表现者易误诊为其他系统疾病。以关节症状为主要表现者，应注意与类风湿关节炎、反应性关节炎、强直性脊柱炎鉴别；皮肤黏膜损害者应与多形红斑、结节红斑、梅毒、急性发热性中性粒细胞皮肤病、重症多形红斑、寻常性痤疮、单纯疱疹病毒感染、热带口疮、系统性红斑狼疮、获得性免疫缺陷综合征鉴别；胃肠道受累者应与克罗恩病和溃疡性结肠炎鉴别；神经系统损害者与感染性、超敏反应性脑脊髓膜炎、脑脊髓肿瘤、多发性硬化、精神病鉴别。还应与附睾炎与附睾结核鉴别。

治疗 尚无公认的有效根治办法。多种药物均有效，但停药后大多易复发。治疗旨在控制现有症状，防治重要器官损害，减缓疾病进展。

一般治疗 急性活动期应卧床休息。发作间歇期应注意预防复发，如控制口、咽部感染，避免进刺激性食物，伴感染者可行相应治疗。

局部治疗 口腔溃疡可局部用糖皮质激素膏、冰硼散、锡类散等，生殖器溃疡用 1：5000 高锰酸钾清洗后加用抗生素软膏；眼结膜炎、角膜炎可应用糖皮质激素眼膏或滴眼液，葡萄膜炎需应用散瞳药以防止炎症后粘连，重症眼炎者可在球结膜下注射糖皮质激素。

全身治疗 ①解热镇痛抗炎药：对缓解发热、皮肤结节红斑、生殖器溃疡疼痛及关节炎症状有一定疗效，常用药物有布洛芬、萘普生、双氯酚酸钠等，或其他

非甾体抗炎药和环氧合酶-2 选择性抑制剂（见类风湿关节炎治疗）。②秋水仙碱：可抑制中性粒细胞趋化，对关节病变、结节红斑、口腔和生殖器溃疡、葡萄膜炎均有一定的治疗作用。沙利度胺用于治疗严重的口腔、生殖器溃疡。妊娠妇女禁用，以免引起胎儿畸形，另外有引起神经轴索变性的副作用。③糖皮质激素：对控制急性症状有效，常用泼尼松。重症患者如严重眼炎、中枢神经系统病变、严重血管炎患者可考虑用大剂量甲基泼尼松龙冲击疗法，与免疫抑制剂联合效果更好。④免疫抑制剂：用于重要器官损害，常与糖皮质激素联用。此类药物副作用较大，用药时间应注意严密监测。常用苯丁酸氮芥、硫唑嘌呤、甲氨蝶呤、环磷酰胺、环孢素等。⑤其他：α-干扰素、抗肿瘤坏死因子-α 抑制剂、雷公藤制剂等对严重黏膜病变和某些系统症状有效。

手术治疗 重症肠道病变并发肠穿孔者可行手术治疗，但术后复发率可高达 50%。手术后应继续应用免疫抑制剂治疗以减少复发。

预后 此征一般呈慢性经过，缓解与复发可持续数周或数年，甚至长达数十年。由于中枢神经系统、心血管系统、胃肠道受累偶可致死。

（孙凌云）

jiéjiéxìng duōdòngmàiyán
结节性多动脉炎（polyarteritis nodosa，PAN）

中等大小动脉或小动脉出现炎性渗出及增生形成节段性结节的坏死性血管炎。好发于血管分叉处，导致微动脉瘤形成、血栓形成、动脉瘤破裂出血及器官的梗死。全身各组织器官均可受累，以皮肤、关节、外周神经最为常见。PAN 可为原发，也可继发于类风湿关节炎、干燥综合征等结缔组织病。美国的发病率为 1.8/10 万，中国尚无详细记载。可见于任何年龄段，但常以 40~60 岁多见，男女比例为（2~3）：1。

病因及发病机制 确切病因不明，可能与感染（病毒、细菌）、药物等有一定关系，免疫病理机制在疾病中起重要作用。病因可分为两类：一类是大多数 PAN 的病因仍不清楚；另一类是约 1/3 PAN 的发生与乙型肝炎病毒（hepatitis B virus，HBV）感染有关。随着乙肝疫苗的应用，与 HBV 感染相关的 PAN 患者在逐渐减少，PAN 的其他原因可能是人类免疫缺陷病毒或巨细胞病毒感染。

PAN 的血管损伤的机制并不十分清楚，部分与 HBV 感染相关的 PAN，是由于 HBV 抗原诱导的免疫复合物能激活补体，诱导和活化中性粒细胞引起局部的血管炎症损伤。细胞因子在 PAN 的发病机制中起重要作用，患者外周血中 α-干扰素、白介素-2、肿瘤坏死因子-α、白介素-1 等的水平均明显升高，它们能诱导黏附分子（白细胞功能相关抗原-1、细胞间黏附分子-1 和内皮细胞白细胞黏附分子-1）的表达，使中性粒细胞易与血管内皮细胞接触，以及诱导血管内皮细胞损伤。另外，PAN 患者血清中常可检测到抗血管内皮细胞抗体，后者可直接作用于血管内皮细胞表面，通过抗体依赖的细胞毒作用介导血管内皮的损伤。免疫组化研究发现 PAN 患者炎症部位有大量的巨噬细胞和 $CD4^+T$ 细胞浸润，表达大量的淋巴细胞活化标志物，如白介素-2、人类白细胞抗原-DR 等，提示 T 细胞介导的免疫机制在 PAN 的发病过程中起一定作用。

临床表现 起病可急骤或隐匿，可仅出现局部轻微症状，也可呈多器官同时或先后受累，严重者病变进展迅速。临床表现复杂多样，发病早期以不典型的全身症状为多见，也可以某一系统或器官为主要表现。

全身症状 不规则发热、头痛、乏力、周身不适、多汗、体重减轻、肌痛、肢端疼痛、腹痛、关节痛等。

神经系统症状 周围神经受累较中枢神经受累多见，约占 60%，表现为多发性单神经炎和（或）多神经炎，末梢神经炎可突然出现，不少是 PAN 的首发症状。中枢神经受累者约占 40%，可表现为弥散性或局限性单侧脑或多部位脑及脑干的功能紊乱，出现抽搐、意识障碍、脑血管意外等。

肾脏受累表现 30%~60%患者有肾脏受累，常表现为肾素依赖性高血压及轻到中度的氮质血症。PAN 的急性肾动脉坏死性血管炎可导致血栓形成和肾梗死，引起急性肾衰竭。肾血管造影常显示多发性小动脉瘤及栓塞，因输尿管周围血管炎和继发性纤维化可出现单侧或双侧输尿管狭窄。

骨骼和肌肉受累表现 约 1/3 患者骨骼肌血管受累而产生部位恒定的肌痛，以腓肠肌痛多见，半数患者有关节痛，少数有明显的关节炎改变。

消化系统症状 约 50%患者根据血管炎发生的部位和严重程度不同而出现不同的症状。若发生较大的肠系膜上动脉的急性损害可导致血管栓塞、肠梗阻、肠套叠、肠壁血肿，严重者致肠穿孔或全腹膜炎；中、小动脉受累可出现胃肠道的炎症、溃疡、出血；发生在胆管、胰、肝的损害则出现胆囊、胰腺、肝脏的炎症和坏死，表现为腹部绞痛、恶心、呕吐、脂肪泻、肠道出血、腹膜炎、休克。

皮肤表现 20%~30%患者出现皮肤损害。病变发生于皮下组织中小肌性动脉，表现为痛性红斑性皮下结节，沿血管成群分布，大小数毫米至数厘米。也可为网状青斑、紫癜、溃疡、远端指（趾）缺血性改变。若不伴内脏动脉损害，称"皮肤型结节性多动脉炎"，预后佳。

心脏受累表现 心脏损害发生率为36%~65%，是引起死亡的主要原因之一，尸检心肌梗死的发生率6%。一般无明显心绞痛症状和心电图典型表现。充血性心力衰竭也是心脏受累的主要表现。心包炎约占4%，严重者可出现大量心包积液和心脏压塞。

生殖系统症状 睾丸和附睾受累发生率约30%，卵巢也可受累，以疼痛为主要特征。

诊断 采用1990年美国风湿病学会的分类标准作为诊断标准。①非节食或其他原因所致体重下降≥4kg。②四肢和躯干网状青斑。③非感染、外伤或其他原因引起的睾丸痛和（或）压痛。④肌痛、乏力或下肢压痛。⑤多发性单神经炎或多神经炎。⑥舒张压≥90mmHg。⑦血尿素氮>14.28mmol/L或肌酐>132.6μmol/L（非肾前因素）。⑧乙型肝炎病毒标志物（抗原或抗体）阳性。⑨动脉造影见动脉瘤或血管闭塞，除外动脉硬化，纤维肌性发育不良或其他非炎症性病变。⑩中小动脉壁活检见有中性粒细胞和单核细胞浸润。上述10条中至少有

3条阳性者可诊断为PAN。其诊断的敏感性和特异性分别为82.2%和86.6%。

有不明原因发热、腹痛、肾衰竭或高血压，或疑似肾炎或心脏病患者伴嗜酸性粒细胞增多或不能解释的症状和关节痛、肌压痛与肌无力、皮下结节、皮肤紫癜、腹部或四肢疼痛、迅速发展的高血压者，应考虑PAN的可能性。全身性疾病伴原因不明的对称或不对称性累及主要神经干，如桡神经、腓总神经、坐骨神经的周围神经炎（通常为多发性，即多发性单神经炎），亦应排除PAN。

鉴别诊断 PAN需与各种感染性疾病，如感染性心内膜炎、原发性腹膜炎、胆囊炎、内脏穿孔、消化性溃疡、肾小球肾炎、冠状动脉粥样硬化性心脏病、多发性神经炎、恶性肿瘤及结缔组织病继发的血管炎鉴别。

典型的PAN还应注意与以下疾病鉴别。①显微镜下多血管炎：以小血管（毛细血管、小静脉、小动脉）受累为主；可出现急剧进行性肾小球肾炎和肺毛细血管炎、肺出血；周围神经受累较少，占10%~20%；抗中性粒细胞胞质抗体阳性率较高，占50%~80%；与乙型肝炎病毒感染无关；治疗后复发率较高；血管造影无异常，依靠病理诊断。②嗜酸性肉芽肿性多血管炎：病变可累及小、中口径的肌性动脉，也可累及小动脉、小静脉；肺血管受累多见；血管内和血管外有肉芽肿形成；外周血嗜酸性粒细胞增多，病变组织嗜酸性粒细胞浸润；既往有支气管哮喘和（或）慢性呼吸道疾病史；肾脏受累者则以坏死性肾小球肾炎为特征；2/3患者抗中性粒细胞胞质抗体阳性。

治疗 主要是药物联合治疗。

糖皮质激素 是治疗此病的首选药物，及时用药可有效改善症状，缓解病情。一般口服泼尼松，若病情严重如肾损害较重，可先静脉用甲泼尼龙静脉滴注3~5天，再改泼尼松口服。用药期间应注意不良反应。

免疫抑制剂 通常首选环磷酰胺与糖皮质激素（简称激素）联合治疗。环磷酰胺可口服，也可静脉冲击治疗。用药期间注意药物副作用，定期检查血常规、尿常规和肝肾功能。也可应用硫唑嘌呤、甲氨蝶呤、苯丁酸氮芥、环孢素、吗替麦考酚酯以及来氟米特。

乙肝病毒感染患者用药 对与乙型肝炎病毒复制有关的患者，可用小剂量激素，尽量不用环磷酰胺，必要时可试用吗替麦考酚酯。应强调加用抗病毒药物，如重组人干扰素α-2b、拉米夫丁等。

免疫球蛋白和血浆置换 重症PAN可用大剂量免疫球蛋白冲击治疗。血浆置换可在短期内清除血液中大量免疫复合物，对重症患者有一定疗效，需注意并发症如感染、凝血障碍和水电解质紊乱。不论采用何种方法，都应同时使用激素和免疫抑制剂。

预后 取决于是否有内脏和中枢神经系统受累及病变严重程度。未经治疗者预后差，5年生存率<15%。单用激素治疗5年生存率为48%~57%。随着激素及细胞毒药物的联合应用，生存率明显提高，5年生存率为50%~80%。常见的死亡原因是肾衰竭、心力衰竭及脑血管意外。

（孙凌云）

Chuānqíbìng

川崎病（Kawasaki disease，KD）

以皮肤黏膜出疹、淋巴结肿大

和多发性动脉炎为特点的急性发热出疹性疾病。又称皮肤黏膜淋巴结综合征。1967 年日本医师川崎（Kawasaki）首次报道。其病理改变以冠状动脉损害最为严重，可形成冠状动脉扩张或冠状动脉瘤，甚至猝死。20 世纪 60 年代被发现。婴儿及儿童均可发病，但 80% 在 5 岁以内，好发于 6~18 个月的婴儿。男女发病比例为（1.3~1.5）：1。成年人罕见。已取代风湿热成为儿童后天获得性心脏病的主要原因之一，并且可能成为成人缺血性心脏病的危险因素之一。

病因及发病机制　仍不清楚，比较一致的观点认为是在一定的遗传易感性基础上，一种或多种感染因子引起的自身免疫系统异常激活所致。

感染　患儿普遍高热，疾病具季节性、流行性、地区性，均提示 KD 与感染有关。根据报道，所涉病原微生物有数十种，包括细菌、支原体、衣原体、真菌和病毒。也有人认为环境污染或化学物品过敏可能是致病原因。

免疫失调　急性期存在明显的免疫失调，在发病机制上起重要作用。急性期外周血 T 细胞亚群失衡，$CD4^+$ T 细胞增多，$CD8^+$ T 细胞减少，$CD4^+/CD8^+$ T 细胞比值升高，机体免疫系统处于激活状态，$CD4^+$ T 细胞分泌的淋巴因子增多，促进 B 细胞多克隆活化、增殖和分化为浆细胞，导致血清 IgM、IgA、IgG、IgE 的含量升高，活化 T 细胞分泌高浓度的白介素（interleukin，IL）-1、IL-4、IL-5、IL-6、γ-干扰素、肿瘤坏死因子-α。这些淋巴因子、活性介素均可诱导内皮细胞表达和产生新抗原；另一方面又促进 B 细胞分泌自身抗体，导致内皮细胞溶细胞毒性作用，

引发血管炎症。IL-1、IL-6、肿瘤坏死因子-α 增高尚可诱导肝细胞合成急性时相反应蛋白，如 C 反应蛋白、α-抗胰蛋白酶、结合珠蛋白等，引起急性发热反应。患者循环免疫复合物增多，但其作用机制尚不清楚。上述免疫失调的触发原因不明，一般认为 KD 是易患宿主对多种感染病原体触发的一种免疫介导的全身性血管炎，其中血管内皮细胞受损、内皮功能紊乱是其病理基础。

遗传因素　大量证据显示，KD 在某些特定人群的发病率升高。易感基因主要分为两类：一类是参与炎症性反应的基因，另一类是参与血管功能的基因。众多学者发现，基质金属蛋白酶基因、血管紧张素转换酶基因及血管源性生长因子及其受体基因等的基因多态性可能与 KD 及其心血管并发症相关。

临床表现　常见症状为持续性发热，5~11 天或更久（2 周~1 个月），体温常达 39℃ 以上，抗生素治疗无效。双侧眼结膜充血，口唇潮红，有皲裂或出血，见杨梅舌。手足呈非凹陷性水肿，手掌和足底早期出现潮红，10 天后趾端出现特征性大片状脱皮，出现于甲床与皮肤交界处。并有急性非化脓性一过性颈淋巴结肿大，以颈前最为显著。发热不久（1~4 天）即出现斑丘疹或多形红斑样皮疹，多见于躯干部，但无疱疹及结痂，约 1 周消退。常有心脏损害，出现心肌炎、心包炎和心内膜炎的症状。脉搏加速，听诊时可闻及心动过速、奔马律、心音低钝、收缩期杂音。可发生瓣膜关闭不全及心力衰竭。偶见关节痛或肿胀、咳嗽、流涕、腹痛、轻度黄疸或无菌性脑脊髓膜炎的表现。急性期约 20% 病例出

现会阴部、肛周皮肤潮红和脱屑，并于 1~3 年前接种卡介苗的原部位再现红斑或结痂。恢复期甲周区域开始出现膜状脱皮，指（趾）甲有横沟，即博氏线（Beau lines）。

病程的第一期为急性发热期，一般是病程的第 1~11 天，主要症状于发热后即陆续出现，可发生严重心肌炎。进入第二期为亚急性期，一般是病程的第 11~21 天，多数体温下降，症状缓解，指（趾）端出现膜状脱皮。重症患者仍可持续发热。发生冠状动脉瘤者可导致心肌梗死、动脉瘤破裂。大多数患者在第 4 周进入第三期即恢复期，一般是病程的第 21~60 天，临床症状消退，若无明显冠状动脉病变则逐渐恢复；有冠状动脉瘤者则仍可持续发展，可发生心肌梗死或缺血性心脏病。少数严重冠状动脉瘤患者进入慢性期，可迁延数年，遗留冠状动脉狭窄，发生心绞痛、心功能不全、缺血性心脏病，可因心肌梗死而危及生命。

辅助检查　实验室检查白细胞计数增多，血清 IgM、IgA、IgG、IgE 含量升高，循环免疫复合物增多。X 线检查可见肺纹理增多、有片状阴影、心影扩大。超声心动图和冠状动脉造影检查可见多数患者有冠状动脉瘤、心包积液、左心室扩大及二尖瓣关闭不全。

诊断　典型 KD 诊断标准：①发热持续 5 天以上，抗生素治疗无效，不能被其他已知疾病所解释。②双眼结膜充血（无渗出物）。③口唇鲜红、皲裂，口唇黏膜弥漫性充血，杨梅舌。④多形性红斑、皮疹。⑤急性期有手足硬肿，掌跖红斑，恢复期指（趾）端甲床皮肤移行处有膜状脱皮。⑥急性非化脓性颈淋巴结肿大，

常为单侧，其直径为1~5mm或更大。满足包括①在内的至少5项即可确诊。

若不明原因发热超过5天，伴其他诊断标准中3项，并经超声心动图或冠状动脉造影确诊存在冠状动脉扩张或冠状动脉瘤，除外其他疾病，亦可确诊。据报道，不完全性或不典型病例占10%~20%，仅具有2~3项主要症状，但有典型的冠状动脉病变，多见于婴儿。典型病例与不典型病例的冠状动脉瘤发生率相近。一旦疑诊KD，应尽早做超声心动图检查。

鉴别诊断 KD应与猩红热、幼年特发性关节炎、渗出性多形红斑、系统性红斑狼疮、出疹性病毒感染、急性淋巴结炎、病毒性心肌炎及风湿性心脏病鉴别。

治疗 联合应用丙种球蛋白和阿司匹林是首选方案，必须在发病后10天内用药。①阿司匹林：是解热镇痛抗炎药，其作用机制为抑制血小板环加氧酶的作用，阻断血栓素A$_2$的产生，抑制血小板凝集及血栓形成，但单独应用疗效较慢，不能显著改善冠状动脉病变，必须与丙种球蛋白联合应用。②糖皮质激素：有较强的抗炎作用，可缓解症状，但易致血栓形成，并妨碍冠状动脉病变修复，促进动脉瘤形成，故不宜单用泼尼松等治疗。并发严重心肌炎或持续高热重症者，可联合应用泼尼松和阿司匹林。③外科治疗：对巨大冠状动脉瘤并发血栓形成，冠状动脉瘤破裂或长期心肌缺血的患儿，可行冠状动脉旁路移植术。对有严重心肌梗死而导致心功能不全的患儿，可考虑心脏移植。对有心肌缺血症状、冠状动脉左前降支明显狭窄者，还可行介入治疗。

预后 绝大多数患儿预后良好，呈自限性过程，适当治疗可逐渐康复。15%~30%的患儿可发生冠状动脉瘤。因冠状动脉瘤，血栓闭塞或心肌炎而死亡者占全部患儿的1%~2%，甚至在恢复期也可猝死。后遗缺血性心脏病甚少。约2%患儿可复发。病死率已下降为0.5%~1.0%。

(孙凌云)

xiǎnwēijìng xià duōxuèguǎnyán
显微镜下多血管炎（microscopic polyangiitis，MPA）

主要累及小动脉、微动脉、毛细血管和小静脉的系统性坏死性血管炎。可侵犯肾、皮肤和肺，表现为坏死性肾小球肾炎和肺毛细血管炎。发病率为（1~3）/10万，男女比例约2：1，多在40~50岁发病。好发于冬季。

病因及发病机制 病因仍不清楚，研究表明细胞因子介导黏附分子的表达和功能异常，白细胞和血管内皮细胞异常激活在MPA发病中可能起一定作用，但具体启动因素尚不清楚。抗中性粒细胞胞质抗体（anti-neutrophil cytoplasmic antibody，ANCA）可能在MPA的发病中起一定作用。ANCA是此病诊断、监测病情活动和预测复发的重要血清学指标，阳性率为50%~80%，其效价通常与血管炎的活动度有关。ANCA针对的两个主要抗原是丝氨酸蛋白酶3和髓过氧化物酶。70%的MPA患者核周型抗中性粒细胞质抗体（p-ANCA）阳性；胞质型抗中性粒细胞胞质抗体（c-ANCA）多见于肉芽肿性多血管炎，但无肾外表现的坏死性新月体肾小球肾炎患者中有20%~30%的c-ANCA阳性。

临床表现 多数有上呼吸道感染或药物过敏样前驱症状。非特异性症状有不规则发热、疲乏、皮疹、关节痛、肌痛、腹痛、神经炎和体重下降。

肾脏表现 70%~80%的患者肾脏受累，几乎均有血尿，肉眼血尿者约占30%，伴不同程度的蛋白尿，约半数患者呈急进性肾炎综合征，表现为坏死性新月体肾小球肾炎，早期出现急性肾衰竭。MPA最特征的肾脏病理改变是坏死性新月体性肾小球肾炎，免疫荧光检测示无或微量免疫球蛋白沉积。

肺部表现 约50%患者肺部受累，12%~29%患者有弥漫性肺泡出血。表现为咳嗽、咯血、贫血，其中大量肺出血可导致呼吸困难，甚至死亡。肺组织活检示肺毛细血管炎、纤维化，无或极少免疫复合物沉积。

皮肤表现 约30%患者有肾-皮肤血管炎综合征，典型皮肤表现为红斑、斑丘疹、红色痛性结节、湿疹和荨麻疹等。其病理表现多为白细胞破碎性血管炎。

神经系统症状 20%~25%患者有神经系统受累，可有多发性神经炎、末梢神经炎、中枢神经血管炎等，表现为局部周围感觉或运动障碍、缺血性脑病等。

其他表现 消化道受累可出现肠系膜血管缺血和消化道出血的表现，如腹痛、腹泻、黑粪等；心脏受累可有心力衰竭、心包炎、心律失常、心肌梗死；耳部受累可出现耳鸣、中耳炎、神经性听力下降；眼受累可出现虹膜睫状体炎、巩膜炎、葡萄膜炎等。少数患者还有关节炎、关节痛。

诊断 尚无统一诊断标准，以下情况有助于MPA诊断。①中老年，以男性多见。②具有非特异性前驱症状。③肾脏损害表现：蛋白尿、血尿和（或）急进性肾功能不全等。④伴肺部或肺出血-肾炎综合征的临床表现。⑤伴关节、眼、耳、心脏、胃肠道等各器官受累表现。⑥p-ANCA 阳性。⑦肾、肺活检有助于诊断。

鉴别诊断 需要与下列疾病鉴别。①结节性多动脉炎：主要累及中型和（或）小型动脉，无毛细血管、小静脉及微动脉累及。是一种坏死性血管炎，极少有肉芽肿，肾损害为肾血管炎、肾梗死和微动脉瘤，无急进性肾小球肾炎，无肺出血。周围神经疾病多见，有皮肤损害，表现为痛性红斑性皮下结节，沿动脉成群出现。ANCA 阳性率低（＜20%），血管造影见微血管瘤、血管狭窄，中、小动脉壁活检有炎症细胞浸润。②嗜酸性肉芽肿性多血管炎：累及小、中型血管的系统性血管炎，有血管外肉芽肿形成及高嗜酸性粒细胞血症，患者常表现为变应性鼻炎、鼻息肉及哮喘，可侵犯肺及肾而出现相应症状，可有 ANCA 阳性，但以 p-ANCA 阳性为多。③肉芽肿性多血管炎：为坏死性肉芽肿性血管炎，病变累及小动脉、小静脉及毛细血管，偶可累及大动脉，表现为上、下呼吸道的坏死性肉芽肿，全身坏死性血管炎和肾小球肾炎，严重者发生肺出血-肾炎综合征，c-ANCA 阳性（活动期阳性率为88%~96%）。④肺出血-肾炎综合征：以肺出血和急进性肾小球肾炎为特征，抗肾小球基膜抗体阳性，肾活检可见基膜有明显免疫复合物沉积。⑤狼疮肾炎：有典型系统性红斑狼疮表现，加上蛋白尿即可诊断，肾活检见大量各种免疫复合物沉积。

治疗 可分三个阶段：诱导期、维持缓解期和治疗复发。可采取如下治疗。

糖皮质激素 是治疗 MPA、诱导缓解的一线用药。为尽快诱导缓解，可采用甲泼尼龙冲击治疗，然后服用泼尼松（龙）。对重症和肾功能进行性恶化者，可采用甲泼尼龙冲击治疗。治疗期间注意不良反应。

免疫抑制剂 ①环磷酰胺：作为首选治疗，可口服或静脉冲击，口服副作用高于冲击治疗。用药期间需监测血常规和肝肾功能。②甲氨蝶呤：可抑制炎症，用于减轻炎症症状，口服或静脉注射治疗有效，应注意其不良反应。③硫唑嘌呤：诱导治疗达到缓解后使用。应注意不良反应。④吗替麦考酚酯：用于维持缓解期和治疗复发，有一定疗效，但资料较少，且停药可能引起复发。

其他措施 ①丙种球蛋白：部分患者静脉应用大剂量丙种球蛋白有效，合并感染、体弱、病重等原因导致无法使用糖皮质激素和细胞毒药物者可单用或合用。②特异性免疫吸附：应用特异性抗原结合树脂，吸附患者血清中相应的 ANCA，有少量报道证实有效，但此治疗方法尚在探索中。③透析和肾移植：少数进入终末期肾衰竭者，需要依赖维持性透析或进行肾移植，肾移植后仍有少数患者复发，复发后仍可用糖皮质激素和免疫抑制剂治疗。④控制血压：对有肾损害者，严格控制血压在正常范围，推荐使用血管紧张素转换酶抑制剂或血管紧张素Ⅱ受体阻断剂。

暴发性 MPA 治疗 此时可出现肺-肾功能衰竭，常有肺泡大量出血和肾功能急骤恶化，可予泼尼松（龙）和环磷酰胺联合冲击治疗，以及支持对症治疗的同时采用血浆置换疗法。

复发的治疗 大多数患者在停用免疫抑制剂后可能复发。典型的复发发生于起病最初受累的器官，一般比初次发病温和，但也可能引起主要器官受损导致进一步的功能障碍。环磷酰胺不能阻止复发。若患者在初次治疗期间出现较温和的复发，可暂时增加泼尼松剂量控制病情，仍无效者则可进行血浆置换。

预后 经糖皮质激素联合免疫抑制剂治疗后其 1 年生存率为80%~100%，5 年生存率已从未治疗患者的 10% 提高到 70%~80%。预后与患者年龄、就诊时肌酐水平和有无肺出血密切相关。主要死亡原因是不能控制的病情活动、肾衰竭、继发感染和肺部受累。

（孙凌云）

ròuyázhǒngxìng duōxuèguǎnyán

肉芽肿性多血管炎（granulomatosis with polyangiitis，GPA） 以泛发性系统性中小血管坏死性血管炎、呼吸道的坏死性肉芽肿和局灶性坏死性肾小球肾炎为特征的综合征。曾称韦格纳肉芽肿病。病变累及小动脉、小静脉及毛细血管，偶尔累及大动脉，以血管壁的炎症为特征，主要侵犯上、下呼吸道和肾脏，从鼻黏膜和肺组织的局灶性肉芽肿性炎症开始，进展为血管的弥漫性坏死性肉芽肿性炎症。男性略多于女性，从儿童到老年人均可发病，发病年龄为 5~91 岁，但中年人多发，40~50 岁是此病的高发年龄。各人种均可发病。

病因及发病机制 尚不清楚。遗传因素中可能与多个人类白细胞抗原有关，感染因素中对金黄色葡萄球菌过敏可能较为重要，多数学者认为免疫介导的损伤机制可能是发病的最重要部分，GPA 的组织损伤是在一定的环境和遗传背景下，机体产生的异常免疫反应。抗中性粒细胞胞质抗体（anti-neutrophil cytoplasmic antibody，ANCA）的水平与 GPA 发病和疾病的严重程度密切相关，推测坏死性血管炎和内皮损伤是对中性粒细胞颗粒蛋白炎症和免疫反应相互作用，从而引起 GPA。

临床表现　表现多样。初期症状包括发热、疲劳、食欲缺乏、体重下降、关节痛、盗汗、尿色改变和虚弱，其中发热最常见。可累及多系统。典型的 GPA 有三联征：上呼吸道、肺和肾脏病变。

上呼吸道症状　大部分患者以此为首发症状。持续性流涕并不断加重。伴鼻黏膜溃疡和结痂，鼻出血，唾液中带血丝。严重者鼻中隔穿孔，鼻骨破坏，出现鞍鼻。咽鼓管阻塞可引发中耳炎，导致听力丧失。

肺部症状　肺部受累是此病的基本特征之一，约 50% 患者起病时即有肺部表现，80% 以上患者整个病程中均有肺部病变。胸闷、气短、咳嗽、咯血及胸膜炎最常见。约 1/3 患者肺部影像学检查有肺内阴影。最常见的 X 线表现是肺部浸润和结节，结节多为双侧且多发，常有空洞形成。

肾脏损害　大部分病例有肾脏病变，出现蛋白尿，红细胞、白细胞及管型尿，严重者伴高血压和肾病综合征，终可导致肾衰竭，是此病的重要死因之一。无肾脏受累者称为局限型 GPA。

其他表现　①眼受累：最高比例可至 50% 以上，其中约 15% 的患者为首发症状。GPA 可累及眼的任何区域，表现为眼球突出、视神经及眼肌损伤、结膜炎、角膜溃疡、巩膜外层炎、虹膜炎、视网膜血管炎、视力障碍等。②皮肤黏膜受累：多数患者有皮肤黏膜损伤，表现为下肢可触及的紫癜、丘疹、皮下结节、坏死性溃疡形成及浅表皮肤糜烂等。其中皮肤紫癜最常见。③神经系统受累：约 1/3 的患者在病程中出现神经系统病变。以周围神经病变最常见，多发性单神经炎是主要病变类型，表现为对称性的末梢神经病变。④关节病变：在 GPA 中较常见。约 30% 患者发病时有关节病变，全部病程中可有约 70% 的患者关节受累。⑤其他表现：GPA 也可累及心脏而出现心包炎、心肌炎；胃肠道受累者可出现腹痛、腹泻及出血；泌尿生殖系统受累可有膀胱炎、睾丸炎、附睾炎等。

诊断　诊断采用 1990 年美国风湿病学会分类标准。①鼻或口腔炎症：痛性或无痛性口腔溃疡，脓性或血性鼻腔分泌物。②X 线检查异常：示结节、固定浸润病灶或空洞。③尿沉渣异常：显微镜下血尿（红细胞>5 个/HP）或出现红细胞管型。④病理性肉芽肿性炎性改变：动脉壁或动脉周围，或血管（动脉或微动脉）外区域有中性粒细胞浸润形成肉芽肿。符合上述 4 项中 2 项或 2 项以上即可诊断，敏感性和特异性分别为 88.2% 和 92.0%。

GPA 在临床上常被误诊，为能早期诊断，对有以下情况者应反复进行活组织检查：不明原因的发热伴呼吸道症状；慢性鼻炎及鼻窦炎，经检查有黏膜糜烂或肉芽组织增生；眼、口腔黏膜有溃疡、坏死或肉芽肿；肺内有可变性结节状阴影或空洞；皮肤有紫癜、结节、坏死和溃疡等。

鉴别诊断　GPA 需与下列疾病鉴别。

显微镜下多血管炎　一种主要累及小血管的系统性坏死性血管炎，可侵犯肾、皮肤和肺的小动脉、微动脉、毛细血管及小静脉。常表现为坏死性肾小球肾炎和肺毛细血管炎。累及肾脏时出现蛋白尿、显微镜下血尿和红细胞管型。ANCA 阳性是其重要诊断依据，60%～80% 为核周型抗中性粒细胞胞质抗体（p-ANCA）阳性，荧光检测法示 p-ANCA 阳性，胸部 X 线检查早期可发现无特征性肺部浸润影或小泡状浸润影，中晚期可出现肺间质纤维化。

嗜酸性肉芽肿性多血管炎　有重度哮喘；肺和肺外器官有中小动脉、静脉炎及坏死性肉芽肿；外周血嗜酸性粒细胞增多。此病与 GPA 均可累及上呼吸道，但后者常有上呼吸道溃疡，X 线检查示肺内有破坏性病变如结节、空洞形成，而在嗜酸性肉芽肿性多血管炎则不多见。GPA 病灶中少有嗜酸性粒细胞浸润，外周血嗜酸性粒细胞数增多不明显，也无哮喘发作。

淋巴瘤样肉芽肿病　是多形细胞浸润性血管炎和血管中心性坏死性肉芽肿病，浸润细胞为小淋巴细胞、浆细胞、组织细胞及非典型淋巴细胞，病变主要累及肺、皮肤、神经系统及肾间质，但不侵犯上呼吸道。

肺出血-肾炎综合征　以肺出血和急进性肾小球肾炎为特征的综合征，抗肾小球基膜抗体阳性所致弥漫性肺泡出血及肾小球肾炎综合征，以发热、咳嗽、咯血及肾炎为突出表现，但一般无其他血管炎征象，无上呼吸道病变，肾小球基膜有免疫复合物沉积。

复发性多软骨炎　以软骨受累为主要表现，临床表现也可有鼻背塌陷、听力障碍、气管狭窄，但一般均有耳郭受累，而无鼻窦受累，实验室检查 ANCA 阴性，活动期抗 II 型胶原抗体阳性。

治疗　可分为3期，即诱导缓解、维持缓解及控制复发。①糖皮质激素（简称激素）：活动期应用泼尼松。对严重病例（如中枢神经系统血管炎）、呼吸道病变伴低氧血症（如肺泡出血）、进行性肾功能衰竭，可用冲击疗法，然后根据病情逐渐减量。②免疫抑制剂：常用的有环磷酰胺、硫唑嘌呤、甲氨蝶呤、环孢素、吗替麦考酚酯等，环磷酰胺是治疗此病的基本药物，循证医学显示激素加环磷酰胺联合治疗有显著疗效，特别是肾脏受累及具有严重呼吸系统疾病的患者，应作为首选治疗方案。③丙种球蛋白：静脉应用丙种球蛋白与补体和细胞因子相互作用，提供抗独特型抗体作用于T细胞、B细胞。大剂量丙种球蛋白还具有广谱抗病毒、细菌及中和循环性抗体的作用。一般与激素及免疫抑制剂合用。④生物制剂：对泼尼松和环磷酰胺治疗无效者也可试用肿瘤坏死因子-α抑制剂。⑤血浆置换：对活动期或危重患者，血浆置换治疗可作为临时性治疗，但仍需与激素及免疫抑制剂合用。⑥透析治疗：急性期患者若出现肾衰竭需透析，55%～90%的患者能恢复其功能。

预后　通过用药尤其是激素联合环磷酰胺治疗和严密的随诊，可诱导和维持长期缓解。未经治疗者预后很差，90%以上患者在2年内死亡，死因是呼吸衰竭和（或）肾衰竭。

（孙凌云）

shìsuānxìng ròuyázhǒngxìng
duōxuèguǎnyán

嗜酸性肉芽肿性多血管炎（eosinophilic granulomatosis with polyangiitis）　主要累及中、小动静脉，以外周血和（或）组织嗜

酸性粒细胞数增多、血管外肉芽肿形成、系统性坏死性血管炎为主要特点的疾病。又称丘-施综合征（Churg-Strauss syndrome）。属抗中性粒细胞胞质抗体（anti-neutrophil cytoplasmic antibody, ANCA）相关血管炎。常累及呼吸道、皮肤、肾脏、周围神经等。可发生于各个年龄阶段。

病因及发病机制　病因未明，与过敏关系密切，多数患者具有过敏性鼻炎、哮喘、外周血嗜酸性粒细胞数增多、IgE增多等。推测其发病机制与过敏、环境等有关，但仍未发现其特异性抗原。

临床表现　病程中症状反复缓解和复发。早期常有过敏性鼻炎、哮喘、鼻息肉的病史；随之可发生嗜酸性粒细胞浸润性疾病，如外周血嗜酸性粒细胞数增多、嗜酸性粒细胞性肺炎、嗜酸性粒细胞性胃肠炎等，多于3～7年后，逐渐表现为系统性血管炎，常伴嗜酸性肉芽肿形成。可有发热、乏力、关节炎、腓肠肌痉挛性疼痛，重要器官受累可表现为哮喘、过敏性鼻炎、肺内浸润性病变、咯血；多发周围神经病变；皮疹、皮下结节；血尿、蛋白尿、肾衰竭；腹痛、腹泻、消化道出血；急性缩窄性心包炎、心肌梗死、心力衰竭。

辅助检查　血清学检查可见红细胞沉降率增快、C反应蛋白和γ-球蛋白增多。免疫学检查可见IgE增多，核周型ANCA（p-ANCA）阳性。病变组织活检可见血管炎及血管外坏死性肉芽肿，常有较多嗜酸性粒细胞浸润。肉芽肿中心由嗜酸性粒细胞组成，周围巨噬细胞和上皮样巨细胞呈放射状分布。

诊断与鉴别诊断　诊断标准采用1990年美国风湿病学会的分

类标准。①哮喘。②鼻窦炎。③非固定性肺内浸润：影像学上呈迁移性或一过性肺浸润改变。④单发或多发神经病变。⑤外周血嗜酸性粒细胞增高>10%。⑥血管外嗜酸性粒细胞浸润。符合4条或4条以上即可诊断此病。血清学p-ANCA阳性也有利于此病的诊断。

治疗　分为诱导缓解、维持缓解及复发阶段。诱导缓解中糖皮质激素+环磷酰胺仍是一线方案，吗替麦考酚酯、利妥昔单抗、血浆置换也可应用于本阶段。维持缓解阶段糖皮质激素可联用硫唑嘌呤、甲氨蝶呤、来氟米特等免疫抑制剂。病情复发可采用原诱导方案再次诱导，还可选择丙种球蛋白、英夫利昔单抗、抗胸腺球蛋白等。

预后　未接受治疗者5年生存率<25%；若早期诊断及有效治疗，5年存活率可达80%。长期随访，定期评估，可达到稳定的缓解状态。

（刘　毅）

guòmǐnxìng zǐdiàn

过敏性紫癜（anaphylactoid purpura）　体内形成循环免疫复合物沉积于真皮上层毛细血管和微动脉所致的系统性血管炎。又称亨-舒紫癜（Henöch-Schönlein purpura，HSP）。常累及皮肤、关节、肾、消化道等，皮肤和肾脏的血管壁可见IgA和C3沉积。可见于各个年龄阶段，儿童及青少年多发。

病因及发病机制　病因未明，可能与感染、药物、异种蛋白摄入、抗原接触或特殊刺激有关。过敏性紫癜肾脏受累可见病变小血管壁IgA沉积，其免疫病理机制可能与IgA肾病有相同之处。

临床表现　部分患者可有前

驱症状，如发病前 1~3 周有上呼吸道感染、发热、头痛、乏力等，数天至数周后出现皮疹、关节痛、腹痛、肾脏损害、咯血甚至血管神经性水肿。根据受累部位可分为单纯型（皮肤型）、关节型、腹型、肾型、混合型。皮疹好发于双下肢，呈对称性散在分布的针尖至黄豆大小的可触性紫癜或淤斑，压之不褪色，伴或不伴瘙痒，部分患者可广泛累及至全身；约2周后皮肤损害可消退但易复发。关节受累可出现关节肿痛，常累及下肢关节，膝关节多见。腹型紫癜可表现为恶心、呕吐、腹痛、血便。肾型紫癜的发生率为 30%~70%，似与肾外病变程度相关，主要表现为血尿、蛋白尿，部分患者可有肌酐水平增高。实验室检查可查见白细胞数增多，红细胞沉降率增快，血清 IgA 增高、血尿、蛋白尿、粪便隐血试验阳性、毛细血管脆性试验阳性等。皮肤活检为真皮浅层的白细胞破碎性血管炎；肾活检可见局灶性肾小球系膜增生及不同程度细胞增生到新月体形成，新月体形成提示预后不良；直接免疫荧光检查可见血管壁有 IgA 和 C3 沉积。

诊断与鉴别诊断　诊断用 1990 年美国风湿病学会分类标准。①可触性紫癜。②发病年龄＜20 岁。③腹痛。④活检见血管壁粒细胞浸润。符合 2 条或 2 条以上者可诊断，敏感性为 87.1%，特异性为 87.7%。

2008 年欧洲抗风湿病联盟/儿童风湿病国际试验组织/欧洲儿童风湿病学会提出的 Ankara 分类标准为：①腹痛：突发弥漫性腹部绞痛，可伴吸收不良或消化道出血。②病理组织学改变：典型的白细胞破碎性血管炎伴 IgA 沉积或 IgA 沉积性增生性肾小球肾炎。③关节痛或关节炎。④累及肾脏：尿蛋白＞0.3g/d 或尿白蛋白/肌酐比值＞30mmol/mg，镜下红细胞＞5 个/HP 或有红细胞管型。下肢紫癜（常为成簇可触性紫癜）或淤斑加上述 4 条中的 1 条排除其他原因所致紫癜即可诊断。

治疗　应休息，尽可能避免有关物质再接触；前驱有感染症状者及时应用抗生素治疗；单纯型者可口服抗组胺和改善血管通透性药物；用糖皮质激素可有效缓解重型皮肤损害、肾型、腹型或混合型病情；大剂量丙种球蛋白冲击治疗也可用于重症治疗；免疫抑制剂如环磷酰胺、吗替麦考酚酯、硫唑嘌呤可联合糖皮质激素用于诱导和维持治疗。

预后　此病肾损害预后因人群不同而异，大多数患儿预后良好，年长儿和成人患者长期肾疾病的危险性明显增高，10%~30% 可能发展为慢性肾疾病和肾衰竭。

（刘 毅）

lěngqiúdànbái xuèzhèng

冷球蛋白血症（cryoglobulinemia）

寒冷条件下球蛋白异常沉淀致皮肤血管损害为主的免疫复合物疾病。血清中可检测到冷球蛋白，分为原发型、继发型、家族型 3 种。主要累及肢端为主的皮肤、肾等。多见于中年妇女。

冷球蛋白的特点是在 4℃ 不溶解，30℃ 易于聚合，在 37℃ 时又溶解。是一种特殊的病理性免疫球蛋白，分为 3 型：Ⅰ 型为单株型免疫球蛋白（Ig），由单株细胞分泌，大多数是 IgM 或 IgG，多与骨髓增生性疾病相关；Ⅱ 型为原发性混合型冷球蛋白，由两种或两种以上类型的免疫球蛋白组成，其中一种为单株型，多与肝炎病毒感染相关；Ⅲ 型为多克隆型冷球蛋白，均为多克隆来源，常见于自身免疫病。Ⅱ 型和Ⅲ 型可共称为混合型冷球蛋白，此类型免疫复合物可沉积于血管壁引发血管炎。

此症最常累及皮肤，多为肢端出现的可触性紫癜，严重者可出现皮肤黏膜溃疡甚至肢端坏疽，寒冷、情绪紧张、久坐或久站可诱发；还可出现雷诺现象、关节痛、关节炎，周围神经病变，肝大、脾大、淋巴结病变；肾受累可出现血尿、蛋白尿。

实验室检查示冷球蛋白试验阳性、低补体血症（主要是 C4）、类风湿因子阳性、乙型肝炎病毒或丙型肝炎病毒阳性、肝功能异常、丙种球蛋白增多、溶血试验阳性。病理学检查提示皮肤白细胞破碎性血管炎；增生性肾小球肾炎；免疫荧光显示血管壁有免疫球蛋白、补体和纤维蛋白原沉积。

典型皮肤血管炎症状合并低补体血症、肝功能异常者，需考虑混合型冷球蛋白血症。冷球蛋白的检测方法：抽取空腹血放置与 37℃ 环境中，分离血清置于 4℃ 环境保存 24~72 小时出现沉淀，复温至 37℃ 可迅速溶解。

此症治疗需查找原发病、治疗原发病，如浆细胞病、病毒性肝炎、自身免疫病等。根据疾病特点，患者日常生活中需注意保暖，避免寒冷刺激，特别是肢端部位。轻症患者可对症处理或选用解热镇痛抗炎药；病情较重特别是有内脏损伤者，需用糖皮质激素和免疫抑制剂（如环磷酰胺、硫唑嘌呤等）控制血管炎症；重症患者还可选择血浆置换。一些研究也证实，抗 CD20 单抗对于部分冷球蛋白血症患者有效。预后因原发病不同而异，伴器官损害者预后较差。

（刘　毅）

hùnhéxíng lěngqiúdànbái xuèzhèng

混合型冷球蛋白血症（mixed cryoglobulinemia）

以皮肤紫癜、关节痛、贫血、肾损害和高 γ-球蛋白血症为特征的血管炎。是冷球蛋白血症的一种，可继发于自身免疫病、病毒性肝炎、感染等。中年女性好发，常见表现为寒冷、久坐或久站可诱发的肢端紫癜，严重者可见溃疡、坏疽；可伴雷诺现象、荨麻疹、关节炎等。器官受累可见肾脏损害，少数患者可出现肾功能不全，神经系统和消化系统也可累及。实验室检查可见高 γ-球蛋白血症、C4 为主的补体减少、类风湿因子阳性。冷球蛋白监测对此病诊断有特定价值。治疗强调肢端保暖，避免诱发因素；积极查找原发病，治疗原发病。轻症患者可使用解热镇痛类抗炎药，有器官损伤者应积极应用糖皮质激素和免疫抑制剂。危重患者可选择血浆置换。

（刘　毅）

gūlìxìng zhōngshū shénjīng xìtǒng xuèguǎnyán

孤立性中枢神经系统血管炎（isolated angitis of the central nervous system）

仅局限于中枢神经系统而无其他系统血管炎和炎症表现的血管炎。又称中枢神经系统肉芽肿性血管炎或原发性中枢神经系统血管炎。此病少见，以个案报道为多。最常累及大脑，其次为脑桥和延髓。多见于中年人，中位发病年龄为 50 岁，男性较女性多见。

病因及发病机制　此病病因未明，可能与感染、自身免疫异常有关。最常见的组织学特点是肉芽肿性血管炎，主要累及软脑膜和皮质的中、小动脉管壁，可见异物、朗格汉斯细胞、淋巴细胞、浆细胞、组织细胞等。受累血管闭塞导致脑组织坏死。

临床表现　病情可呈急性、亚急性或慢性进展。最常见的症状是头痛和脑病，也可出现脑卒中、痴呆、短暂性脑缺血发作、永久性感觉缺失、失语等。

辅助检查　实验室检查血、尿常规多无异常，少数患者可见红细胞沉降率增快。80%～90% 患者脑脊液检查显示异常，可有白细胞数和总蛋白量中度增高；90%～100% 患者脑磁共振成像呈现异常，病变部位为皮质下白质、深灰质、深白质和大脑皮质；50% 患者可出现脑梗死；其他病变形式还可为弥漫性小血管缺血、脱髓鞘，易与多发性硬化相混淆的白质损伤等。脑血管造影对诊断具有一定价值，可显示受累部位血管病变情况，有一定的特异性和敏感性，能检测到 50%～90% 的血管病变，常呈节段性、多灶性分布，但是难与其他继发性脑血管病变区分。脑组织活检有很高的诊断价值，但有一定风险；活检组织病理检查可见小血管节段性坏死，或肉芽肿性血管炎，血管壁常有淋巴细胞、单核细胞、组织细胞及浆细胞浸润。

诊断与鉴别诊断　此病诊断可采用 1988 年卡拉布雷泽（Calabrese）和马勒克（Mallek）提出的标准：①经过腰椎穿刺术和神经影像学检查不能解释神经缺失现象。②血管造影或组织学证实存在典型的中枢神经系统血管炎。③无其他系统血管炎表现或影像学及病理学证据。符合以上 3 条即可诊断。

因涉及免疫抑制剂的使用，此诊断标准难以和可逆性脑白质病变鉴别，故部分专家又提出满足以下条件可拟诊此病：①经组织活检证实存在特征性血管炎。②若缺乏病理学证据，但经磁共振脑血管造影和脑脊液检查证实存在与此病改变一致的异常表现。

此病需与非感染性血管病变（可逆性脑白质病变、动脉粥样硬化、神经纤维瘤病等）、感染、多发性硬化、中枢神经系统肿瘤等鉴别。

治疗　诱导缓解时用糖皮质激素和免疫抑制剂，免疫抑制剂首选环磷酰胺。病情控制后改为维持缓解，可选择的免疫抑制剂有硫唑嘌呤、甲氨蝶呤、吗替麦考酚酯等。

预后　近半数患者脑损伤为不可逆性病变，不及时治疗或单纯糖皮质激素治疗预后差，早发现、早诊断，及时合理应用糖皮质激素和免疫抑制剂可有效改善此病预后。

（刘　毅）

pífū xuèguǎnyán

皮肤血管炎（cutaneous vasculitis）

供应皮肤营养的中、小血管的炎症性疾病。白细胞破碎性血管炎是最常见类型，也常是系统性血管炎最早的表现，约 50% 的皮肤血管炎仅局限于皮肤。主要临床表现为可触性紫癜。皮肤血管炎病因很多，可能与全身病变，如感染、系统性血管炎、弥漫性结缔组织病、肿瘤、异种蛋白或抗原接触等有关。常见类型包括过敏性紫癜、荨麻疹性血管炎、混合型冷球蛋白血症、变应性皮肤血管炎、急性发热性嗜中性皮肤病和结节红斑。

（刘　毅）

xúnmázhěnxìng xuèguǎnyán

荨麻疹性血管炎（urticarial vasculitis）

常表现为荨麻疹样皮疹，皮疹有中心紫癜的皮肤血管炎。

又称低补体血症性血管炎。中年女性好发，持续时间多在 3～5 天，伴灼痛，皮疹消退后伴色素沉着。患者还可有关节痛、关节炎、肝大、脾大、淋巴结肿大、腹痛、肾小球肾炎、喉头水肿等。实验室检查可见中性粒细胞数增多、红细胞沉降率增快。皮肤活检可见白细胞破碎性血管炎，免疫荧光可见血管壁有免疫球蛋白和补体沉积。抗组胺药物治疗效果不显著，氨苯砜、羟氯喹有效，病情严重或顽固者可使用糖皮质激素和免疫抑制剂。

（刘 毅）

biànyìngxìng pífū xuèguǎnyán

变应性皮肤血管炎（allergic vasculitis）

累及真皮上部毛细血管及小血管的坏死性血管炎。可能与感染、异种蛋白或抗原、自身免疫病、肿瘤等有关。青壮年好发，起病急，主要临床表现为皮肤损害，好发于下肢，由下而上进展，初期可表现为出血性丘疹和紫癜，随着病情进展表现为结节、坏死、溃疡等，皮肤病变消退后可留色素沉着。累及器官可见肾、胃肠、神经系统病变，常提示病情严重。实验室检查无特异性，可见贫血、红细胞沉降率增快、补体减少。皮肤活检可见白细胞破碎性血管炎。治疗上需积极查找病因，避免变应原接触，轻症可给予维生素 C、双嘧达莫、氨苯砜、解热镇痛类抗炎药。累及器官或重症患者需加用糖皮质激素治疗。

（刘 毅）

jíxìng fārèxìng shìzhōngxìng pífūbìng

急性发热性嗜中性皮肤病（acute febrile neutrophilic dermatosis）

以发热、白细胞数增多、疼痛性红色丘疹、结节和斑块，以及弥漫分布于真皮上层的中性粒细胞浸润为特征的反应性皮肤病。1964 年斯威特（Sweet）首次报告，故又称斯威特综合征（Sweet syndrome）。可发生于任何年龄，成年女性发病率较高。可能与感染、肿瘤有关。主要临床表现为发热、非对称性面颈部及四肢皮肤疼痛性红色结节和斑块。75% 患者可伴系统症状，如关节痛、肌痛、眼结膜炎等。实验室检查可查见外周血白细胞和中性粒细胞数增多。皮肤活检可见真皮全层弥漫性中性粒细胞浸润，伴不同程度核碎裂。此病对糖皮质激素敏感，另外氨苯砜、羟氯喹、秋水仙碱也可能有效。

（刘 毅）

zhīmóyán

脂膜炎（panniculitis）

发生于皮下脂肪组织的一组炎症性疾病。皮下脂肪层由脂肪细胞所构成的小叶及小叶间的结缔组织间隔所组成，根据病理组织学上炎症集中的部位及是否伴发血管炎，脂膜炎分为间隔性、小叶性、混合性及脂膜炎伴血管炎 4 种类型；根据病因和基础疾病，又可进一步分类。不同类型脂膜炎的病因及发病机制差异较大（表）。此组疾病尽管病因、病理组织学特征不同，但大多数类型的脂膜炎表现出相似的临床症状，特别是下肢的红斑结节。治疗原则相似。

（左晓霞）

fùfāxìng jiéjiéxìng fēihuànóngxìng zhīmóyán

复发性结节性非化脓性脂膜炎（recurrent nodular nonsuppurative panniculitis）

以反复发作的皮下脂肪层炎性结节或斑块，伴发热等全身症状为特征的脂膜炎。又称特发性小叶性脂膜炎或复发性发热性非化脓性脂膜炎，即韦勃-克莱斯坦病（Weber-Christian disease）。

病因及发病机制 见脂膜炎。

临床表现 此病呈急性或亚急性发病。皮下结节是最主要的特征，好发于臀部和下肢，也可出现于面部、前臂和躯干部，成批出现，对称分布，病程中反复发生。除结节外，皮肤受累还可表现为与正常区域相平的小块或大面积的皮肤增厚。炎症消退后，原皮肤损害处存有暂时性或永久性凹陷。偶有少数结节，脂肪坏死时其上皮肤也被累及而发生坏死破溃，流出黄棕色油状液体，称为液化性脂膜炎。疾病发作时多有发热，与皮下结节伴随出现，可表现为各种热型，高热者可达 40℃，持续 1～2 周后逐渐下降，伴乏力、肌肉酸痛、食欲减退及关节痛、红肿。除皮肤外，可单独或同时累及各个内脏器官，包括肝、小肠、肠系膜、大网膜、腹膜后脂肪组织、骨髓、肺、胸膜、心肌、心包、脾、肾、肾上腺及中枢神经系统等，表现出相应器官损害的症状。

辅助检查 实验室检查可见红细胞沉降率增快和白细胞数增多，部分患者出现补体下降、免疫球蛋白增高等免疫学指标异常。

诊断与鉴别诊断 此病诊断依据临床表现和组织病理。临床表现包括：①青壮年女性为主。②成批出现的痛性皮肤结节。③与结节发作相伴随的发热。④相关内脏累及所表现的症状。结节活检是重要的诊断方法，病理变化分为 3 期。第一期（急性炎症期）：脂肪细胞变性坏死伴中性粒细胞、淋巴细胞和组织细胞浸润。第二期（巨噬细胞期）：大量组织细胞吞噬溶解的脂肪滴而成为特征性的泡沫细胞和噬脂性巨细胞，中性粒细胞减少甚至消

表 不同类型脂膜炎的病因及发病机制

分类	病因及发病机制
间隔性	
结节红斑	感染：链球菌、结核杆菌、病毒、真菌等
	药物：溴化物、碘化物、磺胺等
	系统性疾病：贝赫切特综合征、恶性肿瘤等
游走性结节性脂膜炎	感染：细菌、病毒等
小叶性	
复发性结节性非化脓性脂膜炎	不明
皮下脂质肉芽肿	外伤或血管损伤为诱因，具体病因不明
α_1-抗胰蛋白酶缺乏性脂膜炎	血液中 α_1-抗胰蛋白酶遗传性缺失，加速淋巴细胞及吞噬细胞活化，引起严重炎症并导致坏死
胰腺性	胰蛋白酶、胰脂肪酶、胰淀粉酶释放入血，引起血管病变，导致脂肪坏死
组织细胞吞噬性脂膜炎	原发或继发于病毒感染的淋巴细胞和组织细胞增生，产生细胞因子，导致巨噬细胞活化
冷性脂膜炎	婴幼儿：饱和脂肪酸较多，脂肪熔点较高
	成人：冻疮或血液循环不良
类固醇激素后脂膜炎	短期内大量使用糖皮质激素，停用或减量后发病
混合性	
深部红斑狼疮	病因不清，是红斑狼疮的少见类型
系统性硬化症	皮下脂肪间隔纤维性增厚
人工性脂膜炎	皮下脂肪内注射某种药物或油剂
硬化性脂膜炎	下肢静脉功能不全导致脂肪小叶中心部分缺血、坏死
嗜酸性脂膜炎	深部虫咬、特异性皮炎、哮喘、甲状腺疾病、细菌感染、淋巴瘤等
脂肪萎缩性脂膜炎	与局部注射抗生素、糖皮质激素、胰岛素，以及衣物过紧压迫关节、腹部等处皮肤有关
类脂质渐进性坏死	由免疫复合物性血管炎引起，部分患者与糖尿病性微血管病变有关
脂膜炎伴血管炎	
白细胞破碎性血管炎	除特发性外，主要与感染、药物、免疫异常有关
结节性多动脉炎	与感染、免疫异常有关
结节性血管炎	部分与结核感染有关
血栓性静脉炎	寒冷或创伤导致的静脉淤滞引起创伤性脂肪坏死

失，此期有诊断价值。第三期（纤维化期）：泡沫细胞减少，成纤维细胞增生，炎症反应消失，纤维化形成。此病需与其他类型的脂膜炎和皮下脂膜炎样 T 细胞淋巴瘤鉴别。

治疗 此病尚无特效治疗。

在急性炎症期或有高热等情况下，糖皮质激素和解热镇痛类抗炎药有明显效果，部分患者减药或停药后可再发。重症患者可加用免疫抑制剂，如环孢素、氯喹或羟氯喹、硫唑嘌呤、沙利度胺、环磷酰胺及吗替麦考酚酯等。

预后 仅累及皮肤者常有病情活动与缓解交替，有内脏损害者预后较差，若内脏受累广泛，预后亦差，患者可死于循环衰竭、出血、败血症、肾衰竭。

（左晓霞）

línbāliúyàng ròuyázhŏngbìng

淋巴瘤样肉芽肿病（lymphomatoid granulomatosis） 累及结外器官为主的血管中心性和血管破坏性淋巴组织增生性疾病。主要由 EB 病毒阳性 B 细胞构成，反应性 T 细胞参与其中。可见于各年龄组，平均年龄 48 岁，男女比例约 2：1。

病因及发病机制 病因不明，可能与 EB 病毒感染、免疫抑制、免疫缺陷等有关。

临床表现 肺最常受累，表现为咳嗽、呼吸困难，伴有发热、体重下降、乏力，X 线和 CT 检查多显示双侧肺部结节，数目 5～60 个，通常直径<1cm，沿支气管血管束或小叶间隔分布，以中、下肺多见，30% 因凝固性坏死而形成空洞。肺部动脉、静脉皆可受累，呈血管炎样改变。最常见的肺外受累部位为皮肤和神经系统。皮肤病变表现为浸润性红斑、皮下结节、斑丘疹、溃疡。神经系统病变表现为精神异常、共济失调、偏瘫、癫痫；脑神经受累可出现贝尔麻痹（Bell paralysis）、暂时性失明、复视、突眼、视力下降或眩晕；周围神经受累表现为下肢感觉异常。少数患者可出现肝大、脾大、淋巴结肿大及肾脏损害。

诊断 此病的组织学特点为多形性淋巴样细胞浸润、血管炎和肉芽肿，肉芽肿通常不典型，无特征性的多核巨细胞。根据世界卫生组织分级方法分为 3 级。I 级为多形性血管中心性浸润，无明显的非典型性淋巴细胞，无EB病毒阳性细胞，或<5个/HP，无或仅有轻度坏死。Ⅱ级有血管侵犯和（或）血管破坏，散在分布直径大或深染的淋巴样细胞，EB病毒阳性细胞<20个/HP，偶可达到50个，坏死存在，但不广泛。Ⅲ级在多形性背景中存在大的非典型性B细胞，EB病毒阳性细胞>50个/HP，常有融合性坏死。Ⅲ级在临床上接近于弥漫性大B细胞淋巴瘤的一种亚型，血管中心性和血管破坏性淋巴网状内皮细胞增生是其特点，以此鉴别其他类型的淋巴瘤。有典型的组织学表现者，可明确诊断。若组织学特点不典型，应结合临床。诊断必要条件：单个核细胞浸润，包括大的和小的淋巴样细胞，常伴浆细胞和组织细胞，以结节的形式替代肺实质，侵犯血管壁；在$CD3^+$小T细胞的背景中，存在数目不等的、通常为非典型性的$CD20^+$大B细胞。支持诊断条件（经常但不一定存在）：在细胞浸润中存在坏死；原位杂交检测EB病毒DNA阳性；影像学检查显示多发肺部结节，或有皮肤或神经系统受累。

鉴别诊断 需与下列疾病鉴别。①肉芽肿性多血管炎：一种坏死性肉芽肿性血管炎，坏死区周围是呈栅栏样排列的上皮样组织细胞，血管壁有中性粒细胞及单个核细胞浸润，可见多核巨细胞，90%活动期患者胞质型抗中性粒细胞胞质抗体阳性。②淋巴瘤：浸润细胞单一，免疫组化染色呈单克隆性。

治疗 无统一治疗方法。Ⅰ级可单用泼尼松，Ⅱ级、Ⅲ级主要采用治疗淋巴瘤的化疗方案，包括泼尼松+环磷酰胺、环磷酰胺+长春新碱+泼尼松（CVP）、

环磷酰胺+多柔比星+长春新碱+泼尼松（CHOP）等。

预后 12%～47%患者进展为B细胞淋巴瘤。此病病死率为38%～71%，多在起病2年内死亡，通常死于窒息或咯血、神经系统并发症及感染。预后不良的因素包括组织学分级高、伴神经系统损害、肝大、脾大。

（左晓霞）

Kēgēn zōnghézhēng

科根综合征（Cogan syndrome）

累及眼、听觉-前庭系统以非梅毒性间质性角膜炎和听觉-前庭功能障碍为主要特征的自身免疫病。1945年由科根（Cogan）首次报道。此征罕见，以青壮年为主，平均年龄25岁，无性别差异。

病因及发病机制 病因不明，其发病可能与血清中存在抗角膜及抗内耳的抗体有关。可能具有一定的免疫遗传背景。

临床表现 主要表现为眼部症状和听觉-前庭症状。典型的眼部症状为间质性角膜炎，其他眼部表现有结膜炎、巩膜炎、脉络膜炎、视网膜动脉阻塞、青光眼；听觉-前庭症状主要为梅尼埃病样发作，突发听力下降、眩晕、恶心、呕吐、共济失调、耳鸣、耳聋等。通常前庭症状在经过一段时间后可改善，但听觉丧失很少能完全恢复正常。约半数患者可出现全身症状，表现为发热、盗汗、体重下降、皮疹、肌痛、关节痛，以及肝大、脾大和淋巴结肿大。此征与主动脉炎明显相关，可导致动脉瘤和主动脉瓣关闭不全。主动脉炎可在眼部和听觉-前庭症状后数月或数年内出现，是此征最严重的表现，也是患者死亡的主要原因。

辅助检查 部分患者血清中可检测到抗角膜和抗内耳的抗体。

大多数患者有白细胞数增多，红细胞沉降率增快，C反应蛋白增多。血清补体水平一般正常，类风湿因子与抗核抗体阴性，结核菌素试验、血清梅毒反应正常。听力图和眼震电流图多有异常，对病情随访有帮助。血管造影可显示血管异常，常可发现大动脉受累。

诊断与鉴别诊断 诊断主要根据眼部及听觉-前庭症状，实验室检查有一定的参考价值。根据临床表现，此征分为典型型和非典型型。科根（Cogan）在1945年提出典型型的诊断标准。①眼部症状：可仅表现为非梅毒性间质性角膜炎，也可伴结膜炎、结膜或球结膜下出血及虹膜炎。②听觉-前庭症状：表现为梅尼埃病样发作（突然出现恶心、呕吐、耳鸣和眩晕，伴渐进性听力丧失），并通常在1～3个月内进展至耳聋。③上述症状出现时间间隔2年以上。

海恩斯（Haynes）在1980年提出非典型型的标准。①非典型的眼部症状和典型的听觉-前庭症状，非典型的眼部症状包括巩膜炎、视网膜动脉阻塞、脉络膜炎、视网膜出血、视盘水肿、眼球突出、结膜炎、结膜下出血及虹膜炎等。②典型的眼部症状和非典型的听觉-前庭症状，非典型的听觉-前庭症状指除梅尼埃病样发作以外的听觉-前庭功能障碍。③两种主要症状发作的时间间隔2年以上。若有全身症状，必须在排除感染和其他自身免疫病后才能诊断。

此征需与感染（如梅毒及病毒、衣原体感染，莱姆病等）、结缔组织病和血管炎（如大动脉炎、结节性多动脉炎、巨细胞性动脉炎、肉芽肿性多血管炎、干燥综

合征、复发性多软骨炎、类风湿关节炎、强直性脊柱炎、自身免疫性感音神经性聋等）鉴别。

治疗 糖皮质激素是治疗此征的基本药物，应早期大剂量应用，首选泼尼松，起效后逐渐减量维持。常联合免疫抑制剂治疗，如环磷酰胺、甲氨蝶呤、硫唑嘌呤及环孢素等。眼部炎症可局部应用糖皮质激素，无效者可用环孢素滴眼液治疗。永久性双耳重度听力障碍患者可行人工耳蜗植入术。据报道，肿瘤坏死因子-α抑制剂（英夫利昔单抗）及抗CD20单抗（利妥昔单抗）治疗有效。

预后 预后欠佳，病情易反复，眼部症状治疗效果稍好，听觉-前庭症状治疗效果较差，近半数可完全失聪。

（左晓霞）

jìfāxìng xuèguǎnyán

继发性血管炎（secondary vasculitis）
基础疾病所致以血管坏死和炎症为重要病理改变的疾病。本身不是一个独立的原发疾病。

病因及发病机制 继发性血管炎的基础疾病很多（表）。

基础疾病和病因不同，各种继发性血管炎的发病机制亦不同。①感染性血管炎：病原体在血管壁内大量繁殖，在启动免疫反应之前或同时引起炎症细胞聚集和血管炎性反应。②结缔组织病性血管炎：以系统性红斑狼疮为例，是多种自身抗体和抗原形成免疫复合物，沉积于组织器官血管壁上，激活补体系统，产生血管炎。③药物性血管炎：药物及代谢产物直接损害血管内皮细胞，引起血管炎性改变或介导免疫反应异常。一些药物可以引起抗中性粒细胞胞质抗体阳性，包括肼屈嗪、青霉胺、米诺环素和丙硫氧嘧啶

等，多为核周型抗中性粒细胞质抗体阳性，产生类似于系统性小血管炎的改变。④肿瘤相关血管炎：生物活性激素产物、生长因子、其他肿瘤介导的不明介质和肿瘤诱导的抗原-抗体反应。⑤假性血管炎综合征：心房黏液瘤，最常见于左心房，其次为右心房。瘤体组织松脆易碎，脱落后引起周围动脉或脑血管栓塞，导致类似血管炎的表现。亚急性细菌性心内膜炎，瓣膜赘生物容易碎落成感染栓子，随循环血流播散到身体各部位引起栓塞，同时感染病原体和体内产生的抗体结合成免疫复合物，在二者的共同作用下，引起小血管炎。⑥炎症性肠病性血管炎：与肠黏膜微生物感染和免疫异常有关。

临床表现 各种继发性血管炎有其相应的临床表现。继发性血管炎与原发性血管炎的临床表现有相似之处，可以累及多个器官系统。可出现非特异性炎症反应，包括发热、盗汗、乏力、体重下降、关节痛和肌痛、贫血、红细胞沉降率增快和C反应蛋白

增多。器官系统受累的表现包括皮疹、皮肤淤点和淤斑、结节红斑；蛋白尿、血尿、肾功能不全；脑梗死和脑出血及周围神经病变；肺间质病变或肺泡出血等。

诊断与鉴别诊断 继发性血管炎应与原发性系统性血管炎鉴别。最重要的是基础疾病或病因的诊断，诊断主要依靠以下4个方面。①全面询问病史：包括有无高血压病史、肝炎病史、心脏病史、长期腹泻史、过敏史、长期服药情况、栓塞病史、冶游史等。②细致体格检查：有的体征提示某种继发性血管炎，如心脏杂音提示亚急性细菌性心内膜炎；硬下疳提示梅毒；腹部压痛、腹部包块及腹泻提示克罗恩病。③辅助检查：血培养、肝炎病毒抗原、抗人类免疫缺陷病毒抗体、其他各种病毒抗原、梅毒螺旋体血凝试验、抗核抗体谱、冷球蛋白、补体、抗中性粒细胞胞质抗体、心肌酶谱等，其次是胸部X线或CT、肾功能、超声心动图、骨髓细胞学、结肠镜等。④活组织检查：必要时进行，通常选择

表 继发性血管炎的分类与病因

分类	基础疾病
感染性血管炎	病毒感染：如乙型肝炎病毒、丙型肝炎病毒、人类免疫缺陷病毒、细小病毒B19、巨细胞病毒、水痘-带状疱疹病毒、人类嗜T淋巴细胞病毒等；细菌感染：如链球菌、分枝杆菌等；立克次体、螺旋体、真菌（如曲霉菌）和寄生虫（如蛔虫等）感染
结缔组织病性血管炎	系统性红斑狼疮、类风湿关节炎、干燥综合征、多发性肌炎、结节病、原发性混合型冷球蛋白血症
药物性血管炎	阿片类药物（可卡因、吗啡等），降血压药（肼屈嗪），抗甲状腺药物（丙硫氧嘧啶、甲巯咪唑），抗生素（阿奇霉素、米诺环素），抗纤维化药物（青霉胺），白三烯受体拮抗剂（扎鲁司特、孟鲁司特、普仑司特）
肿瘤相关血管炎	非霍奇金淋巴瘤、骨髓增殖性疾病、实体瘤
假性血管炎综合征	心房黏液瘤、亚急性细菌性心内膜炎、多发性胆固醇栓塞综合征
炎症性肠病相关血管炎	溃疡性结肠炎、克罗恩病

受累器官，如肾、肺和淋巴结等。

治疗 原则是去除病因和治疗基础疾病。对于感染性血管炎，以抗病毒、抗感染、去除感染灶为主。对于药物性血管炎，停用诱发血管炎的药物，对于重要器官受累者，应用糖皮质激素，必要时加用免疫抑制剂。结缔组织病性血管炎和炎症性肠病性血管炎的治疗结合基础疾病采取相应处理。与肿瘤相关性血管炎，进行化疗或切除肿瘤。在假性血管炎综合征中，亚急性细菌性心内膜炎的治疗为抗感染和外科手术，心房黏液瘤手术切除效果较好。

（左晓霞）

zìshēn miǎnyìxìng gānbìng
自身免疫性肝病（autoimmune liver diseases，ALD） 以肝脏病理损害和肝功能异常为主要表现的一组自身免疫病。其特点是肝脏出现炎症性病理改变，累及肝细胞或肝内外胆管，血清中出现多种特征性自身抗体，免疫球蛋白水平显著增高，表明患者体内存在自身免疫调节功能的异常。包括自身免疫性肝炎、原发性胆汁性胆管炎和原发性硬化性胆管炎。ALD 的发病机制是在环境和基因的共同作用下，机体对自身组织蛋白失去耐受，这些组织蛋白成为抗原致敏体内淋巴细胞，产生相应的自身抗体，攻击自身组织导致组织损伤进而出现器官功能障碍。ALD 的临床表现、诊断、治疗和预后见自身免疫性肝炎、原发性胆汁性胆管炎和原发性硬化性胆管炎。

（张烜）

zìshēn miǎnyìxìng gānyán
自身免疫性肝炎（autoimmune hepatitis，AIH） 以肝慢性坏死性炎症为特点的自身免疫性肝病。西欧和北美患病率为（0.1～

1.2）/10 万，日本为（0.015～0.080）/10 万。多见于中青年女性，男女比例为 1∶（4~6）。丙氨酸转氨酶和天冬氨酸转氨酶水平增高，伴高丙种球蛋白血症，血清中存在多种自身抗体，并能除外其他原因如病毒性肝炎、酒精性肝炎等导致的肝损害，在肝脏病理检查中显示有肝小叶周围的碎屑坏死或桥接坏死，伴淋巴细胞、单核细胞和浆细胞浸润，但无肝内小胆管损伤的征象，随病情进展可出现肝内纤维组织增生进而发展为肝硬化。

病因及发病机制 遗传和环境因素共同参与致病。①遗传因素：此病有显著的遗传背景，易感基因位于第 6 号染色体短臂区的人类白细胞抗原（human leucocyte antigen，HLA）特别是 DRB1 等位基因的特殊位点，如 DRB1*0301 和 DRB1*0401 与欧洲及北美人群患 AIH 1 型的易感性相关，DRB1*0405 和 DRB1*0404 则与日本、阿根廷和密西哥人群的易感性相关。AIH 2 型的易感性与 HLA 等位基因的 DRB1*0701 和 DRB1*0301 有关，DRB1*0701 也是预后不良的因素。这与 HLA Ⅱ 类分子在抗原呈递和 T 细胞活化中发挥致病作用有关。②自身免疫功能异常：患者血清中可检测出多种自身抗体，多克隆免疫球蛋白增多，界板区肝炎病灶中有大量以 CD4$^+$T 细胞为主导的淋巴细胞浸润，显示此病中存在自身免疫功能异常。③病毒感染：聚合酶链反应技术发现少数 AIH 患者有丙型肝炎病毒感染的征象，病毒性肝炎患者血清中也可出现多种自身抗体，推测某些嗜肝病毒感染可通过分子模拟机制促发此病。

临床表现 缺乏特异性，多

呈慢性迁延性病程，部分患者急性起病，常见症状为乏力、食欲缺乏、恶心、腹胀、厌油腻，有时伴低热、上腹或肝区隐痛，可出现黄疸，多为轻至中度。随病情进展可出现肝大、脾大、肝掌、蜘蛛痣，进展到肝硬化后可出现水肿和腹水。

患者还常伴肝外表现。①关节痛：呈对称性、游走性，可反复发作，但不出现关节畸形。②皮肤损害：可有皮疹、皮肤出血点和淤斑。③血液学改变：贫血，白细胞和血小板数减少，与产生抗白细胞和抗血小板等自身抗体及脾功能亢进有关，少数患者可出现库姆斯试验（Coombs test）阳性的溶血性贫血。④肺部病变：可出现胸膜炎、纤维性肺泡炎、肺间质纤维化，甚至肺动脉高压。⑤肾脏病变：可出现肾小球肾炎和肾小管性酸中毒。⑥内分泌紊乱：可出现慢性淋巴细胞性甲状腺炎、黏液水肿和甲状腺功能亢进症，女性月经不调等。⑦伴发其他风湿病，如干燥综合征、类风湿关节炎、系统性红斑狼疮等，部分患者可有溃疡性结肠炎。

辅助检查 ①肝功能检查：血清丙氨酸转氨酶和天冬氨酸转氨酶水平升高，血清胆红素轻至中度增高。伴高丙种球蛋白血症，γ-球蛋白特别是 IgG 显著增高。②免疫学检查：可检出多种自身抗体，包括抗核抗体（ANA）、抗平滑肌抗体（抗 SMA 抗体）、抗肝肾微粒体抗体（抗 LKM 抗体）、抗可溶性肝抗原抗体（抗 SLA）等。这是此病的特征性表现，也是诊断的主要依据。③肝脏病理检查：显示有肝小叶周围的碎屑坏死或桥接坏死，伴淋巴细胞、单核细胞和浆细胞浸润，但无肝内小胆管损伤的征象。

临床表现及分型 根据血清中自身抗体的不同，AIH 可分为 3 个亚型，各个亚型各具特点。

1 型 最多见，约占全部 AIH 的 80%，女性患者占 70%。高发年龄为 10~30 岁、45~70 岁。半数患者可伴其他自身免疫相关疾病如自身免疫性甲状腺炎、溃疡性结肠炎、滑膜炎等。特点是血清中的自身抗体主要为 ANA 和（或）抗 SMA 抗体，可有抗中性粒细胞胞质抗体阳性，血清 γ-球蛋白增多。起病常较缓慢，约 25% 患者在确诊时已发展至肝硬化阶段。

2 型 较少见，女性患者为主。起病年龄小，多见于 10 岁左右的儿童。常伴糖尿病、白斑病、自身免疫性甲状腺炎、特发性血小板减少性紫癜、溃疡性结肠炎等肝外病变。特点是血清中的自身抗体主要为抗 LKM-1 和抗肝细胞溶质 1 型抗体，血清 γ-球蛋白增多明显。病情发展较快，急性重型肝炎较多见，易复发并易发展至肝硬化。

3 型 少见，约占 AIH 的 10%，女性为主占 90%，起病年龄为 20~50 岁。特点是血清中的自身抗体主要为抗 SLA 抗体和抗肝胰抗体（抗 LP 抗体），可伴 ANA、抗 SMA 抗体阳性，血清 γ-球蛋白增多，易发展至肝硬化。

诊断 基于临床、生化、免疫学和组织学检查，虽然 AIH 无特异性的肝病理组织学改变，但肝穿刺活检仍是确诊和评估肝损伤程度的重要手段，肝脏病理中的界板性肝炎是 AIH 典型但非独有的表现。诊断要点是：①多见于女性。②起病隐匿，病情进展缓慢。③血清 γ-球蛋白水平显著增高。④血清丙氨酸转氨酶和天冬氨酸转氨酶水平增高。⑤血清中检出效价较高的 ANA、抗 SMA 抗体、抗 LKM-1 抗体、抗 SLA 抗体或抗 LP 抗体等自身抗体。⑥病毒性肝炎的标志物阴性。⑦肝组织病理检查显示慢性活动性肝炎的组织学改变，如门管区碎屑样坏死、小叶中央区与门管区之间的桥接坏死，界板性肝炎，伴明显的淋巴细胞和浆细胞浸润，无

胆管损伤。⑧排除其他原因导致的肝病，如酒精性肝病、病毒性肝炎、原发性胆汁性胆管炎、药物性肝病、肝豆状核变性等。⑨无酗酒，新近无肝毒性药物用药史。⑩对糖皮质激素或免疫抑制药物治疗有效。

根据国际 AIH 协作组的建议，其诊断标准和诊断评分标准如下（表 1，表 2）。

鉴别诊断 AIH 应与其他原因引起的慢性肝病鉴别。①乙型和丙型病毒性肝炎：通过血清病毒学指标阳性与 AIH 鉴别。②酒精性肝病、药物性肝病：通过病史询问、血清自身抗体的检查与 AIH 鉴别。③肝豆状核变性：患者有神经系统症状和体征，眼角膜边缘有角膜色素环（Kayser-Fleischer ring，简称凯-弗环），血清铜和铜蓝蛋白减少，尿铜排泄增多。④血色病：患者血清铁含量增高。⑤其他自身免疫病：AIH 常与系统性红斑狼疮、干燥综合征、原发性胆汁性胆管炎等合并存在，这些疾病也可导致肝损害并出现多种自身抗体，但这些自

表 1 AIH 诊断标准

要求	诊断标准	
	肯定诊断	可能诊断
除外遗传性疾病	α₁-抗胰蛋白酶表型正常 血清铜蓝蛋白、铁及铁蛋白水平正常	α₁-抗胰蛋白酶部分缺乏 非特异性血清铜、铜蓝蛋白、铁和（或）铁蛋白水平异常
除外活动性病毒感染	无现症甲型、乙型、丙型肝炎病毒及其他嗜肝病毒（巨细胞病毒、EB 病毒等）感染的血清标志物	无现症甲型、乙型、丙型肝炎病毒及其他嗜肝病毒（巨细胞病毒、EB 病毒等）感染的血清标志物
除外中毒性或酒精性肝病	每日酒精消耗量：男性<35g，女性<25g。近期无肝毒性药物用药史	每日酒精消耗量：男性<50g，女性<40g。近期无肝毒性药物用药史
实验室检查特点	血清转氨酶水平明显升高，碱性磷酸酶无显著异常，球蛋白、γ-球蛋白或 IgG≥1.5 倍正常值上限	血清转氨酶水平明显升高，球蛋白总量、γ-球蛋白或 Ig 浓度高于正常值
自身抗体检查	ANA、抗 SMA 抗体或抗 LKM-1 抗体≥1：80（成人）或≥1：40（儿童），AMA 阴性	ANA、抗 SMA 抗体或抗 LKM-1 抗体≥1：40（成人）或其他自身抗体阳性
病理学改变	界板性肝炎，慢性活动性肝炎，伴碎片样坏死，无胆管损伤、肉芽肿或提示其他疾病的病变	界板性肝炎，慢性活动性肝炎，伴碎片样坏死，无胆管损伤、肉芽肿或提示其他疾病的病变

表 2　AIH 诊断评分标准

项目	评分
性别	
男	0
女	+2
血清生化检查	
碱性磷酸酶与丙氨酸转氨酶的比值	
>3.0	-2
<3.0	+2
血清球蛋白总量、γ-球蛋白、IgG 高于正常值上限的倍数	
>2.0	+3
1.5~2.0	+2
1.0~1.5	+1
<1.0	0
自身抗体效价（以鼠组织为底物的免疫荧光法）	
成人：ANA、抗 SMA 抗体或抗 LKM-1 抗体	
>1:80	+3
1:80	+2
1:40	+1
<1:40	0
儿童：ANA 或抗 LKM-1 抗体	
>1:20	+3
1:10 或 1:20	+2
<1:10	0
抗 SMA 抗体	
>1:20	+3
1:20	+2
<1:20	0
抗线粒体抗体	
阳性	-2
阴性	0
肝炎病毒指标	
抗-HAV IgM、HBsAg 或抗-HBV IgM 阳性	-3
抗-HCV（酶联免疫吸附试验或重组免疫印迹试验）阳性	-2
抗-HCV（聚合酶链反应）或 HCV RNA 阳性	-3
其他病毒活动性感染	-3
上述检查均阴性	+3
其他致病因素	
近期用过肝毒性药物或接受过血制品	
有	-2
无	+1
饮酒量（每日平均量）	
男<35g，女<25g	+2
男 35~50g，女 25~40g	0
男 50~80g，女 40~60g	-2
男>80g，女>60g	-1
遗传因素	
患者或其第一代家属患有自身免疫病	+1

注：积分在治疗前>15 分或治疗后>17 分者可确诊为 AIH。治疗前 10~15 分或治疗后 12~17 分者为可能 AIH

身免疫病各有其临床表现特征和自身抗体特点，不难鉴别。同时具有 AIH 和另一种自身免疫病的临床特点的患者尚需考虑两种疾病并存。

治疗　及时有效的治疗可减轻症状，改善肝功能，改善预后。①一般治疗：注意休息、减少体力活动，戒除烟酒，低脂高蛋白富含维生素饮食，避免对肝脏有损害的药物，可选用适当的保肝药物治疗。②药物治疗：病情较重者，给予糖皮质激素治疗，多数患者可达到临床症状减轻、肝功能指标好转，以及肝脏病理组织学改善的效果。常用泼尼松龙，单用糖皮质激素病情控制不理想或减量过程中复发者，可联合硫唑嘌呤、环孢素、他克莫司等免疫抑制剂，但需监测药物相关副作用。③肝移植：适用于药物治疗无效、病程晚期者。

预后　AIH 复发率较高，多次复发者易进展为肝硬化或肝衰竭，预后差。

（张　烜）

yuánfāxìng dǎnzhīxìng dǎnguǎnyán

原发性胆汁性胆管炎（primary biliary cholangitis，PBC）　肝内中小胆管进行性非化脓性破坏，胆汁淤积，最终致肝硬化、肝衰竭的自身免疫性肝病。好发于 40~55 岁中年女性，男女比例为 1:10，发病高峰年龄为 40~50 岁。血清碱性磷酸酶（ALP）及 γ-谷氨酰转肽酶（GGT）水平升高、抗线粒体抗体（AMA）阳性是其重要特征。

病因及发病机制　①遗传因素：PBC 有家族易感性，PBC 患者的同胞患病的相对危险性是对照人群的 10.5 倍，其亲属的血清 AMA 和其他相关自身抗体的阳性率也高于对照，并发现人类白细胞抗原（human leucocyte antigen，HLA）Ⅱ类基因 HLA-DR 与 HLA-PBC 的易感性相关，特别是 DRB1*0801 对于欧洲和北美高加索人，DRB1*0803 对于日本人是 PBC 的危险因素。②环境因素：反复泌尿系统感染、吸烟是 PBC 的危险因素。③免疫功能障碍：PBC 患者的血清中可检测出多种自身抗体，高效价的 AMA 是 PBC 主要血清学指标，在 PBC 中的检出率达 95%，AMA 存在至少 9 种亚型，与 PBC 相关的抗体亚型 M2、M4、M8、M9 检测已用于临床诊断，AMA 的 M2 亚型最常用，在 PBC 中的敏感性达 90% 以上，靶抗原主要成分为丙酮酸脱氢酶复合物 E2 成分。此外，PBC 患者的血清中还可出现其他自身抗体，包括抗核抗体（ANA）、抗板层素抗体、抗 gp210 抗体、抗着丝点抗体、抗 Sp100 抗体等。PBC 肝脏病变表现为门管区大量淋巴样细胞浸润，胆管上皮有异常的主要组织相容性复合体Ⅱ类分子的表达，提示自身免疫异常在 PBC 发病中的作用。

临床表现　起病较隐匿。主要临床表现如下。①乏力：最常见，疾病早期即可出现，与病情、病程无关。②瘙痒：是更为特异的常见症状，与黄疸不一定平行，轻重程度不一，多夜间明显，严重时可影响睡眠。③黄疸：梗阻性黄疸是 PBC 重要临床表现之一，提示肝内胆管受损显著。黄疸常出现在起病后数月或数年。黄疸的程度和加深的速度反映病情和预后。④消化不良：如腹胀、食欲缺乏、嗳气等。⑤脂肪泻和代谢性骨病：脂肪泻是较晚期的表现，粪便内含有较多脂肪，常伴持续和明显的黄疸。长期脂肪泻将导致脂溶性维生素的缺乏。维生素 A 缺乏可引起视力障碍。维生素 D 缺乏可出现代谢性骨病、骨质疏松，表现为骨痛、病理性骨折。⑥皮肤黄色瘤：与 PBC 患者高胆固醇血症有关，约 50% 有临床症状者可伴高胆固醇血症。⑦肝大、脾大、门静脉高压和食管静脉曲张：病程晚期可并发门静脉高压，出现食管胃静脉曲张、蜘蛛痣、水肿、腹水和上消化道出血等肝硬化的各种表现。⑧口眼干燥症状。部分 PBC 患者可同时合并其他自身免疫病，如干燥综合征、系统性硬化症、系统性红斑狼疮、多发性肌炎、类风湿关节炎、混合性结缔组织病、甲状腺炎等。

辅助检查　实验室检查表现为胆汁淤积和小胆管损伤的特征，ALP 水平常显著增高，GGT 和胆固醇增多，病程早期血清胆红素水平常无明显增高，血清转氨酶多正常或轻度升高。免疫球蛋白常增多，尤以血清 IgM 增多明显。随病情进展出现血清胆红素水平增高，直接胆红素增高为主。AMA 阳性，特别是 M2 亚型对于 PBC 的诊断有重要意义，是无症状 PBC 重要诊断依据。血清中可以检测出其他自身抗体，如 ANA、抗平滑肌抗体、抗 gp210 抗体、抗 Sp100 抗体等。

分期　可根据临床表现和肝组织病理分期。

临床分期　根据临床表现分为 4 期。①无症状期：患者无临床症状，生化检查肝功能正常，但免疫检查 AMA 特别是 M2 亚型阳性，肝穿刺活检显示门管区的炎症细胞浸润。②肝功能异常期：患者虽无明显的临床症状，但通过生化、免疫检查可发现血 ALP 水平增高，AMA 特别是 M2 亚型阳性，肝穿刺活检符合 PBC 的病理改变。③症状期：患者出现乏力、皮肤瘙痒甚至黄疸等症状，生化检查不仅血 ALP、GGT 水平增高，AMA-M2 等自身抗体阳性，IgM 增多，甚至出现胆红素增多，患者可出现代谢性骨病和脂溶性维生素缺乏的表现。④晚期：患者出现肝功能失代偿，进入到肝硬化阶段可出现门静脉高压相关的并发症。

组织病理分期　PBC 根据肝组织病理表现也可分为 4 期。Ⅰ期：胆管炎期。门管区内胆小管及其周围有淋巴细胞和单核细胞浸润，胆管上皮细胞胞质嗜酸性增强，部分上皮消失，有些门管区胆管萎缩、消失。破坏的胆管周围可出现上皮样细胞肉芽肿，肝细胞和界板正常；Ⅱ期：胆管增生期。门管区明显扩大，小胆管广泛增生，肝小叶周边肝细胞出现碎片状坏死，肝内明显淤胆，肝细胞内可有铜沉积；Ⅲ期：瘢痕期。门管区内炎症性细胞减少，胆管减少，胶原含量逐渐增多，纤维组织明显增生，在门管区之间形成纤维间隔，淤胆更加明显，肝细胞内铜沉积增多；Ⅳ期：肝硬化期。纤维组织增生形成间隔进一步分隔肝小叶，肝细胞再生形成大小不等的结节，最终演变为肝硬化，淤胆显著，肝脏呈绿色，体积可缩小，出现细颗粒结节，毛细胆管内胆栓形成。

诊断与鉴别诊断　诊断依据道尔拉斯（Douglas）和林多尔（Lindor）等建议的标准：①ALP 水平升高，持续 6 个月以上。②AMA-M2 阳性。③肝活检有非化脓性胆管炎和中小胆管破坏的表现。满足 3 条中的 2 条可确诊。对于血清 ALP 升高且 B 超检查胆道系统正常者，应测定 AMA；若胆汁淤积的生化改变（ALP、GGT 升高）且无其他解释，同时 AMA≥1∶40，可诊断 PBC；若 AMA≥1∶40，但血清 ALP 正常，则应每年复查；对于血清 ALP 升高而 B 超检查胆道系统正常者，若血清 AMA 阴性，则应做 ANA、抗平滑肌抗体及免疫球蛋白检查，并行肝活检。

PBC 需与下列疾病进行鉴别。①原发性硬化性胆管炎：尽管也表现为胆汁淤积，但 AMA 多为阴性，主要累及肝外大胆管，内镜逆行性胆胰管造影检查显示肝外胆管串珠样改变，肝活检表现为肝内胆管周围纤维化。②药物性肝病：雄激素、避孕药、磺胺类药物等可诱发胆汁淤积，有应用药物史，停药后黄疸和肝功能异常短期内恢复，血 AMA 阴性。

治疗 原则是早期治疗，晚期治疗效果通常较差。

一般治疗 包括增加营养、补充脂溶性维生素、钙剂、双膦酸盐，适当活动。对皮肤瘙痒严重影响生活者可给予考来烯胺治疗，顽固性瘙痒者也可试用抗组胺药、抗抑郁药以及阿片受体拮抗药。

药物治疗 ①熊去氧胆酸是治疗 PBC 的一线药物，有促进胆汁分泌、抗炎、抗纤维化、抗凋亡作用，应早期使用，长期服药可改善 PBC 患者的血清学和组织学异常，延缓 PBC 的自然病程。②糖皮质激素、环孢素、甲氨蝶呤等有免疫抑制作用，对部分患者可获得症状减轻、肝功能改善的效果，可评估利弊选择使用。

肝移植 对于肝硬化失代偿期的患者是唯一有效措施，但约 20% 在移植 5 年后复发。

预后 影响预后的因素包括有无症状、黄疸程度、血浆白蛋白水平、有无食管静脉曲张、起病年龄等。无症状者预后优于有症状者；黄疸越深，预后越差；有食管静脉曲张者预后不良；血清白蛋白<30g/L 或凝血酶原时间延长者预后不良；伴其他自身免疫病、起病年龄较大者预后较差。不同亚型的 AMA 对 PBC 的预后有一定提示意义，M2 和 M9 亚型阳性的 PBC 患者预后较好，M4 和 M8 亚型阳性者预后较差。

（张　烜）

yuánfāxìng yìnghuàxìng dǎnguǎnyán
原发性硬化性胆管炎（primary sclerosing cholangitis，PSC）
以肝内和肝外胆管弥漫性炎症、慢性纤维化、进行性胆管狭窄闭塞致慢性胆汁淤积为特征的自身免疫性肝病。男性患者约占 60%，发病高峰年龄为 25~45 岁。

病因及发病机制 ①遗传因素：PSC 有家族聚集现象，并与人类白细胞抗原（human leucocyte antigen，HLA）有一定相关性，HLA-B8 和 HLA-DR3 为 PSC 的危险因子。HLA-DR4 阳性的 PSC 患者病情进展较快。②免疫功能异常：PSC 患者血清免疫球蛋白增高，可检出免疫复合物，胆汁中含有高水平 IgM。部分患者可出现抗中性粒细胞胞质抗体。③环境因素：感染和某些毒性物质参与促发此病。

临床表现 差异较大，主要与病情轻重和病程早晚有关。部分患者无明显临床症状，仅在肝功能检查、胆管造影和肝组织活检中有异常征象。常见症状如下：①乏力、食欲减退、体重减轻。②胆汁淤积、慢性梗阻性黄疸，伴皮肤瘙痒。③右上腹隐痛。④间断低热或中度发热。⑤约 2/3 的患者合并溃疡性结肠炎，可有腹泻、腹胀、便血、腹痛。⑥长期胆汁淤积造成脂肪泻和脂溶性维生素缺乏表现。⑦胆囊结石。⑧慢性胰腺炎。⑨约 10% 的患者可发展为胆管癌。⑩肝硬化和门静脉高压相关的症状。

辅助检查 ①实验室检查：胆红素水平增高，以直接胆红素为主，表现为梗阻性黄疸。碱性磷酸酶水平增高，免疫球蛋白增多，以 IgM 明显。缺乏特异性自身抗体，多数患者抗核抗体、抗平滑肌抗体、抗线粒体抗体均为阴性，部分患者血清中可出现核周型抗中性粒细胞胞质抗体，但缺乏特异性。50%~70% 患者血清铜和铜蓝蛋白水平增高，但与病情轻重程度无平行关系。②内镜逆行性胆胰管造影（endoscopic retrograde cholangiopancreatography，ERCP）：对 PSC 的诊断意义重大，典型表现为胆管弥散性节段性不规则狭窄，间隔正常或扩张的胆管而形成"串珠样"改变，胆管走形僵硬，肝内小胆管狭窄或闭塞，分支减少，呈现"枯树枝"样改变。③组织病理检查：肝脏组织病理显示胆管呈慢性炎症反应及纤维化，胆管增厚、僵硬、管腔狭窄，受累的胆管围绕管壁的纤维组织增生，形成洋葱皮样的纤维化。

诊断与鉴别诊断 ERCP 是诊断 PSC 的金标准。对于中青年男性出现胆汁淤积、血清碱性磷酸酶水平增高、合并溃疡性结肠炎者应进行 ERCP 检查，若显示典型的肝内外胆管改变，可确诊。

PSC 需与下列疾病进行鉴别。①继发性硬化性胆管炎：胆管外伤或手术、慢性反复胆道感染可导致类似表现，但有明确病史可供鉴别。②原发性胆汁性胆管炎：好发于中年女性，有抗线粒体抗体 M2 亚型阳性，很少累及肝外大胆管，ERCP 无肝外胆管串珠样改变，很少并发溃疡性结肠炎。③自身免疫性肝炎：以肝细胞损伤为主，转氨酶升高较碱性磷酸酶升高更为明显，血清中出现抗核抗体、抗平滑肌抗体等多种自身抗体。肝活检病理为肝细胞碎片样坏死、桥接坏死等慢性活动性肝炎的表现。

治疗 尚无药物可阻断 PSC 的病情进展。

药物治疗 ①考来烯胺、利福平、苯巴比妥：用于胆汁淤积、严重皮肤瘙痒。②熊去氧胆酸：可保护肝细胞和胆管上皮、调节免疫功能和抗纤维化，但对肝脏组织学和胆管造影结果无明显改善。③糖皮质激素及硫唑嘌呤、环孢素、甲氨蝶呤等免疫抑制剂的疗效不确切。

手术治疗 对肝外胆管局限性狭窄者，可行内镜下球囊扩张和支架植入术。肝外胆管或胆总管狭窄严重者可行手术切除、胆管-空肠吻合以引流胆汁。病情较重的晚期患者，进行肝移植可明显改善一般情况和生活质量，但 20%～30% 的患者可在 3～5 年内复发。

预后 发病年龄轻、临床症状显著、起病时血清胆红素明显增多、肝内胆管有明显损害者预后较差。平均存活期在 9～12 年，死亡的主要原因是肝衰竭、门静脉高压并发食管静脉曲张破裂或伴发胆管癌。

(张　烜)

xiānwéi jītòng zōnghézhēng

纤维肌痛综合征（fibromyalgia syndrome，FMS）

以全身广泛性疼痛及明显躯体不适为主要特征的非关节性风湿病。曾称肌纤维织炎。常伴疲劳、睡眠障碍、晨僵，以及抑郁、焦虑等精神症状。

分为原发性和继发性，后者可继发于外伤、各种风湿病（如骨关节炎、类风湿关节炎）及非风湿病（如甲状腺功能减退症、恶性肿瘤）；若不伴其他疾病，则为原发性。此病并不少见。好发于女性，多发于 20～40 岁人群。

病因及发病机制 尚不清楚，可能与睡眠障碍、神经递质分泌异常及免疫功能紊乱有关。

临床表现 起病隐匿，以全身广泛性疼痛为主要特征。以颈部、肩部、脊柱和髋部最常见，亦可累及关节，表现为关节和关节周围肿胀。疼痛性质多样，程度时轻时重，休息常不能缓解，劳累、应激、精神压力等均可加重病情。大多数患者常伴睡眠障碍、疲劳及晨僵。情感障碍、感觉异常也是此病常见症状，可有情绪低落、抑郁、焦虑，以及四肢麻木、刺痛等。部分患者可出现头痛、肠易激综合征、尿道刺激综合征、雷诺现象。唯一可靠的体征是全身对称分布的压痛点，常位于骨突起部位或肌腱、韧带附着点处，局部无红肿、皮温增高等。

诊断与鉴别诊断 诊断用 2010 年美国风湿病学会制定的分类标准。①广泛疼痛指数（widespread pain index，WPI）≥7 和症状严重性（symptom severity，SS）量表评分≥5 或 WPI 3～6 和 SS 量表评分≥9。②症状持续超过 3 个月。③无其他原因可解释的疼痛。满足以上 3 条即可诊断。

WPI 为患者至少在过去 1 周疼痛的区域数，得分范围为 0～19。区域包括左上肢带骨、右上肢带骨、左上臂、右上臂、左前臂、右前臂、左髋、右髋、左股、右股、左小腿、右小腿、左颌、右颌、颈部、上背部、腰部、胸部、腹部，共 19 个。

SS 量表评分包括疲劳、睡眠障碍、认知障碍。评分标准为上述 3 种症状中的任何一种在过去 1 周的严重程度分：0 为无任何问题；1 为轻微或中度，通常是温和或间断的；2 为中度，有相当的问题，通常存在或以中度程度存在；3 为重度，为普遍、持续、扰乱生活的问题。认知障碍因轻重程度分为：0 为无症状；1 为极少数症状；2 为一定的症状；3 为大量的症状。SS 量表评分是上述 3 种症状严重程度的总的评分加认知症状严重性程度的得分，最终得分范围为 0～12。认知障碍包括：肌痛、肠易激综合征、疲劳、思考或记忆障碍、肌肉无力、头痛、腹痛或痉挛、麻木感、眩晕、焦虑、抑郁、便秘、上腹痛、恶心、神经过敏、胸痛、视物模糊、发热、腹泻、口干、瘙痒、哮鸣、雷诺现象、荨麻疹、耳鸣、呕吐、烧心、口腔溃疡、味觉丧失或改变、应激、眼干、气促、食欲缺乏、皮疹、光过敏、听力障碍、易摔倒、脱发、尿频、尿痛、膀胱痉挛。

治疗 旨在改善睡眠状态、减低痛觉感觉器的敏感性、改善肌肉血流等。对患者的宣教极为重要，使其理解此病的确存在，但无任何器官受损，可得到有效治疗，不会恶化或危及生命。理想药物是三环类抗抑郁药阿米替林和胺苯环庚烯。其他治疗包括心理疏导、运动锻炼等，均可改善症状，提高生活质量。

(李小峰　张改连)

mànxìng zhǔdòngmài zhōuwéiyán

慢性主动脉周围炎（chronic periaortitis，CP）

一组慢性、特发性腹主动脉纤维炎症和（或）主动脉周围及腹膜后炎性纤维化软组织包绕邻近组织所致临床综合征。属系统性自身免疫病。此病罕见，20 世纪 80 年代才被认识，包括炎症性腹主动脉瘤（inflammatory abdominal aortic aneurysm，IAAA）、特发性腹膜后纤维化（idiopathic retroperitoneal fibrosis，IRF）和动脉瘤周围腹膜后纤维化（perianeurysmal retroperitoneal fibrosis，PARF）。男女发病比例为（2~3）∶1。患病年龄一般为 50~60 岁。

病因及发病机制 此病与药物、病毒感染、遗传、动脉粥样硬化等诸多因素有关。动脉粥样硬化可能在其发病机制中也起一定作用。还可伴发炎性纤维化性疾病，被认为同属于 IgG4 相关的硬化性疾病。

临床表现 IRF、IAAA 和 PARF 是同一疾病在不同发展阶段的表现。其中 IRF 最常见（见腹膜后纤维化）。IAAA 表现为腹主动脉瘤样扩张，周围有炎性组织包绕，通常不造成邻近结构梗阻。PARF 受累范围最广，同时具有上述二者的病变和临床表现，即在腹主动脉瘤周围有炎性纤维组织增生，形成腹膜后的炎性包块包绕邻近结构，造成相应器官梗阻和狭窄。临床表现多样但无特异性，常有腰背痛或下腹痛，可有乏力、消瘦、低热、食欲缺乏等全身症状，在腹部可触及随动脉搏动的包块，IAAA 患者脐周可闻及血管杂音，出现胸主动脉瘤时在相应部位可闻及收缩期血管杂音。随着病情进展出现组织包裹、器官受累、血流受阻等一系列临床症状。肾脏并发症最普遍，包括肾实质受损、肾血管狭窄和持续肾盂积水，50% 的患者可出现高血压。

辅助检查 实验室检查常发现红细胞沉降率增快、C 反应蛋白和免疫球蛋白增多。影像学检查可提供主要诊断依据。B 超显示腹主动脉周围团块和腹主动脉壁钙化斑及肾盂输尿管积水，但敏感性较差，无法鉴别肿物的良恶性及疾病进展阶段；CT 和磁共振成像是诊断和判断疗效的主要方法，CT 可显示动脉壁本身和纤维化层面，在亚临床阶段发现周围组织被牵引或包裹。CT 引导下穿刺腹膜后纤维化组织是确诊的方法之一。磁共振成像可显示动脉瘤、血管狭窄程度及 CT 上表现为正常的硬化区域，可作为判断疗效和预后的手段。磁共振血管造影为判断 IAAA 腹主动脉膨出及其他部位血管异常提供高分辨率手段。氟脱氧葡萄糖正电子发射计算机体层成像是判断腹膜后纤维化组织炎症活动程度的敏感方法。

诊断与鉴别诊断 诊断依据：①术中发现主动脉瘤周围包绕灰白色纤维组织，动脉瘤壁增厚，并与周围组织粘连。②病理学检查发现动脉中层平滑肌细胞和弹性组织减少或消失，代以纤维化组织及淋巴细胞浸润。③术前 CT 检查发现有腹主动脉瘤壁增厚。符合上述三项之一者即可诊断为 IAAA。PARF 为同时具有炎性腹主动脉瘤和腹膜后纤维化。

CP 需与非炎性腹主动脉瘤鉴别。腹痛、搏动性腹部包块伴血管杂音、全身症状和血清炎性指标升高有助于 CP 的诊断。

治疗 旨在抑制炎症反应和保护器官功能，预防复发。糖皮质激素联合免疫抑制剂，配合手术的综合治疗措施效果较好。在炎症活动期，糖皮质激素可明显抑制炎症过程，是主要治疗药物。免疫抑制剂如硫唑嘌呤、环磷酰胺、甲氨蝶呤、环孢素等，常用于对糖皮质激素依赖者，还可减少糖皮质激素用量、缩短疗程、降低复发率。他莫昔芬为一种非类固醇性雌激素受体阻断剂，用于治疗 CP 及其他炎性纤维化性疾病，可能机制是下调转化生长因子-β 表达，抑制组织纤维化的发生发展。手术和介入治疗可有效防止 IAAA 破裂和解除梗阻。

（李小峰 张改连）

fùmóhòu xiānwéihuà

腹膜后纤维化（retroperitoneal fibrosis，RPF） 慢性非特异性腹膜后组织炎症伴纤维增生性疾病。又称奥蒙德病（Ormond disease）。1905 年首次报道，1948 年才逐渐被认识。根据病因分为原发性和继发性，约 1/3 为继发性，约 60% 为原发性；根据是否有主动脉瘤形成，RPF 分为特发性腹膜后纤维化和动脉瘤周围腹膜后纤维化，均属于慢性主动脉周围炎。此病相对少见，发病率为（0.5~1.0）/10 万。年龄多在 40~60 岁，男女比例为（2~3）∶1。

病因及发病机制 病因不明，多种因素可诱发此病的发生，如炎性主动脉周围炎、药物、感染、腹膜后损伤、恶性肿瘤等。自身免疫耐受机制紊乱、动脉粥样硬化在其发病机制中起重要作用。RPF 常合并多种自身免疫病，还可伴发特发性纤维硬化疾病中的其他病变及动脉粥样硬化斑块，局部过度的自身免疫反应提示免疫介导机制参与此病的发生。病变主要包绕从肾门至骨盆入口处水平的主动脉及下腔静脉，向两侧延伸可包绕输尿管及其他器官，可向前延伸至肠系膜根部或向后累及脊髓，亦可累及胸主动脉及其周围软组织、主动脉一级分支的起始段等。

临床表现 与纤维软组织包块对周围器官结构的包绕压迫有关，有低热、乏力、体重下降等全身症状。输尿管是最早和最常受累的器官，表现为肾盂积水和肾功能不全。髂血管受压者可有单侧下肢水肿、间歇性跛行、深静脉血栓形成。若腹膜后纤维化延伸至小肠、结肠、肠系膜和胆总管，可致肠梗阻、排便习惯改变、黄疸。50%的患者可出现高血压，体检可发现腹部和（或）直肠包块、低热、下肢水肿、鞘膜积液及下肢动脉搏动减弱。

诊断与鉴别诊断 实验室检查可有氮质血症、贫血、红细胞沉降率增快、球蛋白增多，少数发展至肾衰竭。影像学检查对诊断十分重要。①B超：可见位于骶骨岬上界清晰、光滑的均质型低回声团块，包绕腹主动脉、下腔静脉，延伸至输尿管周围，并引起肾盂或输尿管积水，B超检查简单、无创，但无法确定疾病进展的阶段及软组织肿物的良恶性程度。②CT：最常用，有助于判断病变涉及的范围及对其他器官的影响，可见主动脉周围软组织团块厚度不等，包绕主动脉和下腔静脉，位于肾门之间和骶骨岬之上，并延伸包绕输尿管，造成肾盂积水和肾功能不全。③磁共振成像：除能显示CT扫描所见外，尚可从T1和T2加权像上异常信号的强弱推测组织成分，对疾病的确诊优于CT。④^{67}Ga闪烁扫描、氟脱氧葡萄糖正电子发射计算机体层扫描：可鉴别病变的良恶性质。⑤淋巴管造影：有利于排除恶性病变，淋巴管阻塞常出现于输尿管或其他大血管受压之前，便于早期诊断。⑥腹腔镜或剖腹探查活检：显示为纤维组织可确诊，同时可排除淋巴瘤和肉瘤等恶性疾病。

治疗 旨在解除输尿管梗阻、保存肾脏功能、防止炎症进一步发展。①药物治疗：包括糖皮质激素和免疫抑制剂。前者可抑制疾病早期的炎症反应，缓解输尿管阻塞，阻止纤维化进一步恶化，预防复发；后者如硫唑嘌呤、环磷酰胺、甲氨蝶呤等，常与糖皮质激素联合应用。他莫昔芬属非类固醇性雌激素受体阻断剂，可能通过下调转化生长因子-β表达，抑制组织纤维化的发生发展，主要用于治疗盆腔硬纤维瘤，对RPF有一定疗效。②手术治疗：可有效缓解输尿管或其他器官阻塞的症状，有助于诊断，包括腹部探查、输尿管松解术、输尿管移位术等。

预后 肾衰竭不十分严重者预后尚可。继发于恶性肿瘤者预后很差，多数患者确诊后生存期仅3~6个月。

（李小峰 张改连）

gǔguānjiéyán
骨关节炎（osteoarthritis，OA）

以关节软骨变性、磨损和丧失，软骨下和关节周围新骨形成为特征的慢性关节炎。曾称骨性关节炎、骨关节病、退行性骨关节病。是中老年人常见的一种关节炎。根据病因分为原发性和继发性，也可根据其他因素分类。世界各地均有发病，患病年龄一般大于40岁，患病率随年龄增长而增加，60岁以上人群的放射学骨关节炎约为50%，75岁以上人群则高达80%，不同种族、地区及发病部位的患病率不同。

病因及发病机制 病因尚不清楚，可能与以下因素有关，各种因素在不同部位OA的发病中所起作用不同。①年龄：是最重要因素，随年龄增长，软骨细胞减少，软骨变性、撕裂；透明软骨变成纤维软骨，弹性和黏滞性下降；骨骼中无机物增多，弹力与韧性减低；神经和肌肉运动不协调，引起关节损伤。②肥胖：肥胖增加负重关节的负荷，肥胖引起的姿势、步态及运动习惯改变导致OA，肥胖者较高水平的炎症因子可引发OA进展。③性别和性激素：女性较男性易患此病，且症状较重。一般认为性激素水平降低与OA发病有关。④职业：从事需要蹲、跪、负重工作者比其他职业更易患膝OA。⑤关节损伤和过度使用：均可造成软骨损伤。有观点认为长期运动导致某些部位OA发生率增高，甚至一般的活动锻炼也可增加OA风险。⑥遗传：可能包括关节软骨结构异常或骨代谢异常，OA的危险因子如肥胖、骨密度改变等也受遗传因素影响。部分患者有家族聚集倾向，调控编码软骨中Ⅱ型胶原的Ⅱ型前胶原基因（COL2A1）位点的碱基突变易导致OA家系中个体的发病。⑦种族：不同种族患病率不同，关节受累表现不同。⑧先天性畸形：局部因素影响关节形态，增加软骨的局部应力，导致OA的发生。⑨机械因素：关节肌肉力量强弱影响此部位OA的发生，肌萎缩既可为其危险因素，也可能为OA发生后的一个继发性结果。⑩其他因素：如骨密度、半月板切除等。

OA发病与关节软骨的破坏和修复有关，是外界因素对易感个体作用的结果，发病过程涉及生物机械学、生物化学、炎症及免疫学等因素。在以上因素基础上，软骨细胞损伤，基质成分破坏，软骨丧失，软骨下骨出现微小骨折，软骨边缘骨质增生以使关节应对压力和保持关节稳定，脱落的软骨碎片可引起滑膜炎。软骨细胞和滑膜产生的细胞因子（如白介素-1）结合到软骨细胞并使之产生降解酶，如基质金属蛋白酶等，难以维持细胞外基质合成与降解的平衡状态。炎症因素（如前列腺素）通过受体与软骨细胞结合也影响软骨基质的合成与降解平衡。细胞因子等还可增加关节软骨活性氧产生，超过软骨细胞的抗氧化能力，导致细胞损害和软骨降解。

病理 病变累及关节软骨、软骨下骨和滑膜等组织。初期关节软骨基质肿胀，软骨出现微小裂缝、粗糙、糜烂、溃疡，关节软骨渐进性结构紊乱和变性，最终全层软骨消失。软骨下骨破坏期骨质象牙化、囊肿、变平和畸形，关节边缘骨赘形成。可出现滑膜炎，多为局部性。

临床表现 受累关节痛、僵硬、活动受限、骨性隆起或肥大、活动时出现摩擦音，程度轻重不等，某些部位 OA 可出现邻近神经压迫症状等，部分患者有抑郁、睡眠障碍。

关节痛 最主要症状，常与活动相关。早期关节痛、酸胀、不适，为轻中度、间歇性，随后疼痛加重，呈持续性；受累关节被动活动时可诱发疼痛；寒冷、潮湿等因素可能加重疼痛程度。晨起关节僵硬感或发绌感，通常不足 30 分钟。关节活动受限缓慢发生，早期轻微，活动范围也受疼痛的影响，随关节病变进展，活动范围减小以至固定于某一姿势。关节不稳也是患者就诊的常见症状，还可出现关节活动时的"绞锁"现象（关节内游离体或软骨碎片所致）。关节压痛常位于关节及其边缘，部分可有肿胀或

积液。关节活动时摩擦音/摩擦感一般为关节表面粗糙不平所致。患病关节活动范围受限甚至出现异常体态。后期出现骨性肥大与畸形。

关节功能障碍 负重和易被磨损的关节较多受累，如手、膝、髋、脊椎、足等关节。手骨关节炎远端、近端指间关节伸侧面的内侧或外侧的骨性膨大具有特征性，分别称为赫伯登结节（Heberden node）和布夏尔结节（Bouchard node），又称结节性骨关节炎（图1）。第一腕掌关节骨性膨大可造成方形手，此部位的疼痛及功能障碍较指间关节病变更为严重。膝 OA 易发生在内侧部分，疼痛多发生于负重后，早期可表现为膝关节发软、无力、爬楼和蹲起费力，膝 OA 较其他部位骨关节炎更易发生滑膜炎和关节肿胀，晚期可有膝内翻或膝外翻畸形。髋 OA 常表现为腹股沟疼痛，晚期可向股内侧和膝关节及其以下部位放射，也可表现为臀部和膝关节痛，髋关节活动受限导致坐下或由坐位起立时困难，出现跛行。脊椎最常累及第 5~7 颈椎和第 3~5 腰椎，胸椎较少受累，除局部疼痛、酸胀和活动受限等症状，也可因骨赘形成、小关节肥大、椎间盘退化等病变造成血管、神经根或脊髓等的压迫，进而出现相应症状如头晕、肢体麻木、下肢无力、膀胱功能障碍等。足 OA 以第 1 跖趾关节最常见，可造成外翻畸形，少数可呈类似痛风性关节炎的急性发作，但程度远较后者轻。

辅助检查 影像学检查为诊断和病情评价提供更多信息，实验室检查用于与其他疾病鉴别。

实验室检查 血常规、尿常规多正常，红细胞沉降率正常或

增快、C 反应蛋白正常或轻中度增多，类风湿因子、抗核抗体等一般阴性。软骨基质成分如软骨寡聚蛋白可增多。关节滑液呈轻度炎性改变。反映骨、软骨、滑膜代谢的一些指标（如反映软骨 II 型胶原合成代谢的 II 型胶原羧基末端肽）对于 OA 的早期诊断、治疗效果监测、发病机制的探究可提供有意义的信息，但个体间变化大，难以作为成熟标志物应用于临床。

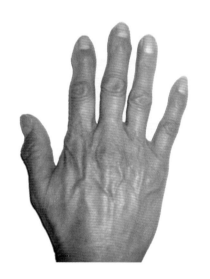

图 1 手赫伯登结节

影像学检查 ①X 线：表现有关节间隙狭窄、宽度不均，软骨下骨板粗糙、密度不均，增生、硬化，骨质象牙化，骨性关节面下囊肿，骨塌陷，关节面增大，骨赘形成，关节半脱位及关节游离体等（图2）。②CT：可检测到积液、半月板病变、韧带损伤、关节内游离体等。③磁共振成像：在骨质未出现病变之前，可显示关节软骨、韧带、半月板及关节腔积液等细微病变；能准确测量软骨厚度及体积；也能显示骨赘、骨囊肿、积液等；进展期骨性关节炎可见软骨下骨髓水肿；通过不断发展的各种磁共振技术甚至

可以获得关节软骨成分组成等信息，除了有益于 OA 的诊断和诊疗效果的监测，尚可进一步了解疾病的发生变化过程。④超声：有滑膜和软骨交界面模糊，软骨变薄、透明度消失，骨软骨交界面后方回声增高；骨质不规则和侵袭、骨赘形成、软骨下骨囊变、关节间隙窄、关节半脱位；滑膜增生、关节腔积液。⑤其他检查：尚有光学相干体层成像、放射性核素扫描、正电子发射计算机体层扫描等。

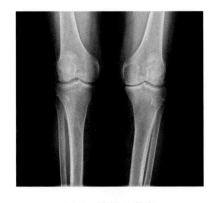

图 2　膝骨关节炎
注：关节面硬化、骨边缘骨质增生、髁间隆起增生变尖、关节间隙狭窄

诊断　中老年人出现典型关节痛、僵硬、活动度降低、肿大、摩擦音，且缺少系统症状应疑诊此病，诊断常用美国风湿病学会关于 OA 的分类标准，包括手 OA 分类标准（1990 年）、膝 OA 分类标准（1986 年）和髋 OA 分类标准（1991 年）。

手 OA 分类标准　①近 1 个月大多数时间有手关节痛、发酸、发僵。②10 个指定关节（双侧第二、三远端及近端指间关节、双第一腕掌关节）中，有硬性组织肥大的关节数≥2 个。③掌指关节肿胀数≤2 个。④远端指间关节骨性膨大数≥2 个。⑤10 个指

间关节中，畸形关节数≥1 个。满足①和②～⑤中任意 3 条或以上者可诊断手 OA。

膝 OA 分类标准　①近 1 个月大多数时间有膝痛且 X 线有骨赘形成。②有骨擦音。③晨僵时间＜30 分钟。④年龄＞50 岁。满足①和②～④中任意 1 条及以上者可诊断膝 OA。

髋 OA 分类标准　①近 1 个月大多数时间有髋痛。②红细胞沉降率＜20mm/h。③X 线示股骨或髋骨骨赘形成。④X 线示髋关节间隙狭窄。满足①和②～④中任意 2 条及以上者可诊断髋 OA。

鉴别诊断　OA 需与下列疾病鉴别。①类风湿关节炎：多表现为对称性多关节炎，小关节为主，掌指、腕和近端指间关节受累多见，晨僵多＞1 小时，可有皮下结节，类风湿因子、抗环瓜氨酸抗体、抗核周因子抗体、抗角蛋白抗体常阳性，X 线以关节侵袭破坏为主，磁共振成像可见骨侵袭、骨髓水肿及滑膜增厚。②强直性脊柱炎：好发于青年男性，常侵及骶髂关节和脊柱，表现为腰骶部疼痛、僵硬，活动后减轻，亦可有下肢不对称性大关节炎，可伴关节外表现，人类白细胞抗原-B27 常阳性，影像学示骶髂关节炎。③痛风性关节炎：以男性多见，为发作性关节红、肿、热、痛，常夜间发作，24 小时内达高峰，以下肢单关节或寡关节炎为主，常见于第 1 跖趾关节，具有自限性，血尿酸水平增高，关节液可见尿酸结晶，X 线可见骨穿凿样变。④感染性关节炎：多为单关节损害，受累关节红、肿、热、痛，常有关节积液，关节液白细胞总数显著升高，以中性粒细胞为主，关节液培养有病原体生长，可伴发热等全身症状。

治疗　旨在控制疼痛、阻止和延缓疾病进展、保护关节功能、改善生活质量。治疗原则是非药物与药物治疗相结合，必要时手术治疗，个体化治疗。

非药物治疗　对患者宣教，保持乐观情绪；减少不合理运动，避免不良姿势，调整劳动强度；控制体重。理疗（热敷、冷敷、电刺激疗法等）、针灸等有一定效果。运动疗法包括活动范围锻炼（保证在允许范围内最大幅度的锻炼）、拉伸锻炼、肌力锻炼、运动锻炼、有氧锻炼等。矫形支具（如楔形鞋垫、矫形腰带等）对负重关节有益。

药物治疗　主要分为控制症状的药物、改善结构或延缓骨关节炎病情的药物。可通过口服全身给药、关节腔注射和局部外用。

控制症状的药物可较快镇痛和改善症状。①对乙酰氨基酚：可用于炎症表现不明显的轻度疼痛者。②非甾体抗炎药：临床应用广泛，种类繁多，包括羧酸、苯丙酸、醋酸衍生物、烯醇酸、萘酮、环加氧酶-2 抑制剂等。传统非甾体抗炎药通过抑制环加氧酶-1 和环加氧酶-2 活性，减少前列腺素合成而发挥镇痛和抗炎作用，但是此类药物对肠道、肾脏有损害作用，还可引起心血管、肝脏、神经及心血管系统的不良反应，故用药应是最低有效剂量、短程用药、因人而异，且不同时使用两种同类药物。③阿片类镇痛药物：如曲马多、可待因等，适于中至重度疼痛及有对乙酰氨基酚、非甾体抗炎药禁忌或对以上药物无效者。阿片类镇痛药物与非甾体抗炎药联合应用效果更佳且可减少后者用量。缓慢加量可使此类药物副作用降到最低。④糖皮质激素：有强大的

抗炎作用，但不宜全身用药，其他治疗无效且关节炎症表现突出者可予关节腔内注射，但不宜反复使用。⑤关节腔内注射：透明质酸（玻璃酸）对轻至中度的膝OA有较好疗效，安全性高、耐受性好。⑥其他制剂：如辣椒碱乳剂、传统医学中的口服及外用制剂等。

其他可选用药物：①营养类制品：如氨基葡萄糖、硫酸软骨素等，动物实验中显示可延缓软骨降解等，但临床效果未得到公认。②双醋瑞因：可抑制OA软骨细胞白介素-1受体表达，抑制滑膜白介素-1β合成，抑制软骨降解、促进软骨合成并抑制滑膜炎症，有效改善症状且具后续效应，可延缓OA进展，具有结构调节作用。③多西环素：一种四环素类的衍生物，有胶原酶抑制活性，可抑制一氧化氮产生，保护软骨、延缓病情。④其他用于OA的药物：维生素C、维生素E、β-胡萝卜素、维生素D对此病有益。双膦酸盐抑制破骨细胞溶解矿物质，减少骨赘形成。羟基氯喹治疗侵袭性OA有一定效果。鳄梨大豆未皂化物可抑制白介素-1β及其对基质金属蛋白酶等的刺激作用，刺激胶原合成。

外科治疗 内科治疗无效并出现严重关节功能障碍者，可考虑外科治疗，主要有游离体摘除术、关节清理术、截骨术、关节融合术、关节成形术（人工关节置换术）等。

预后 差异较大，与受累部位和病变程度有关，部分病例导致畸形或活动障碍。预后不佳因素包括一般健康状态差、肌无力和肌萎缩、关节受累多、抑郁和其他精神负担。

（郑　毅）

jīngtǐxìng guānjiéyán
晶体性关节炎（crystal-induced arthritis）　一种或一种以上的晶体沉积于关节内或关节周围组织，导致局部炎性损伤为主要表现的一类异质性疾病。几乎所有的动物体内都正常存在着晶体和晶体类物质，大部分属于无机盐，特别是含钙盐的晶体。这些晶体是人体重要的生物学组成部分，其硬度及稳定性使它们特别适合参与形成骨骼。晶体既是组织构建必需，也有致病变作用。例如，单水尿酸钠（MSUM）、双水焦磷酸钙（CPPD）和碱性磷酸钙（BCP）是致病性的；草酸钙晶体、糖皮质激素晶体（外源性）可能致病；其他一些晶体如胆固醇晶体及脂质晶体、蛋白质晶体、晶体性异物、各种其他微粒物质，有可疑的致病作用。它们沉积于关节，可致晶体性关节炎，常见的有痛风、CPPD沉积病和BCP晶体沉积病，后二者也可统称为含钙晶体性关节病。其中，痛风具有代表性且患病率最高。

病因及发病机制　晶体的形成是指溶质从液相转化为固相的过程，溶质聚集成核，形成初始的小晶体；小晶体不断吸附、结合，生长为较大的晶体物质；晶体之间相互结合为晶体簇；由无定形的固态转化成有序排列的、稳定的晶体结构。晶体可存在于它最初形成的部位，也可以进入邻近组织，偶尔转移到远处组织，导致关节等组织病变，特别是引发急慢性炎症和机械性损伤。急性滑膜炎的发生是晶体脱落释入关节腔触发炎症的多个环节的连锁反应。慢性关节炎的发生是关节内晶体长期沉积可使滑膜炎症慢性化，导致症状复发或延续，并引起关节损伤和纤维化。除炎症损伤外，沉积于关节软骨基质的晶体可改变软骨的机械性质，将所受压力集中到软骨表面，加大软骨的磨损和纤维化。

临床特点　此类疾病有一些共同的临床特点。①除BCP相关的钙化性关节周围炎外，大多发生于中老年，与增龄有关，且具有不同程度的家族易感性。②它们均可无症状存在，也可表现为复发性自限性的急性滑膜炎、慢性关节炎、关节损伤及关节周围组织病变。③痛风的急性发作、CPPD相关的急性滑膜炎（即假性痛风）、BCP相关的急性钙化性关节周围炎，均可用秋水仙碱迅速缓解症状，但前者更具"戏剧性"效果。④含钙晶体可以与MSUM晶体共存于关节内，即所谓的"混合性晶体性关节病"，其临床表现与痛风类似，因此即使痛风的诊断已经确立，也应除外可能伴发的其他晶体性关节病。

不同晶体性关节病有不同特点。①痛风是全身性嘌呤代谢紊乱和（或）尿酸排泄减少，致使血尿酸浓度长期持续升高、MSUM结晶沉积所致，属于代谢性风湿病范畴，且与代谢综合征有关。焦磷酸钙沉积症虽然可能与机体代谢紊乱影响无机焦磷酸盐代谢有关，碱性磷酸钙晶体沉积病可继发于影响钙磷代谢的基础病，但二者与机体代谢的直接关系并不清楚。CPPD、BCP晶体在肌肉骨骼系统中的沉积主要与局部的代谢和病理变化有关，而不是相应溶质的全身性过度生成。②尽管CPPD、BCP晶体倾向于具有致病性，但与MSUM晶体作为痛风明确的致病因子相比，它们在关节及周围组织的出现是疾病发生的原因，还是病变的结果，尚未十分明确。③MSUM晶体可沉积于除神经系统外的所有组织器官，并可引起关节之外的肾脏病变等，而 CPPD、BCP 晶体仅在肌肉骨骼系统沉积并引发相应病变。④几种晶体沉积的特异性靶部位不同。MSUM 晶体优先沉积于外周关节，特别是四肢小关节（趾、踝、指、腕等处），而很少沉积在大关节及中轴关节。CPPD 和 BCP 晶体易于沉积在膝关节、肩关节、髋关节和椎体，而且 CPPD 晶体大部分局限于纤维软骨和透明软骨，较少出现在肌腱和关节囊。

骨关节炎（osteoarthritis，OA）患者的指间关节常为痛风发作和痛风石形成的部位，因此认为 MSUM 有在 OA 累及的关节中沉积的倾向。尽管痛风与 OA 可以伴发，但它们之间的相关性不强，更多学者认为二者是共存的两个独立疾病。其他含钙晶体性关节病与 OA 的相关性极为复杂，无论是 CPPD 晶体还是 BCP 晶体均已被证实可存在于 OA 患者的滑膜、软骨和滑液中，它们常与 OA 重叠发生，具有很强的相关性，但含钙晶体性关节病与 OA 之间的因果关系仍不明确。

痛风及 CPPD 沉积病很少伴发类风湿关节炎、系统性红斑狼疮，它们之间存在很强的负相关性。某些结缔组织病可伴 BCP 晶体沉积，尤其是系统性硬化症和皮肌炎。在系统性硬化症患者中，晶体沉积通常发生于皮下组织，如局限型系统性硬化症的亚型 CREST 综合征。但也有一些患者存在广泛的皮下钙化，而缺乏系统性硬化症的其他系统表现，称为钙化性皮炎。儿童皮肌炎可以出现大面积的片状筋膜钙化。

肾功能不全是促进 MSUN、CPPD、BCP、草酸钙等晶体沉积的继发原因之一。然而，终末期肾病的患者尽管都有严重的高尿酸血症，却很少发生急性痛风，即使发作也不典型。肾衰竭患者，特别是在进行透析治疗时，关节和关节周围组织常会出现 BCP 晶体沉积，而累及关节的草酸钙晶体沉积病仅见于严重的肾功能不全患者。

晶体的发现和鉴定 晶体性关节病特殊的致病因子（晶体）各异，每种相关疾病均有不同的临床表现，病种之间也可互相交叉重叠，明确发现晶体的存在和鉴定晶体的种类，对基础研究、临床诊断和鉴别诊断都至关重要，甚至被视为诊断的金标准。大部分晶体的鉴定都用补偿偏振光显微镜（compensated polarized light microscope，CPLM）对关节滑液进行分析，它可识别较大晶体的大小、形态和折光性，适用于对少量滑液进行分析，易于操作、价格低廉，对 MSUM、CPPD、胆固醇等较大晶体鉴定具有很高的准确性。BCP 晶体通常显示很弱（或无）的双折光，且体积过小，以致用 CPLM 不易发现。尽管钙试剂染料茜素红 S 在酸性环境中能使滑液中大部分碳酸盐聚合物染色，但这种方法对发现 BCP 的特异性和敏感性不高，因此对临床帮助不大。

对于大多数临床病例，用 CPLM 鉴定 MSUM 比较精确，鉴定 CPPD 的敏感性和特异性较差，但仍可作为常规方法。CPLM 鉴定技术同样适用于痛风石、滑膜、软骨等的检测。为了识别鉴定 BCP 等较小晶体，更敏感、更特异的技术已相继使用，包括 X 线衍射法、电子衍射技术、红外线光谱分析法、电子显微镜、激光显微镜、分子显微镜、元素质谱分析法。

（伍沪生）

yuánfāxìng tòngfēng

原发性痛风（primary gout） 嘌呤代谢紊乱和（或）尿酸排泄减少，使血尿酸升高，尿酸盐结晶沉积所致的急性特征性关节炎及慢性痛风石病变。此病也可发生肾脏损害，严重者可出现关节破坏和（或）肾功能不全等。高尿酸血症及痛风常伴发其他代谢综合征，如腹型肥胖、高三酰甘油血症、2 型糖尿病、高血压及心血管疾病。高尿酸血症及痛风是常见疾病，在中国前者患病率为 10% ～ 15%，后者为 0.5% ～ 2.0%，患病率趋于上升。95% 的痛风发生于男性，一般中年起病，患病率随年龄而增加，但有年轻化趋势；女性多数发生于绝经期后。

病因及发病机制 源于遗传因素和环境因素共同作用。尿酸是嘌呤代谢的终末产物。人体血尿酸正常水平的维持，取决于尿酸的外源性吸收、内源性生成与肠道细菌分解和肾脏排泄之间的动态平衡。高尿酸血症形成的原因是尿酸产生过多、肾脏排泄减少或两者兼有。痛风有家族性发病倾向，为遗传相关性疾病，其遗传方式多为常染色体显性遗传，但外显性不完全，可能由多基因调控。已确定两种先天性嘌呤代谢酶异常症为性连锁遗传，即次黄嘌呤鸟嘌呤磷酸核糖转移酶缺乏症及焦磷酸核糖合成酶过度活化症。

血尿酸持续高浓度或急剧波动时，过饱和的尿酸盐结晶析出或原已沉积在组织中的晶体脱落，进入关节腔或关节周围组织，引发急骤的炎症反应和慢性损伤。此外影响尿酸盐溶解度的因素，如局部低温和 pH 值降低等，也可促使尿酸盐析出。因此，血尿酸升高是痛风发生的最主要生化基础和最直接危险因素，但是仅约 10% 高尿酸血症患者罹患痛风，约 1/3 急性发作时血尿酸在正常范围，提示痛风不仅与高尿酸相关，其发病机制十分复杂，也说明高尿酸血症与痛风既密切相关又是两个不同的概念。

临床表现　血尿酸升高可无任何症状，称为无症状高尿酸血症。痛风的自然病程可分为急性发作期、间歇发作期、慢性痛风石病变期。

急性发作期　部分患者存在明显诱因，包括进食高嘌呤食物、酗酒、饥饿、疲劳、受寒、外伤、手术等。常于深夜突然发病，疼痛进行性加剧，约 12 小时达到高峰，难以忍受。受累关节红肿灼热、触痛明显、功能受限。急性发作为自限性，多于数天或 2 周内自行缓解，恢复正常。首次发作多侵犯单关节，50% 以上发生在第 1 跖趾关节，在以后的病程中，90% 患者累及该部。趾、跗、踝、膝等关节也可受累。部分患者可有发热等全身症状，可伴白细胞数增多、红细胞沉降率增快。

间歇发作期　多数患者在初次发作后 1~2 年内复发，随病情进展，发作次数逐渐增多，症状持续时间延长，无症状间歇期缩短，甚至症状不能完全缓解，且受累关节逐渐增多，也可累及关节周围滑囊、肌腱、腱鞘等部位，症状和体征渐趋不典型。

慢性痛风石病变期　皮下痛风石发生的典型部位是耳郭，也常见于反复发作的关节周围，以及鹰嘴、跟腱、髌骨滑囊等处。慢性痛风石性关节炎常与皮下痛风石并存，关节内大量沉积的尿酸盐晶体可造成关节骨质破坏、关节周围组织纤维化、继发退行性改变等。临床出现持续关节肿痛、压痛、畸形及功能障碍。慢性期症状相对缓和，但也可间有急性发作。

肾脏病变　见于 1/3 痛风患者。①慢性尿酸盐肾病：微小的尿酸盐晶体沉积于肾间质，特别是肾髓质部乳头处，导致慢性肾小管-间质性肾炎，严重者可引起肾小球缺血性硬化，晚期可致肾功能不全。②尿酸性尿路结石：尿中尿酸浓度增加呈过饱和状态，在泌尿系统沉积并形成结石，痛风患者的发生率为 20% 以上，且可能出现于痛风关节炎之前。③急性尿酸性肾病：血及尿中尿酸水平急骤升高，大量尿酸结晶可沉积于肾小管、集合管，造成尿路梗阻和急性肾损伤，但在原发性痛风中少见。

辅助检查　①血尿酸测定：流行病学研究显示成年男性血尿酸值为 208.2~416.5μmol/L，女性为 148.8~357.0μmol/L，绝经期后接近男性。血清中尿酸盐的最大饱和量约为 416.5μmol/L，因此不分性别、年龄，超过此值即为高尿酸血症。②尿尿酸测定：低嘌呤饮食 5 天后，尿尿酸排泄量 >600mg/d 为尿酸生成过多型；正常饮食情况下，尿尿酸排泄量以 800mg/d 进行区分。这项检查对有痛风家族史、年龄较轻、血尿酸水平明显升高、伴肾结石者更为必要。③尿酸盐检查：用偏振光显微镜在关节滑液或痛风石抽吸物中发现 2~20μm 强负性双折光的针状或杆状的尿酸盐晶体，是确诊痛风的金标准。④影像学检查：急性发作期仅见受累关节周围非对称性软组织肿胀，间歇发作期可出现一些不典型的放射

学改变，慢性痛风石病变期可见关节软骨下骨质破坏，出现偏心性圆形或卵圆形囊性变，甚至呈虫噬样、穿凿样缺损，边界较清，相邻的骨皮质可膨起或骨刺样翘起。重者可出现关节面破坏，造成关节半脱位或脱位，甚至病理性骨折，也可破坏软骨，出现关节间隙狭窄、继发退行性改变及局部骨质疏松等（图）。

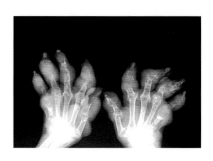

图　原发性痛风影像学改变

诊断与鉴别诊断　原发性痛风的诊断应排除肾脏疾病、血液系统疾病、肿瘤、某些药物等因素所致，还应包括病程分期、生化分型、是否并发肾脏病变、是否伴发其他相关疾病等。痛风各期的诊断常有赖于急性发作史，因此急性痛风性关节炎的诊断最为重要。

急性痛风性关节炎诊断多采用 1977 年美国风湿病学会的分类标准：关节液中有特异性尿酸盐结晶，或用化学方法或偏振光显微镜证实痛风石中含尿酸盐结晶，或具备以下 12 项中 6 项。①急性关节炎发作 >1 次。②炎症反应在 1 天内达高峰。③单关节炎发作。④可见关节发红。⑤第 1 跖趾关节痛或肿胀。⑥单侧第 1 跖趾关节受累。⑦单侧跗骨关节受累。⑧可疑痛风石。⑨高尿酸血症。⑩不对称关节内肿胀（X 线证实）。⑪无骨侵袭的骨皮质下囊肿

（X线证实）。⑫关节炎发作时关节液微生物培养阴性。

急性痛风性关节炎应与蜂窝织炎、丹毒、感染化脓性关节炎、创伤性关节炎、反应性关节炎、假性痛风等鉴别。慢性痛风石性关节炎应与类风湿关节炎、强直性脊柱炎、银屑病关节炎、骨关节炎、骨肿瘤等鉴别。

治疗　目的是：①迅速有效地缓解和消除急性发作症状。②预防急性关节炎复发。③纠正高尿酸血症，促使组织中沉积的尿酸盐晶体溶解，并防止新的晶体形成，从而逆转和治愈痛风。④治疗其他伴发的相关疾病。痛风最佳治疗方案应包括非药物治疗和药物治疗两大方面，前者是痛风长期治疗的基础。必要时可选择剔除痛风石、对残毁关节进行矫形等手术治疗，以提高生活质量。无症状高尿酸血症应以非药物治疗为主，一般不推荐使用降尿酸药物。但对经过饮食控制后血尿酸仍高于 535.3μmol/L；有家族史，或伴相关疾病的血尿酸高于 476μmol/L 者，可进行降尿酸治疗。

非药物治疗　①避免高嘌呤饮食，动物内脏（尤其是脑、肝、肾），海产品（尤其是海鱼、贝壳等软体动物）和浓肉汤含嘌呤较高；鱼虾、肉类、豆类也含有一定量的嘌呤；各种谷类、蔬菜、水果、牛奶、鸡蛋等含嘌呤最少，且蔬菜、水果等属于碱性食物，应多进食。②对于肥胖者，建议用低热量、平衡膳食，增加运动量，以保持理想体重。③避免酗酒，尤其是啤酒。④每日饮水应在 2000ml 以上，以保持尿量。

药物治疗　根据临床分期进行，并遵循个体化原则。

急性发作期的治疗　解热镇痛抗炎药、秋水仙碱、糖皮质激素等 3 类药物均可选择，应及早、足量使用，见效后逐渐减停。急性发作期不进行降尿酸治疗，发作前已服用降尿酸药物者，发作时不需停用。

间歇期和慢性期的治疗　旨在长期有效地控制血尿酸水平。适应证：急性痛风复发、多关节受累、痛风石出现、慢性痛风石性关节炎或受累关节出现影像学改变、并发尿酸性肾石病等。治疗目标是血尿酸水平＜357μmol/L。别嘌醇、非布索坦为抑制尿酸生成药；苯溴马隆为促进尿酸排泄药，二者均应在急性发作至少 2 周后从小剂量开始，逐渐加量，根据降尿酸的目标水平在数月内调整至最小有效剂量并长期甚至终身维持。单一药物疗效不好、血尿酸明显升高、痛风石大量形成者可合用两类降尿酸药。必要时可使用促进尿酸分解药，如尿酸氧化酶。

开始使用降尿酸药物的同时服用低剂量秋水仙碱或非甾体抗炎药至少 1 个月，以预防急性关节炎复发。降尿酸治疗的同时服用碳酸氢钠等药物碱化尿液，特别是在开始服用促进尿酸排泄药期间，使尿 pH 值保持在 6.5 左右，以利于尿酸溶解排泄。避免使用噻嗪类利尿药、呋塞米等影响尿酸排泄的药物。

肾脏病变的治疗　与肾内科及泌尿外科的处理原则相同。关键是预防肾损害的发生。

预后　相对良好。及早诊断并规范治疗，多数痛风患者可正常工作生活。慢性期病变经过治疗有一定的可逆性，皮下痛风石可缩小或消失，关节症状和功能可改善，相关的肾脏病变也可减轻。起病年龄小、有阳性家族史、血尿酸显著升高、痛风频发，提示预后较差。伴高血压、糖尿病或其他肾病者，肾功能不全的风险增加，甚至可危及生命。

（伍沪生）

jiāolínsuāngài chénjībìng
焦磷酸钙沉积病（calcium pyrophosphate deposition disease）双水焦磷酸盐结晶沉积于关节及周围组织所致肌肉骨骼系统疾病。在晶体性关节炎中，其患病率仅次于痛风。多累及老年人，急性型多见于男性，慢性型多见于女性。以侵犯全身大中关节为主，可发生急性滑膜炎及表现多样的慢性关节炎，常与骨关节炎相关或并存。

病因及发病机制　双水焦磷酸钙（CPPD）沉积病与高龄、遗传因素、某些内分泌代谢性疾病、骨关节炎和创伤存在一定的相关性，但确切病因尚不明确。焦磷酸是人体多种细胞代谢的中间产物，有多种生理功能，包括对骨质矿化的调节作用。若焦磷酸代谢紊乱，细胞外 CPPD 则以单斜晶体和三斜晶体形式沉积于关节的纤维软骨和透明软骨，一旦脱落进入滑液，便可触发急性滑膜炎和慢性组织损伤。

临床表现　呈多样化，与其他多种关节病相似，根据临床特点分为 A、B、C、D、E、F 六种亚型，在命名前冠以"假性"。

急性滑膜炎型　即 A 型（假性痛风型），约占 CPPD 沉积病的 25%。大部分患者有放射学证据。最常累及膝关节，其次为腕、肩、踝、肘等关节。多为单关节发作，多关节同时发作不足 10%。少数患者存在一些诱因，如创伤和手术，大多为自行发作。起病急骤，受累关节有剧烈疼痛、肿胀和僵直感。体检发现关节红肿、局部温度升高、压痛明显、关节积液、活动受限，常伴发热。急性发作通常为自限性。可在 1~4 周内缓解，但有复发倾向。发作间期可无任何症状。

慢性关节炎型 包括 B~F 亚型。B 型（假性类风湿关节炎型）：约占 CPPD 沉积病的 5%。一般亚急性起病，累及多关节，病变呈进行性、对称性发展，伴晨僵和乏力。体检可见关节肿胀、局部可见凹陷性水肿、关节活动受限、屈曲性挛缩，红细胞沉降率也可增快。C 型和 D 型（假性骨关节炎型）：约占 CPPD 沉积病的 50%，常伴多关节进行性退化、骨关节炎典型的赫伯登结节（Heberden node）和布夏尔结节（Bouchard node）。膝关节最常受累，严重者出现屈曲固定、膝内翻或外翻畸形。其次为桡腕、盂肱、掌指、髋、脊柱、肘、踝等关节，也可发生关节变形、屈曲萎缩。在假性骨关节炎型中伴间歇性、反复性滑膜炎发作者称为 C 型，无明显发作者称为 D 型。E 型（无症状型）：常见于高龄老人，平时可无任何症状，通常在体检或因外伤行放射学检查时偶然发现软骨钙化。轻微的腕关节不适和膝内翻畸形比同龄对照组多见。F 型（假性神经病性关节炎型）：几乎仅限于老年女性，出现快速进展的关节病变，尤其是膝、肩、髋关节，表现为严重的夜间痛和静息痛，部分患者伴反复的关节积血、积液，引起广泛的周围组织青紫、肿胀，预后较差。X 线检查可发现严重的关节破坏，类似于神经病性关节炎。

特殊类型 CPPD 沉积病还可出现脊柱病变、肌腱炎、腱鞘炎、滑膜炎和结节性 CPPD 沉积病。

辅助检查 可进行如下检查。

关节滑液检查 假性痛风患者的受累关节穿刺抽吸液通常呈浑浊血性，黏度降低，白细胞计数明显升高，80% 以上为中性粒细胞。应同时进行常规涂片革兰染色和细菌培养，以除外感染性关节炎或假性痛风合并感染。慢性关节炎滑液变化较大，可以是"炎性"也可以是"非炎性"。

CPPD 晶体鉴定 用补偿偏振光显微镜可发现细胞内外 CPPD 晶体，有一定特异性，通常为杆状、菱形或针状，长 2~20μm，呈弱正性双折光。

X 线检查 可发现如下改变。①钙化：关节软骨钙化最常见于纤维软骨，如半月板、腕三角软骨、耻骨联合，也可见于透明软骨，如膝、盂肱、髋关节。X 线表现为与软骨下骨相平行、彼此分离、粗线样高密度影，可累及一个或多个关节。软组织钙化可发生于关节囊、滑膜、肌腱附着点、滑囊等处。滑膜钙化有时可发生于骨软骨瘤。②关节病变：基本改变与骨关节炎相似，如软骨丢失形成的关节间隙狭窄，软骨下骨硬化、囊性变和骨赘形成，但结构改变比骨关节炎更为明显，少数患者可出现严重的关节软骨和骨质破坏、骨碎裂和大量游离体。

病理检查 CPPD 晶体首先沉积在关节软骨原位，而后出现在关节囊、滑膜、肌腱、滑囊等处。显微镜下在软骨中带的基质内通常可见圆形、分界清楚的点状结晶沉积；广泛软骨钙化者在软骨浅表处也可出现。软骨变化严重者软骨下骨可出现骨小梁增粗、多发囊肿、微小骨折等。在滑膜中 CPPD 晶体通常出现在滑膜间质和滑膜细胞陷窝表面，晚期滑膜绒毛被 CPPD 晶体取代。关节囊、滑囊、腱鞘等处的改变与滑膜相似。

诊断与鉴别诊断 确诊、拟诊或可能性主要依赖于：①在关节滑液或关节软骨、滑膜、肌腱、滑囊等组织中发现 CPPD 晶体存在的直接证据。②放射学的软骨钙化症表现。③临床上常发生于大、中关节的较特异的急、慢性关节炎。诊断标准见表（表）。一旦诊断，应进一步明确其病因，特别应追查是否继发于家族遗传性、内分泌代谢性疾病的可能性。CPPD 沉积病应与痛风、类风湿关节炎、骨关节炎、神经病性关节炎等鉴别。

治疗 缺乏特异性治疗，主要是对症处理及支持治疗。对大

表 焦磷酸钙沉积病的诊断标准

标准	表现
I	通过 X 线衍射法、红外线光谱或化学分析，在关节滑液或活检组织中明确鉴定出焦磷酸盐晶体
II（a）	在偏振光显微镜下发现标本中弱正性双折光或无折光的单斜晶体或三斜晶体
II（b）	X 线发现典型的纤维软骨或透明软骨钙化
III（a）	急性关节炎发作，尤其是膝关节或其他大关节受累
III（b）	慢性关节炎，可有或无急性发作，尤其是膝、髋、腕、肘、肩或掌指关节受累

注：明确诊断：符合标准 I 或 II（a）+ II（b）；可能诊断：符合标准 II（a）或 II（b）；可能存在：符合标准 III（a）或 III（b）

关节出现进行性或破坏性关节病变可进行手术治疗。

急性滑膜炎型治疗　旨在迅速缓解急性期症状。可采用关节穿刺抽吸减压，关节腔内注射糖皮质激素。口服药物包括解热镇痛抗炎药、秋水仙碱；病情严重不缓解时可考虑口服糖皮质激素。急性炎症控制后尽快恢复活动。

慢性关节炎型治疗　目的与骨关节炎相同，缓解和控制症状，保持或改善关节功能。给予患者教育和建议。对症用药包括口服对乙酰氨基酚；局部使用解热镇痛抗炎药外用剂或辣椒碱软膏；必要时可采用关节腔内注射糖皮质激素。

（伍沪生）

jiǎnxìng línsuāngài jīngtǐ chénjībìng

碱性磷酸钙晶体沉积病（basic calcium phosphate crystal deposition disease）

碱性磷酸钙晶体沉积关节及关节周围，常并发骨关节炎和破坏性关节病变的一组疾病。依据沉积部位不同，可分为钙化性关节周围炎和关节内碱性磷酸钙（BCP）晶体沉积病，前者主要累及肩部，中年女性多见，后者通常发生于骨关节炎（osteoarthritis，OA）患者，可引起急性滑膜炎、慢性关节炎，以及大关节的破坏性关节炎，如主要见于老年女性的密尔沃基肩膝综合征（Milwaukee knee and shoulder syndrome）。

病因及发病机制　病因未明，可能与受累部位的机械性损伤、全身钙磷代谢紊乱有关，是否存在遗传因素尚无定论。BCP 晶体实为一大类不同的含钙晶体的混合物，其主要成分为羟基磷灰石，尚有磷酸八钙、磷酸三钙、双水磷酸二钙和颗粒性胶原等，然而此病病灶中的羟基磷灰石与正常骨组织中矿物质明显不同。它们沉积于关节内、关节周围、肌腱、滑囊、皮下组织，被炎症细胞吞噬，释放炎症介质，引发急性或慢性炎症，出现相关部位的症状和体征。关节内 BCP 晶体沉积病常与 OA 伴发，一般认为晶体可引起软骨破坏，关节损伤又可导致骨、软骨、滑膜所沉积的晶体释放，进一步加重关节破坏。

临床表现　主要是关节及关节周围炎症所致症状。

钙化性关节周围炎　BCP 晶体沉积在关节周围组织，通常无临床表现，但也可出现一些症状。虽可伴慢性疼痛，但最突出的是急性钙化性关节周围炎。约 70% 发生在肩关节部位，髋、膝、肘、腕、踝关节周围也可受累，但指（趾）等小关节很少发生。典型发作之前，可有轻微创伤或关节过度使用等诱因，但多数患者是突发重度疼痛、局部肿胀、皮温升高、明显压痛、功能受限，一般持续数天后逐渐缓解，数周后症状消失。大部分急性钙化性关节周围炎在某一部位仅发作一次，也有少数为慢性疼痛，甚至引起肩袖组织损伤。

关节内 BCP 晶体沉积病　可出现急性滑膜炎、慢性关节炎、密尔沃基肩膝综合征。①急性滑膜炎：一般出现在相对年轻的患者，在膝关节、肩关节或其他关节突发一过性明显疼痛、红肿，与痛风相似。关节滑液中的白细胞计数明显升高，可发现 BCP 晶体，但影像学检查除软组织肿胀外无明显异常。②慢性关节炎：BCP 晶体沉积病常与 OA 并存，30%~60% 的膝 OA 患者的滑液内存在 BCP 晶体，在少数侵袭性 OA 患者的近侧指间关节、掌指关节、腕关节滑液中也可发现 BCP 晶体。这些患者可表现为受累关节的反复疼痛、肿胀等 OA 样表现。③密尔沃基肩膝综合征：主要表现为老年女性肩、膝等大关节的破坏性关节炎。诱发因素有外伤、特殊职业、反复性关节脱位、过度使用等，但约 1/3 患者无明显诱因。大多数患者起病隐袭，症状逐渐加重，表现为患处轻到中度疼痛，夜间或运动加重，伴肿胀、僵硬感和功能受限。最常见于肩关节，可单侧或双侧受累。检查可见受累关节周围软组织、关节软骨和软骨下骨损伤的表现，如触痛、骨擦感、关节活动范围降低、关节不稳定。典型患者出现大量关节血性积液，也可大量外渗到周围组织及皮下。许多患者在 1~2 年后病情趋于稳定，症状减轻，关节积液减少，放射学检查病变不再进展。

继发性 BCP 晶体沉积病　可继发于一些影响机体钙磷代谢的基础疾病，如慢性肾功能不全（尤其在长期进行血液透析治疗时）、糖尿病、甲状腺功能亢进症、甲状旁腺疾病、某些肿瘤、风湿病（如系统性硬化症、CREST 综合征、多发性肌炎、皮肌炎、结节病等）。此外，也有家族性钙化性关节炎和关节周围炎的报道。

辅助检查　各项检查用于综合分析。

BCP 晶体的发现和鉴定　缺乏简单可靠的手段。普通光学显微镜无法分辨针状、<0.1μm 的单个 BCP 晶体。BCP 晶体无双折光性，不能用偏振光显微镜鉴定。使用钙染色剂如茜素红 S 染色，成簇的晶体会出现"晕圈"样表现，但缺乏特异性。更敏感更特异的技术包括电子显微镜技术、元素质谱分析法、电子衍射法、X线衍射法、红外线光谱分析法等。

影像学检查 ①钙化性关节周围炎：X线片通常在肩袖部发现钙质沉积，尤其在岗上肌肌腱附着点附近，也可见于肩峰下滑囊。大小从数毫米到数厘米不等，双侧钙化较常见。其他关节部位也可发现钙质沉积。值得注意的是，在关节周围炎急性发作期，沉积物影可缩小甚至消失，但在急性发作后再现。CT或磁共振成像有助于证实小的钙质沉积或损伤部位的其他改变。②关节内BCP晶体沉积病：任何影像学技术都难于发现关节内BCP沉积，有时仅偶然看到类圆形的关节内钙化。密尔沃基肩膝综合征的影像学改变明显，主要表现为肱骨头半脱位、假关节形成，关节造影可发现肩袖功能障碍的证据。其他表现为肩关节退行性改变、肱骨粗隆囊性变、肩袖附着部的骨皮质侵蚀和肩袖韧带钙化。磁共振成像可进一步确定密尔沃基肩综合征的解剖学改变，包括软骨消失、骨髓水肿、滑膜增厚、关节积液和肩袖撕裂。

钙磷代谢 发现多发性、大面积或少见部位的钙质沉积，常提示患者可能伴有钙磷代谢异常的全身性疾病，应及时进行血钙和血磷水平、肾功能及相关的生化检查。血磷水平升高比血钙升高更易发生BCP晶体沉积。

滑囊或关节滑液 钙化性关节周围炎急性发作时，可从滑囊或关节周围组织抽出钙质沉积和炎性物质的混合物，外观为"牙膏样"或"奶油状"液体，有时甚至会抽出灰白色沙砾状颗粒。

关节内BCP沉积病的关节滑液外观并无特殊，滑液黏稠，白细胞计数不高，类似于OA患者的滑液，但急性发作时白细胞计数明显升高。老年性破坏性关节炎的滑液常为血性，可有软骨等组织碎片，但白细胞计数不高。

诊断与鉴别诊断 尚无明确的BCP晶体沉积病诊断标准。诊断主要基于较为特异的发病史和临床表现、影像学检查、滑液及组织中BCP晶体的鉴定。

BCP晶体沉积病不同种类，需鉴别的疾病不同。①钙化性关节周围炎急性发作者，需与痛风鉴别，慢性疼痛时应与其他原因所致的肌腱炎及关节周围组织损伤进行鉴别。②关节内BCP晶体沉积病急性滑膜炎发作时，同样应与痛风急性发作鉴别。出现慢性关节炎表现时，应与OA进行鉴别，但较为困难，且二者可合并发生。③密尔沃基肩膝综合征应与神经病性关节炎、类风湿关节炎、感染化脓性关节炎、其他晶体相关性关节病、骨坏死等鉴别。

治疗 缓解症状，改善病情。

钙化性关节周围炎治疗 急性发作治疗采取对症治疗，尽快缓解症状。受累部位应制动，辅以冷敷，尽早使用解热镇痛抗炎药或秋水仙碱。大多数患者症状可在短期内改善消失。局部注射糖皮质激素虽然有助于缓解急性期症状，但可能引起更多的钙化且易促成复发，应慎用。对于慢性疼痛可对症处理及物理治疗。尚无缓解沉积物形成的有效手段。难治性患者可应用关节镜或手术去除钙质沉积物。

关节内BCP晶体沉积病治疗 急性滑膜炎期可参照痛风急性发作的处理，但慎用关节腔内注射糖皮质激素的方法。慢性关节炎表现的治疗与单纯OA基本相同。密尔沃基肩膝综合征在诊断时通常已到后期，有些患者甚至无任何症状。对于有症状的患者

的治疗措施包括减少关节使用，服用解热镇痛抗炎药，抽吸关节积液以缓解和控制症状。其他减轻疼痛的方法如神经阻滞、经皮刺激神经等。大多数患者的症状随时间推移逐渐减轻、消失。外科治疗可减轻疼痛，重建关节功能，手术方式包括关节镜下关节冲洗、关节成形术等。

继发性BCP晶体沉积病治疗 除上述治疗方法外应同时治疗基础疾病。

(伍沪生)

zhīduān féidàzhèng xiāngguān guānjiébìng

肢端肥大症相关关节病（arthropathy in acromegaly） 肢端肥大症所致骨关节退行性疾病。肢端肥大症是一种起病隐匿、源于生长激素分泌过多造成的慢性进展性内分泌疾病（发生于青春期后骨骺已经闭合者称肢端肥大症）。中国患病率为（6~18）/百万。

病因及发病机制 肢端肥大症多源于脑垂体生长激素性腺瘤或生长激素细胞增生而分泌过多的生长激素。生长激素通过胰岛素样生长因子-1或生长介素发挥其活性。胰岛素样生长因子-1和生长激素本身促进软组织和骨的生长，滑膜、软骨、黏液囊、肌肉均可受累，生长介素可刺激硫酸软骨素，促使关节软骨细胞活性增强，引起胶原合成增加。疾病早期，关节软骨和周围韧带的生长导致软骨层增厚、关节活动受限，此时病变尚为可逆。随着病变进展，异常的关节形状导致反复的关节内损伤，过度的修复反应导致结痂、囊变和骨赘形成，进一步加重关节畸形，创伤、修复生长、再创伤循环进行，使之表现为退行性关节病的特点。晚期软骨消失，关节腔变窄。软组

织改变除引起指（趾）增粗和增厚外，还可见非炎性纤维增生引起的黏液囊增厚，鹰嘴及肩峰下囊肥大及松弛，滑膜增厚，脂肪和纤维组织增多。韧带松弛导致关节不稳。

临床表现 肢端肥大症关节病变可有关节痛、软骨肥厚和降解、骨关节炎、假性痛风、关节松弛、黏液囊增大、肌腱钙化等。约 2/3 患者有外周关节受累，膝关节最常见，其他包括髋、肩、颞下颌、手和足的小关节等。关节病可作为肢端肥大症的早期症状，其发生率及严重性与肢端肥大症得到控制前的病程有关。早期表现为疼痛、发僵和肿胀、活动过度，病变以软骨肥厚为著，X 线表现为关节间隙增宽，有时合并因软组织和滑膜肥大造成的软组织增厚。晚期则呈退行性关节病的特点，表现为骨肥大、运动丧失和畸形，X 线表现为关节间隙变窄、囊肿形成、硬化和进行性骨赘。其病变与退行性关节病相似，但更显著。从某个角度上看，关节病是肢端肥大症的一个适应性改变的结果。除软骨肥大、骨与软骨退行性病变外，关节囊组织中成纤维细胞增生常引起韧带松弛，可见于单一或多关节，膝、髋、肩或手关节多见，可致严重残疾。

肢端肥大症患者关节间隙周围或关节间隙内可有小的钙化或骨化灶，偶可见双水焦磷酸钙晶体沉着引起的软骨钙质沉着病，膝关节为多。由于晶体脱落，可出现假性痛风表现。

腕管综合征在肢端肥大症患者不少见，可出现在疾病早期，是神经纤维增生、腕部横向韧带肥厚及其他软组织增生所致。X线检查可发现腕骨增大。其他表现还包括末端指（趾）甲床增宽、指骨增大、足跟垫增厚等。手指增粗是关节处软骨增厚和软组织增生所致。X 线检查表现为手指软组织增厚、指骨干管状化或过度缩窄、关节间隙增宽、附着点骨赘形成、甲端突出。

肢端肥大症患者的骨骺改变可造成背部疼痛、骨质疏松等。约半数肢端肥大症患者有背部疼痛，静息和活动时均存在，多呈非放射性弥漫性疼痛。椎体可有触痛，脊柱活动度通常增大，这源于椎体和椎间盘增厚、骨赘形成及韧带钙化等多因素。影像学检查椎体可变长、变宽，其中以胸椎和腰椎表现突出，椎体前侧和外侧骨赘较明显，椎体后缘凹面增大，椎间盘增宽。骨质疏松可能与肢端肥大症患者中经常发生的性腺功能不全有关，腰椎部位略多，但其他部位骨密度可正常。肢端肥大症患者的骨吸收和骨形成同时存在，骨厚度可能增加，因此骨密度的测量结果有时很难解释。

诊断与鉴别诊断 根据患者的临床表现、实验室及影像学检查，可作出肢端肥大症诊断。诊断肢端肥大症后应确定病变部位，全面评估垂体功能及并发症。若肢端肥大症患者有前述骨关节病变，且除外其他造成该病变的原因，可考虑为肢端肥大症关节病。

依据累及部位及表现不同与相应疾病鉴别。椎体受累需与椎间盘突出、脊柱关节病鉴别；外周关节退行性病变与骨关节炎鉴别，此病所造成的外周关节病变可累及某些非负重关节如盂肱关节、肘关节等，骨关节炎则多分布在负重关节。一般而言，肢端肥大症患者血常规、红细胞沉降率等正常，自身抗体检测为阴性。

治疗 肢端肥大症引起的骨关节病变严重时通常为不可逆，垂体瘤切除或放疗对脊柱和外周关节病变的改善似无根本益处。生长激素抑制剂如奥曲肽、兰乐肽等可减轻关节症状及软骨厚度，改善功能，且与血浆胰岛素样生长因子-1 水平的正常化平行。治疗时机非常重要，在疾病早期病变尚可逆，为避免患者遭受关节病变之苦，及时给予多种方法联合治疗（包括手术、药物、垂体照射等），使胰岛素样生长因子-1 降至正常水平是成功控制关节病变的基础。若病变进展为不可逆，即使肢端肥大症生化指标得到控制，也很难改善患者骨关节病变，因此所有治疗骨关节炎的传统方法均可用于肢端肥大症关节病的治疗，如解热镇痛类抗炎药等，长期不缓解的大关节腔积液可关节腔内注射糖皮质激素，影响关节功能的骨赘可采用经关节镜的手术治疗。

（郑　毅）

jiǎzhuàngxiàn gōngnéng kàngjìnzhèng xiāngguān gǔguānjiébìng

甲状腺功能亢进症相关骨关节病（arthropathy in hyperthyroidism）

与甲状腺功能亢进症相关的骨关节病变。甲状腺功能亢进症可由格雷夫斯病（Graves disease）伴甲状腺功能亢进或不适当的甲状腺激素替代治疗等多种原因引起。甲状腺功能亢进症可通过多种途径影响骨骼系统，由于过多的钙转化和负钙平衡，骨量减少和骨质疏松症是其最常见的并发症，甲状腺功能亢进症纠正后，骨密度增加，但通常难以达到正常水平。

甲状腺功能亢进症患者可有骨痛，可发生骨折和畸形。骨痛以背部和腰部多见，可见椎体骨质疏松、椎体压缩、脊柱后突等。除脊柱外，其他如骨盆、颅骨、手足等部位也可受累。甲状腺性肢端病是甲状腺功能亢进症的一个较少见的并发症，男女均可发病，表现为手部软组织肿胀，指（趾）端肥大呈杵状，常伴突眼和胫前黏液性水肿。掌、跖骨及近节和中节指（趾）骨呈骨膜下骨增生，骨膜炎呈非对称性，多见于指骨横侧面，亦可累及四肢长骨远端。此病常在甲状腺功能亢进症发生数年后出现，患者通常已接受治疗且甲状腺功能正常甚至减低，故其发病与甲状腺激素水平相关性不确切。甲状腺功能亢进症肢端病的发生可能与血管的改变、脑垂体功能障碍、长效甲状腺刺激物等因素有关。胫前黏液性水肿是发生在胫前区域无痛性结节综合征，通常伴格雷夫斯病眼病。其结节大小不等，颜色从粉红到浅紫色不一，与结节红斑相似，但为无痛性，通常因透明质酸在皮肤沉积所导致。甲状腺功能亢进症患者的肩部粘连性关节囊炎发生率增加，起病多隐匿，最初多表现为冰冻肩综合征，治疗困难。

（郑 毅）

jiǎzhuàngxiàn gōngnéng jiǎntuìzhèng xiāngguān gǔguānjiébìng

甲状腺功能减退症相关骨关节病（arthropathy in hypothyroidism）

与甲状腺功能减退症相关的骨关节病变。甲状腺功能减退症患者约1/3出现关节痛，常呈现对称性，膝关节多见，踝、手和足等也可受累，关节痛程度不重，可有晨僵，触诊有胶着感但压痛不显著。病变关节滑膜增厚，但其滑膜增厚并非滑膜炎症引起。关节液呈非炎性、黏稠，蛋白含量正常、透明质酸含量高。

透明质酸在结缔组织、韧带、其他关节结构中沉积造成韧带松弛、关节不稳、继发滑膜渗出。关节周围可有骨质疏松的表现。部分中老年女性甲状腺功能减退症患者出现手或足部的破坏性关节病，双手近端指间关节多见。关节滑液呈纤维蛋白性，可见成纤维细胞性血管翳，滑膜内可出现软骨碎片，X线检查表现类似于侵袭性骨关节炎。甲状腺功能减退症患者可出现滑液囊囊肿和双水焦磷酸钙晶体沉积，可有关节间隙变窄、关节内游离体、韧带松弛等，关节液仅有轻微的炎性浸润，虽然其与甲状腺功能减退症的相关性并不确切，但经甲状腺素治疗后有些患者症状可减轻。少数人血尿酸水平升高，不除外部分关节症状源于继发性痛风。腕管综合征在甲状腺功能减退症患者中发生率增加，约占7%，若发生在足部，胫神经及其分支受压可出现踝管综合征，但较少见，源于神经受到黏液性水肿组织和受累的腱鞘炎组织压迫，故对局部糖皮质激素治疗效果不理想，而对甲状腺素替代治疗反应较佳。甲状腺功能减退症患者存在钙代谢和排泄异常，可出现异位钙化。

（郑 毅）

zìshēn miǎnyìxìng jiǎzhuàngxiàn jíbìng xiāngguān gǔguānjiébìng

自身免疫性甲状腺疾病相关骨关节病（arthropathy in autoimmune thyroid disease）

与格雷夫斯病（Graves disease）和慢性淋巴细胞性甲状腺炎相关的骨关节病。二者与其他风湿病明显相关，如类风湿关节炎、干燥综合征、系统性红斑狼疮、系统性硬化症等。格雷夫斯病是甲状腺功能亢进症的常见原因，故也有称其肢端病为格雷夫斯肢端病。

慢性淋巴细胞性甲状腺炎通常伴甲状腺功能减退症，在疾病初期可有甲状腺功能亢进症的表现。自身免疫性甲状腺炎可出现关节炎和关节痛。关节炎可有多关节炎或寡关节炎，其特点是程度轻、非侵袭性、滑液的白介素-1β水平低、人类白细胞抗原-DR3出现频率增高，有别于类风湿关节炎。临床表现有时类似于结缔组织疾病的关节炎，用非甾体抗炎药治疗即可。关节局部浸润的淋巴细胞过多分泌抗甲状腺抗体可能参与关节的炎症；另外人类白细胞抗原可能通过细胞因子等途径影响自身免疫性甲状腺炎关节炎的类型和发展。关节痛尤其是多关节痛在自身免疫性甲状腺炎中常见，可为急性、慢性或发作性，可累及寡或多关节，可单独或与肌痛伴发。对伴有甲状腺功能减退症的自身免疫性甲状腺炎患者，甲状腺素替代治疗可减轻关节痛程度。

（郑 毅）

jiǎzhuàngpángxiàn gōngnéng kàngjìnzhèng xiāngguān guānjiébìng

甲状旁腺功能亢进症相关关节病（arthropathy in hyperparathyroidism）

与甲状旁腺功能亢进症相关的骨关节病变。甲状旁腺功能亢进症可以有原发性、继发性、三发性、异位性或多发性内分泌肿瘤伴发。

发病机制 甲状旁腺的作用是维持血钙的正常水平，甲状旁腺素可刺激破骨细胞增加骨吸收、抑制肾小管重吸收磷、增加肠道对钙的吸收。甲状旁腺素分泌过多，骨吸收加速和钙磷大量丢失，造成全身骨组织明显骨吸收，皮质骨的骨吸收甚于松质骨。明显的骨膜下骨吸收对于此病有一定诊断意义。局部纤维组织增多及多核巨细胞增生替代骨组织，局部膨胀，而后坏死液化形成囊肿，因其组织中的多核巨细胞胞质含有红细胞、含铁血黄素而呈棕褐色或棕色，故称"棕色瘤"。

临床表现 广泛的骨矿物质吸收造成普遍的骨质疏松，可表现为弥漫性骨痛。

早期无症状者只在双能 X 线检查时表现为骨密度下降。依病程和病变程度不同，X 线检查可见骨的轻度脱钙、骨小梁稀疏、皮质变薄、髓腔扩大，甚至骨质完全消失，骨吸收部位常位于骨膜下、骨皮质、内骨膜、软骨下、骨小梁、韧带下、肌腱下等处，骨纤维组织增加。

晚期常见纤维囊性骨炎，它是一种多骨异常综合征，在承受压力大的下肢、腰椎、足底等处常见。长骨骨膜下吸收为较具特征性的 X 线表现，骨皮质外缘密度减低或呈溶冰状缺损，边缘模糊，有的如花边状。肋骨骨皮质吸收可使肋骨变得纤细；下颌骨受累导致齿槽骨骨质疏松，若伴疼痛则易被认为是牙病所致，X 线检查表现为牙槽骨密度减低或消失，甚至出现"见牙不见骨"的影像特点。颅骨改变较特殊，颅骨内外板及板障层、血管沟模糊不清，可见颗粒状或囊状密度减低，有时可见局部骨质硬化，X 线检查表现为"椒盐征"。脊柱椎体压缩变扁，呈双凹变形或鱼骨状，椎间隙增宽，脊柱后突畸形或侧弯畸形，躯干缩短；骨盆变形，髋臼内陷，盆腔口径变窄，耻骨联合增宽，闭孔变形，股骨颈干角变小形成髋内翻畸形。

纤维囊性骨炎在骨质疏松的基础上，常可形成大小不一的囊状透亮区；在长骨、肋骨、骨盆及颌骨等处可形成"棕色瘤"，是一种因广泛性骨吸收、纤维化、出血、囊性变而形成的假性肿瘤，多位于骨皮质或周边。病变部位易发生自发性病理性骨折，严重者由于骨的变形而造成畸形。

软骨下骨折可造成侵袭性损伤而出现关节痛。累及手小关节时，虽然类似于类风湿关节炎，但其骨膜下再吸收很明显，红细胞沉降率通常正常，类风湿因子阴性，有支持甲状旁腺功能亢进症的证据。甲状旁腺功能亢进症可累及腕关节及掌指关节，而近端指间关节相对较少受累。形成的骨侵袭与类风湿关节炎相似，但离关节面较远，关节间隙多正常。此外，骨侵袭好发于掌骨头的尺侧，而类风湿关节炎桡侧多见。甲状旁腺功能亢进症患者的关节松弛度增加，肌腱松弛和断裂，还可出现滑囊、关节软骨等处的异位钙化。软骨的钙质沉着造成软骨钙化症，主要是双水焦磷酸钙结晶沉积于关节软骨所致，称为焦磷酸钙沉积病，分为 6 个亚型（见焦磷酸钙沉积病），其中的 A 型急性骨膜炎又称假性痛风。甲状旁腺功能亢进症是常见的继发性假性痛风的原因，假性痛风可为甲状旁腺功能亢进症的首发表现。

与进行性肾脏疾病相关的继发性甲状旁腺功能亢进症有骨和关节的多种异常，继发性甲状旁腺功能亢进症导致的肾性骨营养不良包括手关节的侵袭、锁骨远端的吸收及中轴骨侵袭；继发于终末期肾病的甲状旁腺功能亢进症患者高尿酸血症和痛风的患病率增加，即使甲状旁腺素水平得到控制，这些晶体所致病变仍然持续。

尽管甲状旁腺功能亢进症者大多数的关节表现为急性假性痛风，但焦磷酸钙沉积病相关的关节病表现亦可出现。

治疗 主要为对症和支持治疗，非甾体抗炎药可用于急性发作，必要时行关节腔穿刺抽液、关节腔内注射糖皮质激素，秋水仙碱对急性发作有效，但对预防无效。

（郑 毅）

jiǎzhuàngpángxiàn gōngnéng
jiǎntuìzhèng xiāngguān guānjiébìng
甲状旁腺功能减退症相关关节病（arthropathy in hypoparathyroidism） 与甲状旁腺功能减退症相关的骨关节病变。甲状旁腺功能减退症时骨关节病变发生较少，异位钙化可出现于关节周围、脊柱旁韧带及其他部位软组织、肌腱等，骶髂关节一般不受累。X 线检查表现为骨质疏松、硬化及异位钙化。

（郑 毅）

tángniàobìng xiāngguān guānjiébìng
糖尿病相关关节病（arthropathy in diabetes mellitus） 与糖尿病相关的骨关节病变。包括夏科关节病（Charcot arthrosis）、弥漫性特发性骨肥厚、化脓性关节炎、累及软组织的系列病变（如糖尿病性手关节病、掌腱膜挛缩、屈肌腱鞘炎、粘连性关节囊炎、腕管综合征）等。糖尿病患者中经常发生的痛风、焦磷酸钙沉积病、退行性关节疾病（骨关节炎）与糖尿病的关系尚有争论，不除外两种疾病同时伴发的可能。

发病机制 不同的糖尿病相关骨关节病变发病机制有所不同。

夏科关节病 主要是神经病变引起的骨与关节的非感染性破坏，对其发病机制的解释有不同的理论假设。通常认为感觉缺乏的关节过度和不当使用是最主要原因，其他强调自主神经病变、血流、感染等因素的作用。运动神经病变引起肌肉力量不平衡，产生不正常应力，感觉神经病变使患者不能意识到在使用感觉缺乏关节时该关节所受到的损害，自主神经病变则可使血流加快引起骨质疏松，加之其他如代谢紊乱等因素所致的破骨与成骨的不平衡等，使关节遭受破坏。早期可见软骨纤维化、软骨侵袭、软骨下骨小梁增粗。随后软骨和骨表面的局灶性破坏产生软骨和骨碎屑。产生的碎屑磨损滑膜及滑膜下组织，甚至嵌入滑膜。关节内可见大量液体和结缔组织粘连；关节液黄色黏稠，淋巴细胞为主。暴露的软骨下骨质象牙化，可发生畸形或扭曲。关节囊不规则增厚并出现骨化。晚期软骨下骨塌陷、吸收、碎裂，骨质硬化、骨赘形成。关节半脱位或脱位，邻近骨骨折。

糖尿病性手关节病　患者皮肤真皮增厚、真皮下层结缔组织增生及附属器减少，其系统性硬化症样改变可能是非酶性糖基化作用引起胶原组成、交联和转化异常所致，微小血管病变也参与其发病。

掌腱膜挛缩　可能与微循环障碍相关，病变组织主要是成纤维细胞与胶原纤维。病变早期为成纤维细胞增生，活动期出现成纤维细胞浸润和缠卷，晚期病变主要是纤维化形成。掌腱膜挛缩通常有家族史和在某些种族高发的现象，因遗传因素在其发病中可能起作用。

其他相关疾病　屈肌腱鞘炎是腱鞘增厚，使其中的肌腱运动不畅。腕管综合征可能与高血糖使组织间隙水肿、粘连，神经缺血、增厚，腕管内压力升高相关。粘连性关节囊炎病理表现有关节囊纤维化和增厚，可能与反射性交感神经营养不良有关。

临床表现　不同病种的症状和体征不同。

夏科关节病　约1%的糖尿病患者出现夏科关节病，关节痛并不显著，故其实际发病率可能更高。男女发病无明显差别，平均年龄57岁，糖尿病病史10年以上者多发。发病部位以足部最多见，尤其是趾关节和跖趾关节，常单侧发病，5.9%～39.3%患者为双侧。踝关节次之，膝、髋、脊柱、上肢关节也可受累。根据临床和放射学特点，夏科关节病的过程可分为急性炎症期、离解期、融合期、消退期。

起病隐匿，早期缺乏特征性临床表现，多为单侧足及下肢肿胀或不适，伴或不伴有溃疡，通常不伴疼痛或疼痛轻微，关节活动多不受限，而关节肿胀和破坏非常明显，关节肿胀、积液可反复发作。局部痛觉减退和丧失，深反射消失。若合并外伤骨折，关节可有较明显的红肿，有时微小创伤可引起疾病急剧进展。随病情进展，关节肿胀持续，可有明显的骨擦感，由于骨碎裂和关节破坏，触之有囊性感，可触及活动性硬块，有一袋碎骨的感觉。整个疾病过程中，随关节破坏，逐渐出现骨性畸形；由于关节不稳定，患处关节可出现异常运动；随韧带松弛逐渐加重，关节活动过度，失去正常功能，并可出现患病关节部位皮肤损伤、关节内感染、骨折、出血等并发症。

X线检查是检测夏科关节病最常用的影像学方法，不同时期影像学表现不同或混杂存在。初期关节间隙增宽、软组织密度增加，关节面清晰。关节内可出现少量结构不清、大小不一的游离钙化碎片。滑膜内可出现钙化点和骨性密度。关节软骨破坏后关节间隙变窄，关节边缘有小骨赘形成。病变进展时，关节骨质破坏明显，继而软骨下骨密度增高、骨质硬化，在关节面边缘可形成不规则骨赘并可碎裂成为关节游离体。晚期，骨端明显毁损，伴有多发性骨碎屑漂浮于关节间隙内，有明显的骨硬化和脱位，骨旁和关节周围可出现广泛的新骨和钙化。夏科关节病的关节破坏在X线上兼具骨吸收和骨破坏的特征，轻微的半脱位、骨折或骨性碎裂对此病有一定提示作用。糖尿病患者最易发生足部夏科关节病，跗间关节骨碎裂、骨质硬化及半脱位或脱位多较明显，跟骨骨碎裂、距骨破坏和跖骨移位也较具特征，跖趾关节可出现骨吸收，使跖骨、趾骨呈铅笔头样外观；踝关节的病变常有严重的创伤史，可见明显的骨碎裂、骨质象牙化和关节脱位；膝关节病变少见；上肢关节受累较少，发生骨碎裂也较少；脊柱可局部受累，也可病变广泛，可有椎体破坏、骨硬化、骨赘形成、骨碎裂、骨性关节僵硬、脊柱生理弯曲改变等。

糖尿病性手关节病　发病率约30%，常发生在糖尿病病程中，并随病程延长而增多，也可在糖尿病诊断之前出现，表现为双手皮肤增厚、硬化及关节僵硬，以第4、5指近端指间关节为主，皮肤肥厚绷紧，不能捏起，呈腊肠指外观，类似于系统性硬化症，双手呈祈祷样。糖尿病性手关节病致病不致残，或可作为糖尿病累及肾脏、视网膜和出现其他并发症的预测指标。

掌腱膜挛缩　在成人糖尿病中患病率约30%，起病隐匿，表现为逐渐加重的手掌腱膜挛缩，最初手掌出现一个或多个硬结或块样增厚，多始于尺侧，随后硬结变成条索，扩展至掌指关节和近端指间关节，导致手指屈曲畸形及伸指功能障碍。与非糖尿病的掌腱膜挛缩患者相比，并发于糖尿病者中指受累多见。

屈肌腱鞘炎 又称扳机指或缩窄性腱鞘炎，表现为手指在屈曲过程中出现弹响，偶有疼痛，可累及单指或多指。

腕管综合征 见于 5%～27% 的糖尿病患者，正中神经的腕、掌分布区出现感觉异常和麻木，并扩散到前臂的持续性疼痛。约 11% 可出现粘连性关节囊炎，多见于 40 岁以上及女性患者，可单侧或双侧，关节活动受限，疼痛。X 线检查关节多无异常，局部可有钙化。

特发性弥漫性骨肥厚 在糖尿病患者中发病率 10%～20%，一般无症状，也可出现类似强直性脊柱炎的症状。虽然发病率很高，但其与糖尿病间的关系并不确切，二者的严重性之间也无明显的关联，有可能在这种有骨化体质的人群中存在明显的葡萄糖不耐受。虽然骨关节炎和糖尿病之间的关系并未得到确认，但骨关节炎在糖尿病患者中的发病率高，且发病年龄早，表现为更为严重的类型。痛风性关节炎与糖尿病的关系也并不明确，但发生糖尿病酮症时常会出现高尿酸血症。糖尿病患者中焦磷酸钙沉积病的发病率高，但二者关系尚不清楚。

其他表现 糖尿病患者软组织易发生溃疡和感染，容易导致骨与关节的骨髓炎和化脓性关节炎，X 线检查可有相应的表现。通过血源性或手术等途径，骨髓炎和化脓性关节炎可发生于远处部位。

诊断与鉴别诊断 首先确定糖尿病的诊断，若同时出现关节病变表现，除外其他原因所致后考虑为糖尿病相关关节病。在糖尿病诊断建立之前，若出现关节病变又无合理的解释，应考虑患者是否有潜在的糖尿病，可进行快速血糖和糖化血红蛋白检测进行筛选。各种糖尿病相关关节炎，均应与表现相似的其他疾病鉴别。

夏科关节病急性发作有时类似于痛风，但后者通常见于第 1 跖趾关节，红、肿、热、痛在 24 小时内达到高峰，血尿酸水平常升高，秋水仙碱有奇效。其他还需与骨关节炎、类风湿关节炎等鉴别，但这些疾病均不伴夏科关节病特有的骨关节面碎裂和关节结构分解毁伤。夏科关节病作为一大类疾病，病因多种多样，不同病因引起者伴有相应疾病的表现，糖尿病所并发的夏科关节病以跖趾关节、跗跖关节、跗间关节多见，与其他原因所致的夏科关节病的好发部位分布有所不同。

糖尿病性手关节病需与系统性硬化症鉴别，后者皮肤变硬，通常有指腹变薄，指端溃疡，可有额纹减少，口周放射性沟纹，可有肺间质病变、食管受累等，血清学可有抗 Scl-70 抗体或抗着丝点抗体阳性。

掌腱膜挛缩引起手指的屈曲畸形有时需与类风湿关节炎手部畸形鉴别，后者通常有关节的破坏、脱位或半脱位。

出现腕管综合征者需与其他可引起此征的疾病鉴别，如类风湿关节炎、淀粉样变性等。

特发性弥漫性骨肥厚有时出现类似强直性脊柱炎的症状，但后者通常见于青年男性，腰背痛有静息痛、活动后减轻的特点，人类白细胞抗原-B27 阳性率高，影像学检查可见骶髂关节炎。

治疗 早诊断和进行预防性治疗是关键。原发病治疗是必需的，肝抗胰岛素物质水平得到很好的控制后，糖尿病相关关节病即便不能得到很好的控制，但至少对将来可能发生的新的关节病有预防作用。

夏科关节病的治疗应以解决关节稳定及恢复关节功能为主。由于受累关节缺乏神经营养支配，尽量不行手术治疗，可减少关节面承重、早期利用支架保护病变关节、服用药物和其他非手术方法如全接触石膏固定；必要时手术治疗，手术治疗应以关节清理术和关节融合术为好。虽然非甾体抗炎药可使关节胀痛感减轻，但是保护性肌肉痉挛缓解后可能使患病关节遭受更多的压力和创伤，而且这类药物可抑制前列腺素的生成，影响软骨下骨质的修复，应用时应权衡利弊。同样，关节腔内注射糖皮质激素可减轻炎症反应，但症状缓解带来的关节活动增加可能加速关节磨损破坏，建议避免或尽量减少应用。微小血管障碍、胶原代谢异常在多种糖尿病相关关节病中起作用，可予改善微循环及调节胶原代谢等药物为主，另可辅以中药治疗。醛糖还原酶抑制剂治疗糖尿病性手关节病有效，且可改善糖尿病性神经病变的神经传导，但由于药物副作用，长期使用受限。掌腱膜挛缩主要治疗手段是外科手术，药物治疗主要是应用抗纤维化药物，可考虑免疫抑制剂及生物制剂等，局部应用糖皮质激素有一定疗效。物理治疗和局部注射糖皮质激素可能对粘连性关节囊炎有效。

（郑　毅）

xuèyǒubìngxìng guānjiéyán

血友病性关节炎（hemophilic arthritis）

各种遗传性凝血因子缺乏引起反复关节内出血、积血所致的关节病。

病因及发病机制 血友病按所缺乏凝血因子不同，分为 A 型（第Ⅷ因子缺乏）、B 型（第Ⅸ因子缺乏）和 C 型（第Ⅺ因子缺乏）。血友病患者的内源性凝血机制途径严重缺陷，外源性（组织依赖性）凝血途径成为主要的凝血机制。滑膜组织缺乏组织因子，在衬有滑膜的关节里，血友病患者的内源性和外源性凝血机制均无活性，所以关节成为有较高出血倾向的部位。

临床表现 包括急性关节积血、亚急性和慢性关节炎。首次急性发作常见于儿童，表现为关节红、肿、热、痛及活动受限，若能早期补充所缺乏的凝血因子，12～24 小时内可恢复关节功能。后因反复出血，受累关节肿胀、活动度受限，多伴屈曲畸形，且补充所缺乏的凝血因子亦不能改善症状。慢性出血性关节可表现为纤维性关节强直、关节半脱位和关节松弛等。

诊断 多数患者有血友病病史，出现关节症状者应考虑此病。A 型和 B 型血友病患者出现关节积血时间较晚，其他轻型血友病患者也可以此作为首发症状。凝血功能和凝血因子检测均有助于血友病的诊断和分型。血友病性关节炎早期 X 线表现为软组织界限变化、急性关节内出血、关节囊扩张、脂垫移位，因积血导致局部密度增高。骺线愈合前的关节内出血可导致骨骺生长过度和变形，偶见骨骺线过早愈合。随慢性增生性滑膜炎的进展，关节腔可逐步消失，伴广泛软骨下囊肿形成。磁共振成像和超声检查可对软组织出血、囊肿、假性囊肿进行检测和定量，有助于分期和评价疗效。

治疗 除积极治疗血友病外，对急性关节内积血应行关节穿刺术以助诊断并排除感染。应用镇痛药和短期（<2 天）制动有助于缓解疼痛。慢性病变者应避免长期负重，同时可行物理治疗以重建肌肉、增加关节稳定性，使用夹板、牵引等方法纠正屈曲畸形。必要时可行关节腔局部注射糖皮质激素、滑膜切除术，晚期可进行关节置换。还有报道使用放射线及化疗药物进行治疗，可用于无法手术者。此病重在预防。

(鲍春德)

xuèhóngdànbáibìngxìng gǔguānjiébìng

血红蛋白病性骨关节病（hemoglobinopathy-associated arthropathy，HAA）

血红蛋白病致微血管闭塞引起的肌肉、骨骼疾病。血红蛋白病是血红蛋白分子结构异常（异常血红蛋白病），或珠蛋白肽链合成速率异常（珠蛋白生成障碍性贫血，又称地中海贫血，曾称海洋性贫血）所引起的一组遗传性血液病，除有溶血性贫血、高铁血红蛋白血症或因血红蛋白氧合力增高或减低而引起组织缺氧或代偿性红细胞增多所致发绀外，多伴肌肉和骨骼症状。

病因及发病机制 异常红细胞与血管内皮细胞相互作用造成微血管闭塞是此病的基础。纯合子镰状细胞贫血、镰状细胞血红蛋白 C 病和珠蛋白生成障碍性贫血均可伴关节病变，镰状细胞贫血和高水平血红蛋白 F 患者的关节病变较轻，血红蛋白 S 病和 β 珠蛋白生成障碍性贫血患者则少见。

临床表现 镰状细胞贫血与其他溶血相关性血红蛋白病可引起特征性骨髓扩张，骨小梁间隙增宽、增粗，可导致多发性骨梗死。X 线可表现为特征性杯口样凹痕、椎体压缩，严重者出现腰部前凸或背部后凸，6 个月到 2 岁的患儿双手或双足的骨髓、骨皮质、骨膜和关节周围组织梗死，表现为弥漫性对称性压痛、肿胀和皮温增高即手–足综合征，可能与指（趾）骨髓的造血作用相关，解热镇痛抗炎药常有效。约 40% 的成人镰状细胞贫血患者有高尿酸血症和痛风，与其红细胞更新加快、尿酸生成增加有关，滑液中找到结晶即可确诊。镰状细胞贫血患者易发生细菌感染，引起骨髓炎的概率是正常人群的 100 倍，其中 50% 为沙门菌感染。镰状细胞贫血可引起关节积液，好发于膝关节，肘、踝等其他关节也可受累，积液中白细胞计数可显著升高，其中 90% 以上为中性粒细胞，而软骨或骨质破坏少见。骨梗死多见于镰状细胞贫血患者，表现为骨痛，但无明显压痛。

治疗 血红蛋白病性骨关节病的治疗主要包括镇痛、水化、抗炎等对症治疗。出现高尿酸血症和痛风者的治疗见原发性痛风。关节细菌感染者经引流和抗生素治疗常可治愈。尚无预防或治疗血红蛋白病相关慢性滑膜炎的资料，确诊者可采用保守疗法。治疗早期缺血性坏死可用中心减压，但失败率高；对晚期缺血性坏死通常需关节置换。

(鲍春德)

xuèsèsù chénzhuózhèng xiāngguān guānjiébìng

血色素沉着症相关关节病（hemochromatosis-associated arthropathy）

铁负荷增加沉积于关节所

致疾病。血色素沉着症包括遗传性血色素沉着症（hereditary hemochromatosis，HH）和继发性血色素沉着症，前者是欧洲血统者尤其是北欧人常见的一种遗传性疾病，主要因铁吸收增加使铁负荷过剩，从而导致实质性组织损害，并发症包括肝功能异常、肝硬化、糖尿病、皮肤黑色素沉着过多、心脏停搏和关节病变等。继发性血色素沉着症见于因无效造血引起的多种慢性贫血。

病因及发病机制 HH 是高加索后裔中最常见的单基因病，非洲和亚洲人群中少见。1996 年发现第一个 HH 致病基因人类白细胞抗原-H，属主要组织相容性复合体 I 类分子基因，1997 年重新命名为 HFE，此基因内两个错义突变导致胱氨酸被酪氨酸取代（Cys282Tyr）和（或）天冬氨酸取代（His63Asp），形成 Cys282Tyr 纯合子或 Cys282Tyr 和 His63Asp 混合性杂合子，编码一种主要组织相容性复合体 I 类分子样蛋白，促使肠黏膜上皮细胞铁吸收过多。在北欧，80%HH 患者是 C282Y 突变纯合子或 C282Y 和 H63D 突变杂合子。随后研究发现其他几种与铁代谢及调节途径密切相关的基因：HJV、转铁蛋白受体-2、膜铁转运蛋白-1、铁蛋白和铁调素基因，其中任何一种发生突变也可导致铁吸收增加，细胞内铁释放异常，从而造成细胞内铁大量积累。

临床表现 许多 HH 患者早期无明显症状，多见于 20 岁以上男性和绝经后妇女。在有症状的 HH 患者中，关节病变最常见，好发于第 2、3 掌指关节，其他如膝、踝、足、指（趾）关节也可累及，受累关节表现为对称性肿、痛，晚期关节可变形。过量的铁沉积在关节内还可引起局部骨质疏松，半月板和软骨钙质沉着，可能与局部焦磷酸钙沉积相关。

诊断与鉴别诊断 HH 患者血清铁和转铁蛋白饱和度显著升高，转铁蛋白饱和度常>60%，需排除饮食、药物及其他疾病的影响。基因型检测有助于早期诊断。X 线表现受累关节软组织肿胀、关节间隙狭窄、关节面不规则、骨质疏松、关节囊下囊肿，常伴软骨钙质沉着或关节周围韧带钙化。滑液检测可见焦磷酸钙和磷灰石结晶。肝穿刺活检有助于判断 HH 的预后。

治疗 尚无治疗 HH 及关节病变的特异方法，定期放血治疗对改善疲劳、糖尿病、皮肤色素沉着等是最有效的治疗措施，但对关节症状无明显改善。

预后 早期诊断和治疗可显著改善 HH 预后，有肝硬化或糖尿病者预后较差。

（鲍春德）

diànfěnyàngbiàn xiāngguān guānjiébìng

淀粉样变相关关节病（amyloid arthropathy）

淀粉样物质沉积于骨与关节所致的疾病。淀粉样变是淀粉样物质（蛋白多糖类复合物）沉积于人体各种组织的全身性疾病，最常累及肾、心血管、肺、消化道、肝、脾，骨与关节受累者较罕见。关节淀粉样变好发于 40~60 岁患者。淀粉样物质可在全身各处沉积，常见于血管壁周围。受累器官呈橡胶状、坚实、肿大，外表为粉红色或灰色石蜡样，病理上淀粉样物质表现为无定形嗜伊红细胞外分布的物质，HE 染色呈粉红色，结晶紫染色显示易染性，切片在旋光显微镜下刚果红染色可见独特的绿色双折光，有助于诊断。骨骼系统中最常受累的是手、腕等小关节，肩和髋关节也可累及，为多发性、对称性。根据淀粉样物质沉积部位分为骨内型和关节周围型两种，前者淀粉样物质沉积于骨髓间隙之网状细胞系统和血管壁内，引起广泛性骨质疏松或阻塞血管导致骨缺血坏死；后者淀粉样物质沉积于关节囊和附近的肌腱、韧带和骨膜中，导致滑膜炎、软骨破坏和骨侵袭、血管闭塞，表现为关节肿痛伴晨僵、乏力，累及肌肉者可有假性肌病表现。疑诊淀粉样变者应行腹部皮下脂肪垫或直肠黏膜活检，做刚果红染色，关节 X 线和磁共振成像检查有助于判断关节病变程度。尚无特异性治疗方法，仍以对症支持治疗为主，对继发性淀粉样变者应治疗原发病。

（鲍春德）

huánghèbìng xiāngguān guānjiébìng

黄褐病相关关节病（ochronotic arthropathy）

黄褐病患者酶缺陷导致氨基酸代谢的中间产物尿黑酸蓄积，形成的色素颗粒沉积在椎间盘、软骨及关节结构组织，导致大关节和椎间盘退行性改变。类似退行性关节病如骨关节炎的表现，出现关节间隙狭窄、骨硬化。黄褐病还可累及透明软骨、皮肤、巩膜，甚至心血管系统、泌尿生殖系统和呼吸系统，导致多系统损伤。黄褐病属常染色体隐性遗传病，发病率为（1~4）/百万，通常有家族史，男女发病比例约为 2∶1。

病因及发病机制 编码尿黑酸-1,2-双加氧酶的基因缺陷，导致机体不能产生足够的尿黑酸氧化酶，芳香族氨基酸如酪氨酸、苯丙氨酸代谢的中间产物尿黑酸（2,5-二羟苯乙酸）不能被氧化分解而蓄积。尿黑酸聚集形成色素颗粒沉积在组织中。

临床表现　此病患者出生后，除尿液氧化变黑棕色、尿布黑染外，并无其他症状。20~30 岁后因黑尿酸沉积过多，从而产生一系列症状。黄褐病相关关节病多首先侵袭脊柱，之后膝、肩、髋等大关节先后受累。

脊柱炎　发生率为 10%~15%，男性多于女性，表现为疼痛和活动障碍，腰椎前凸消失、轻度驼背畸形，与强直性脊柱炎相似。椎间盘退变钙化、边缘性骨赘形成，椎间韧带受累，脊柱进行性僵硬，最后引起骨性强直。

四肢关节炎　关节软骨变色、弹性丧失，抗压能力减低易碎裂，滑膜变硬增厚，呈绒毛状增生及色素沉着，关节液中有色素沉着的软骨碎屑。关节软骨下出现骨侵袭和囊性变，并有骨质硬化及骨赘形成，可导致关节强直。

其他表现　为全身皮肤、巩膜、角膜色素沉着呈黄褐色，耳、鼻、软骨可变成蓝色，鼓膜边缘灰黑色，听力常减退。主动脉瓣和二尖瓣可因尿黑酸沉积而变硬，出现杂音。尿液久置变黑，男性患者常合并黑色前列腺结石。肾脏受累者可出现钙化甚至肾功能不全。

辅助检查　X 线检查有突出特点，可先于临床症状，表现为脊柱骨质疏松，椎间盘层状钙化、椎间隙变窄、椎体骨质疏松、唇状骨刺，椎体前方软组织点状钙化。膝、肩、髋等关节间隙变窄，软骨下骨硬化、囊性变，半月板钙化，骨软骨游离体，边缘性骨赘和肌腱钙化等。

诊断　黄褐病外周关节炎出现较晚，多累及大关节，在放射学征象上与骨关节炎无法区分，但起病年龄较早，可有肩关节受累，尿黑酸定性阳性或关节镜检查发现尿黑酸色素沉积支持此病的诊断。

鉴别诊断　①类风湿关节炎：为慢性对称性多关节炎，手小关节易受累，早期为梭形肿胀，晚期可出现天鹅颈样、纽扣花样、掌指关节尺侧偏斜等畸形，多有血清类风湿因子、抗环瓜氨酸抗体、抗角蛋白抗体、抗核周因子抗体等自身抗体阳性。影像学特征为关节面的侵袭、关节间隙狭窄。与之不同，黄褐病关节炎较少累及手、足小关节。②强直性脊柱炎：青少年男性多见，表现为炎性下腰痛、晨僵和脊柱活动受限和非对称性下肢大关节关节炎，90% 以上患者人类白细胞抗原-B27 阳性，X 线检查可见椎体方形变，骨桥形成，脊柱竹节样改变，骶髂关节炎常见，可与黄褐病关节炎区别。③痛风性关节炎：急性发作多为单关节红、肿、热和剧痛，24 小时内达峰，突发突止，第 1 跖趾关节最常受累，多伴血尿酸水平增高，关节液中可检出双折光尿酸结晶。

治疗　无特殊有效治疗，以对症治疗为主，可镇痛、理疗、适当活动，但不宜加重关节负重，对于疼痛严重或运动功能严重障碍者可行关节成形术。饮食上控制苯丙氨酸和酪氨酸的摄入（如天然蛋白质、马铃薯、红薯），减少尿黑酸的生成。大剂量维生素 C 可抑制尿黑酸色素与结缔组织的结合，对抗其对软骨细胞生长的抑制作用和防止变形。

（张　烜）

tòuxīxìng guānjiébìng

透析性关节病（dialysis-related arthropathy，DRA）　接受长期透析治疗并发淀粉样蛋白在滑膜沉积致肌肉骨骼关节疾病。又称

β_2-微球蛋白淀粉样变性病、透析性创伤性关节病、透析性外伤性关节病。1975 年阿瑟纳（Assenat）发现长期透析患者腕管组织中有淀粉样蛋白沉积。1985 年下條文武（Gejyo）等证实淀粉样沉积物的主要成分是 β_2-微球蛋白（β_2-microglobulin，β_2-M），故称 β_2-微球蛋白淀粉样变性病。DRA 是长期透析患者常见的并发症，主要包括：与结晶有关的关节炎；淀粉样腕管综合征和慢性关节疾病；骨囊性变；脊柱和外周关节破坏性关节疾病。其发病率随患者年龄和透析时间的延长而增加。

病因及发病机制　发病危险因素包括透析持续时间超过 10 年，开始透析治疗的年龄大，透析液纯净度低，所用透析膜生物相容性差等。透析患者发生淀粉样变性的主要原因如下。

β_2-M 潴留　β_2-M 的分子量为 11.8kD，能被肾小球滤过，在肾小管代谢。使用低通透性纤维素膜不能清除 β_2-M，所以血清 β_2-M 含量升高。此分子的聚集是造成 DRA 的主要原因。β_2-M 沉积于滑液囊、肌腱、关节和骨组织，形成淀粉样纤维，周围伴单核细胞性慢性炎症，骨及关节滑膜表面破骨细胞增殖和（或）破骨细胞活化，引起骨和关节破坏。

β_2-M 结构改变及其作用　β_2-M 的酸性异构体是淀粉样沉积物的主要成分，在酸性条件下，通过化学修饰形成淀粉样纤维。刺激单核-巨噬细胞的化学趋化，生成白介素-1 和肿瘤坏死因子-α 等炎症介质，β_2-M 自身也可诱导炎症反应，促进单核细胞分化为炎性巨噬细胞；促使局部环加氧酶-2、金属蛋白酶-1 浓度增多，刺激破骨细胞的骨吸收作用，在骨关节破坏和骨质病变中起重要

作用。局部炎症反应激烈程度决定骨与软组织破坏度。

透析膜的生物不相容性 在血液透析中，由于膜表面的非惰性及反复透析，血膜间反复相互作用的结果导致补体旁路途径被激活，单核细胞被活化，产生并释放炎症介质，如白介素-1、白介素-6、肿瘤坏死因子-α 等，致骨转换率增加，基质蛋白破坏引起骨囊性变，使机体免疫功能低下，反复出现炎症反应，加速淀粉样变。

临床表现 主要特征为累及双侧大、小关节。表现为关节痛、僵硬、软组织肿胀、活动受限。手和肩受累明显。

透析相关性淀粉样变 病变主要侵犯关节及关节周围组织，导致骨和关节致残性病变。组织的淀粉样物质沉积常早于疾病的临床症状和影像学表现。可有如下表现。

腕管综合征 是透析相关性淀粉样变的早期表现，β_2-M 淀粉样物沉积于腕管的腱鞘、滑膜、屈肌腱或屈肌韧带造成腕管腔狭窄，管内压力升高，正中神经受压。表现为手麻木、疼痛、感觉迟钝，叩击腕部正中神经可引起此神经分布区域疼痛和感觉迟钝。手腕屈曲，两手相对，可引起示指、中指和无名指桡侧感觉丧失。严重者鱼际肌萎缩、软弱无力、功能障碍、畸形。

慢性关节病 是 DRA 的主要表现，主要累及肩、膝、髋、腕、手、肘、踝关节及长骨，表现为关节痛，透析期间加重。大、中关节硬化，反复关节腔积液、滑膜炎及关节痛。旋肌肌腱和滑膜增厚可导致关节活动度下降。慢性手指屈肌肌腱滑膜炎会造成手指伸肌功能的逐渐丧失，出现扳机指症状。常见关节肿胀、关节积液等。

破坏性脊柱关节病 主要累及颈椎。特点是椎间隙变窄、相邻椎板侵袭、骨质破坏。病变累及棘突关节，可产生脊柱移位和神经受压症状。影像学改变可先于临床症状出现。周围大关节病变以关节间隙变窄为特征，指、趾间关节可出现侵袭性或溶解性关节病。常累及髋、膝、腕、和肩关节，常伴颈、腰部疼痛。

骨囊肿与病理性骨折 关节软骨下骨囊肿和（或）关节侵袭是 DRA 的特征性表现。囊性骨损害为多发性软骨下溶骨性改变，数量及大小随时间延长而增加，多见于滑膜关节周围，如手、腕、肩、足、髋关节，以及肱骨、股骨、股骨头、颈椎等。在股骨头或髋臼处的囊性骨损害易导致病理性骨折。淀粉样囊性骨损害的特征为多发性、对称性软骨下溶骨性改变，常见于髋、肩、腕、膝关节和股骨颈。

全身性淀粉样变 表现为系统性疾病，β_2-M 淀粉样沉积物累及心、肝、脾、肺、血管等组织引发。可引起心肌病变和心力衰竭，胃肠道出血、穿孔，皮肤的 β_2-M 淀粉样沉积等。

与结晶物相关的关节炎 血液透析能有效地从血浆中去除尿酸，但草酸钙沉积可能引起软骨钙质沉积，以及滑膜、皮肤和关节周围钙化。累及屈肌腱产生手指屈曲痉挛和急慢性炎症，但关节液内细胞很少。另外，慢性肾衰竭患者当血液透析不能有效去除草酸盐时可发生草酸盐沉积症，食入过量草酸盐前体物质如维生素 C 更易发生。磷酸钙为磷灰石结晶的主要成分，是透析患者关节周围含钙物质沉积的主要成分。

沉积物小的可为关节旁钙化点，大的形成假瘤性肿块，影响关节运动。这些关节旁钙化物无症状者居多，也可以引起急性关节周围炎。

辅助检查 组织学检查是诊断金标准，影像学检查是诊断主要方法。

组织学检查 关节组织的淀粉样沉积物经高锰酸钾-刚果红染色呈阳性，抗 β_2-M 染色阳性。电子显微镜下可见排列弯曲不规则、直径为 8～10nm 的淀粉样纤维。骨活检示囊性病变中含 β_2-M 淀粉样物质。

影像学检查 可发现骨、关节及其周围组织的损伤病灶。

X 线平片检查 以下表现提示骨关节发生淀粉样变的可能性、关节间隙增宽或变窄、关节面粗糙、关节硬化、关节面下骨质囊性变、关节骨质破坏、骨质疏松、关节周围软组织肿胀。常见的软骨下骨侵袭为囊性骨损害，是 β_2-M 淀粉样变有价值的诊断征象，系列 X 线片显示囊性病变的大小及数目随时间延长而增加，主要累及髋、腕及肩关节，舟状骨或股骨颈的淀粉样囊肿可出现自发性骨折。颈椎关节呈破坏性病变，常为牙样侵袭过程，骨质破坏常多发，呈对称性分布。平片多为颈椎间隙变窄。

CT 检查 高分辨率 CT 是观察骨皮质小的骨质溶解最好的检查方法，有助于发现普通 X 线片不易显示的病变，如寰枢关节与颈结合部位的骨破坏、肱骨及股骨内囊性变等。

磁共振成像检查 对 DRA 的诊断有更好的特异性和敏感性，有助于早期诊断，可精确测量病变范围，可发现淀粉样沉积物造成的关节腱鞘增厚和骨破坏，可显示关节处囊性骨损害病灶。该检查对受累椎间盘、骨滑膜韧带和软组织增厚非常敏感，为判定囊性骨损害的程度提供可靠的定量方法。

超声检查 高分辨率超声诊断仪检查是诊断患者肌肉骨骼系统病变的方法，还有助于评估病情进展。超声测量肩关节囊的距离，若此距离增大是诊断 DRA 的有效方法。滑膜囊和韧带、肩关节软组织增厚，关节囊中有淀粉样物沉积的高回声，诊断 DRA 的特异性为 100%，敏感性约为 80%。

闪烁照相检查 用闪烁照相机拍摄组织内放射性示踪物分布的二维影像，有 3 种方法：骨闪烁扫描法、放射性核素^{123}I 标记血浆淀粉样 P 物质闪烁扫描法、放射性核素^{131}I（或^{111}In）标记血浆 β_2-M 闪烁扫描法。后者可显示示踪物在淀粉样变组织中浓聚，敏感性超过其他临床和放射学检查，特异性亦较高，但不适用于有有效残余肾功能者，因为放射性核素标记的血浆 β_2-M 可很快经尿液排泄。^{111}In 标记血浆 β_2-M 闪烁扫描法可解决此问题，且具有同样的敏感性和特异性，是无创性检查透析患者骨、关节淀粉样变最适宜的方法。

其他检查 ①实验室检查：检测 C3a、C5a、C5b 和 β_2-M 水平。②肌电图检查：提示神经源性损害，神经传导速度减慢。

诊断 根据病史（长期接受透析治疗）、临床表现、骨囊性病变中含 β_2-M 淀粉样物质可诊断。

鉴别诊断 ①败血症性关节病：发生在透析患者的概率远大于普通人，常为多关节受累，多由不常见的微生物引起。诊断需检查关节液，进行白细胞计数和细菌学检查，淀粉样变的滑膜液中白细胞计数低，白细胞计数高则提示为磷灰石诱导的关节炎或化脓性关节炎，感染性椎间盘炎，需与透析患者的破坏性脊柱关节病鉴别。②肾性骨病：常为关节痛的原因之一，严重的继发性甲状旁腺功能亢进症可引起骨痛，骨破坏和肌腱附着点处疼痛，后者可导致肌腱破裂，铝的超负荷导致肢端神经痛，易与 DRA 混淆。③风湿病：类风湿关节炎可发生在血液透析患者，因血液透析患者和类风湿关节炎患者均可出现淀粉样变，需注意两者鉴别。

治疗 可采取以下治疗手段。

药物治疗 非甾体抗炎药如双氯芬酸、布洛芬等可缓解慢性 DRA 的关节肿痛症状，仅限于缩短和减轻结晶产生的急性炎症过程。局部关节严重疼痛者可于关节内注射糖皮质激素，但应谨慎选择适应证。为预防骨质疏松，应用钙剂及活性维生素 D 或骨化三醇。抑制晚期糖基化终末产物的形成可阻断可溶性 β_2-M 和胶原结合的 β_2-M 的修饰，阻断其生物学活性。这类药物可能对 DRA 的防治有益。

手术治疗 对腕管综合征主张早期手术以免造成不可逆的神经肌肉损伤，采用内镜切除局部韧带；负重关节的破坏性关节病变可行关节置换术；伴神经根压迫的脊椎移位者需行融合矫形术。出现 DRA 的症状者，应及早行肾移植术。肾移植术后 DRA 的关节症状可很快改善，但骨关节病变的放射学改变和淀粉样沉积依旧存在。

血液净化治疗 血液透析、血液透析滤过、血液滤过分别与吸附 β_2-M 灌流器串联可清除大量 β_2-M。

预后 与病程长短及并发症的情况密切相关。

预防 增加 β_2-M 的清除，采用高通量透析膜，以减少和延缓 β_2-M 淀粉样变的发展。用生物相容性好的透析膜避免 β_2-M 的释放，保证透析液的纯度，去除透析液中的内毒素。

（毕黎琦）

niánduōtáng zhùjīzhèng xiāngguān guānjiébìng

黏多糖贮积症相关关节病

（mucopolysaccharidosis-related arthropathy） 先天性黏多糖代谢障碍引起的特征性骨关节病变。黏多糖贮积症（mucopolysaccharidosis，MPS）属遗传性疾病，分为 9 种类型（Ⅰ型~Ⅸ型）。在中国，以Ⅰ型和Ⅳ型最常见。发病率较低，为多系统进行性疾病，早期诊断、早期治疗极其重要。

病因及发病机制 MPS-Ⅱ型属 X 连锁遗传病，余均为常染色体隐性遗传。各型 MPS 均是编码各种黏多糖代谢酶的基因发生点突变、无义突变、错义突变、缺失、插入、重复等变异，导致体内黏多糖降解所需的各种酶缺陷，黏多糖的降解代谢障碍，引起体内黏多糖大量堆积。分解不完全的黏多糖沉积在全身各种组织，导致器官结构与功能损害。过多的黏多糖可不断从尿液中排出。

临床表现 多数患儿出生时正常，1 岁以内的生长与发育亦基本正常。发病年龄因 MPS 的类型不同而差异。初发症状多为耳部感染、流涕等。虽然各型 MPS 的病程进展及病情严重程度差异较大，但患儿在临床表现方面具有某些共同特征，如多器官受累、身材矮小、特殊面容及骨骼系统异常等。多数患儿有关节改变和活动受限。肝大、脾大及心血管受累较常见。部分患儿可有智力发育进行性迟缓，脐疝和腹股沟疝，生长缓慢，脑积水，皮肤增厚，毛发增多，耳部反复感染，并可导致听力损害等。

各型 MPS 的骨骼关节损害表现不同。① MPS-Ⅰ 型：虽然 MPS-Ⅰ 有 3 种亚型，但是均为同一种酶缺陷，只是酶缺陷的程度不同而已。一般出生时表现正常，6 个月至 1 岁后患儿逐渐出现生长缓慢，四肢及躯干短小，脊柱后凸，呈弓形驼背。多数关节呈屈曲状强直，活动受限，常有膝、踝外翻和扁平足等畸形。爪形手，掌、指粗短，可出现腕管综合征。②MPS-Ⅱ 型：较少见。根据病情的轻重分为 A、B 两种亚型，其中 A 型病情较重，临床表现与 MPS-Ⅰ 相似，但出现时间较晚，进展较缓慢，患儿骨骼畸形较轻微，脊柱后凸，髋关节轻度屈曲，关节强直，爪形手，高足弓。B 型患者病情较轻，亦无骨骼关节畸形。③MPS-Ⅲ 型：极为少见。患儿主要表现为进行性智力减退，身材矮小及骨骼畸形等均不严重。可有关节活动受限，关节强直较轻，手及其他关节可有屈曲畸形。④MPS-Ⅳ 型：骨骼畸形包括鸡胸、脊柱后凸、膝内翻或膝外翻、扁平足、爪形手及关节屈曲挛缩等，并有明显关节松弛，但无关节强直。可发生颈椎半脱位，引起脊髓压迫症状。⑤MPS-Ⅵ 型：极罕见。临床表现与 MPS-Ⅰ 型相似，但智力正常。一般从 2 岁开始出现生长迟缓，骨骼畸形亦类似于 MPS-Ⅰ 型，但较轻，有膝外翻、鸡胸，通常上肢长骨受累较下肢严重。关节活动明显受限，可有轻度关节强直。⑥MPS-Ⅶ 型：极罕见。特殊面容在出生后不久即开始逐渐出现，一般智力正常。上肢

较短，骨骼发育不良，可有鸡胸、膝外翻等骨骼畸形。⑦MPS-Ⅷ型：罕见，仅有个例报道，在表型上骨骼改变与 MPS-Ⅳ 型相似，脊柱扁平、舟状头和轻度漏斗胸。⑧MPS-Ⅸ 型：此型临床表现轻，仅有轻度的身材矮小和关节周围有软组织肿块。

辅助检查 检测血、尿黏多糖和测定白细胞酶活性是主要诊断依据。

尿液检查 ①尿黏多糖定性试验：尿斑处呈紫蓝色环状或点状者为阳性，正常人尿斑无颜色改变。②24 小时尿黏多糖测定：正常人尿中排出的黏多糖为 3~25mg/d，MPS 患者尿中的黏多糖含量常超过 100mg/d。③尿酶活性测定：可测定尿中各种酶活性，各型 MPS 均有相应的酶活性降低。

血液检查 ①赖利小体（Reilly body）：各型 MPS 均可在外周血或骨髓的淋巴细胞和中性粒细胞内见到大小不一、形态各异的深紫色黏多糖颗粒，即赖利小体。②酶活性测定：测定外周血白细胞中的酶活性，是诊断和鉴定各型 MPS 的主要依据。

影像学检查 主要依靠 X 线检查。①MPS-Ⅰ 型：椎体上下缘呈双凸或椭圆形，齿状突短小，可有寰枢关节半脱位。胸椎下段和腰椎上段椎体短小，呈卵圆形，其前下缘变尖，呈鸟嘴样突起，并向后移位形成后凸畸形。掌（跖）、指（趾）近端增粗，远端变尖，呈弹头样。末节指骨远端变尖细，呈爪样屈曲畸形。腕骨不规则，骨化延迟。尺骨、桡骨远侧端发育障碍，腕端关节面呈"V"形改变。②MPS-Ⅱ 型：骨骼系统改变类似Ⅰ型，但改变常较轻，主要表现为长骨骨干增宽，多发性

骨发育障碍，船桨样肋骨改变，腰椎呈鸟嘴样突出。③MPS-Ⅲ 型：椎体上下缘稍隆起，呈椭圆形；锁骨内侧端增宽，部分患者前肋呈船桨样增宽；骨髓腔窄小、不规则。④MPS-Ⅳ 型：早期椎体略呈圆形，其后逐渐变为扁平，前缘正中有舌样突出，椎间隙增宽，齿状突细小或缺如，易引起寰枢关节不稳；胸廓前后径增大，呈鸡胸状；股骨头干骺端膨大、凹陷、不规则，股骨颈-干角增大，可有髋关节脱位；尺骨、桡骨远端骨骺小而不规则，甚至消失，关节面呈斜坡状；掌骨、指骨粗短，干骺端变窄。⑤MPS-Ⅵ 型：类似于Ⅰ型，部分患者可有骨骺缺血性坏死样改变，以股骨头骨骺多见。⑥MPS-Ⅶ 型：主要为多发性骨发育不良，X 线表现与Ⅰ型相似。

产前检查 通常不作为正常妊娠的常规检查。对生有甘露糖增多症患儿的女性，再次妊娠时可行羊水黏多糖浓度及羊水细胞的代谢酶活性测定。若羊水黏多糖浓度明显增高、羊水细胞酶活性显著降低，则产前可确诊。

诊断与鉴别诊断 根据患儿的症状、体征、骨骼 X 线改变和尿黏多糖测定阳性等综合分析，外周血白细胞黏多糖阳性有助于诊断。各型 MPS 的确诊均应依据酶活性测定。

此病应与甘露糖增多症、多发性骨骺发育不良、佝偻病、先天性甲状腺功能减退症、骨软骨发育不良、有关节骨骼病变的其他风湿病鉴别。幼年特发性关节炎出现关节炎、关节畸形伴肝大、脾大、神经系统症状者，应注意与 MPS 鉴别，前者发病年龄较晚，无生长发育迟缓或智力障碍等，亦无黏多糖尿及细胞酶缺陷。

治疗 缺乏根治的方法。大剂量糖皮质激素可抑制皮肤中黏多糖的合成，大剂量维生素 A 可使培养的成纤维细胞中黏多糖沉积减少，但患者应用均无效。缺陷酶替代治疗也不尽人意。输注正常人新鲜血浆可临时改善病情，骨髓移植、脐带血干细胞移植可改善症状，特别适用于智能损伤较轻微的患儿。基因治疗正在实验研究中，有望用于临床。已有的骨骼关节畸形需外科手术矫正。

预后 MPS 患者的寿命明显缩短，预期寿命一般为 10～20 岁。若能早期诊断，并有效减少体内黏多糖的堆积，有助于患者智力状况的改善，阻止骨骼关节畸形的进一步发展。

预防 在遗传咨询工作中，做羊水胎儿细胞培养，力争早期作出诊断，及早终止妊娠是预防此病发生的重要措施。

（邹和建 徐雪）

tángpízhìjīsùxìng gǔzhìshūsōngzhèng

糖皮质激素性骨质疏松症

（glucocorticoid-induced osteoporosis，GIOP） 糖皮质激素所致的骨量减少、骨微结构破坏、骨脆性增加和易骨折的代谢性疾病。是最常见的药物性骨病，发病率仅次于绝经后骨质疏松症及老年性骨质疏松症，是继发性骨质疏松症的首位病因。糖皮质激素广泛用于结缔组织病、过敏性疾病及器官移植等慢性非感染性炎性疾病中，骨质疏松为其最严重的副作用之一，即使生理剂量的糖皮质激素也可引起骨丢失。绝经后妇女及 50 岁以上的男性为高危人群。

病因及发病机制 中到大剂量的糖皮质激素与骨丢失及骨折风险增高显著相关，骨丢失在糖皮质激素治疗 6～12 个月时最明显，小梁骨受累比皮质骨更显著。糖皮质激素对骨骼的作用呈剂量和时间依赖性，全身性应用相当于泼尼松 7.5mg/d 以上剂量的糖皮质激素 2～3 个月即可导致显著骨丢失和骨折危险性增加，长期使用高于 2.5mg/d 的泼尼松也与骨折危险性增高相关。在相同骨密度的情况下，GIOP 较绝经后骨质疏松者骨折危险性更高。

糖皮质激素通过促进破骨细胞介导的骨吸收及抑制成骨细胞介导的骨形成引起骨质疏松，其作用机制包括：①影响钙稳态：抑制小肠对钙、磷的吸收，增加尿钙排泄而引起持续的甲状旁腺素水平增高促进骨吸收。②降低性激素水平：降低内源性垂体促性腺激素水平，减少促黄体素和促卵泡素的合成，从而减少雌激素及睾酮的合成，促进骨吸收。③抑制成骨细胞增殖、分化及功能，促进其凋亡，减少骨形成抑制成骨细胞与基质结合及其 I 型胶原和非胶原蛋白质的合成。④引起的肌病及肌力下降可导致骨丢失。⑤患者本身的炎性疾病及合并用药。

临床表现 症状视骨质疏松程度和原发疾病性质而不同，多数症状隐匿，在进行 X 线检查才被发现。部分患者有腰背酸痛、乏力、肢体抽搐或活动困难，严重者可有骨骼疼痛，轻微损伤即可发生脊柱、肋骨、髋部、长骨或踝部骨折。主要体征类似于原发性骨质疏松症，可有身高缩短，严重者发生脊柱后凸或胸廓畸形。

诊断与鉴别诊断 诊断指标包括在长期使用糖皮质激素情况下的骨密度低下及（或）脆性骨折。脆性骨折是骨强度下降的最终后果，发生过由糖皮质激素引起的脆性骨折即可诊断此病。X

线平片对骨质疏松早期诊断价值不大，但对发现有无骨折、与骨肿瘤和关节病变鉴别诊断有较大价值。

治疗 一般措施是尽量减少糖皮质激素用量，更换剂型或给药途径，换用其他免疫抑制剂。保证营养和足够的饮食钙摄入，适当的负重体育活动，戒烟，避免酗酒。基础药物治疗为钙剂与维生素 D 制剂的联合使用，对长期应用相当于泼尼松 15mg/d 以下剂量的糖皮质激素患者可保持骨量。泼尼松超过 7.5mg/d，预期超过 3 个月的绝经后妇女、骨量低下的绝经前妇女和男性；高危患者如年龄超过 65 岁，以前有骨折史，骨密度低下，低体重指数；T 值低于-1 或-1.5 者，应考虑抗骨质疏松药物治疗。骨吸收抑制剂双膦酸盐有预防和治疗的双重作用，作为一线用药，可增加股骨近端和脊柱骨密度，降低椎体骨折的危险性。降钙素可作为二线药物增加脊柱骨密度，但不降低椎体骨折的危险性，用于不能耐受双膦酸盐或性激素替代治疗者。应用低至中剂量糖皮质激素的绝经后妇女，性激素替代治疗可阻止骨丢失，增加脊柱和髋部骨密度。男性患者补充睾酮可显著增加脊柱骨密度。骨形成促进剂甲状旁腺素氨基端片段（PTH1-34）、氟制剂可增加脊柱骨密度。

（李小峰 张改连）

fǎnshèxìng jiāogǎn shénjīng yíngyǎng bùliáng zōnghézhēng

反射性交感神经营养不良综合征

（reflex sympathetic dystrophy syndrome，RSDS） 以受累肢体疼痛、肿胀、局部活动受限、血管舒缩不稳定、皮肤改变和斑片状骨密度减低为特征的肢体疾病。又称局部复杂痛综合征 I 型。

病因及发病机制 常继发于外伤、手术、心肌梗死或脑卒中等心脑血管疾病，或某些药物（如巴比妥类、异烟肼）等，其发病可能与外伤后反射弧的形成有关。此反射弧遵从交感神经系统通路，由皮质调控，引起周围血管功能紊乱。

临床表现 症状于损伤后几小时内、数天或数周出现，并持续数周至数年。病程可分为急性期、营养不良期、萎缩期3期。急性期表现为一侧肢体疼痛，为烧灼感、跳痛、弥漫性疼痛不适、对触觉和寒冷敏感，并有局部水肿，但疼痛与损伤的严重程度不成正比，持续时间超过预期痊愈时间。可有不同程度的血管收缩紊乱，使肢体颜色和温度改变。未经治疗者，3~6个月可进展到营养不良期，突出表现为软组织肿胀、皮肤和关节增厚进行性加重，肌萎缩并发展为皮肤僵硬，持续3~6个月。萎缩期最严重，以活动受限、肩手综合征、手指屈曲、蜡样营养不良样皮肤改变和易碎甲嵴为特征。自主神经受损表现为皮肤青紫、斑片状外观、出汗量增多、毛发生长异常和非关节组织弥漫性肿胀，晚期可出现肢体发冷。泌尿系统表现为逼尿肌反射亢进或消失，引起尿频、尿急、尿失禁或尿潴留。在外伤部位和肩带肌及斜方肌周围常有肌筋膜扳机点。晚期红细胞沉降率增快。

辅助检查 ①自主神经试验：主要包括静态出汗量、静态皮温和量化的催汗轴突反射试验。静态出汗量增多提示RSDS的诊断，若同时具有量化的催汗轴突反射试验异常，其敏感性和特异性可分别达94%和98%。此外，静态皮温和量化的催汗轴突反射试验亦是检测交感神经阻滞效果的良好指标。②影像学检查：X线平片和CT扫描显示的斑片状骨质疏松是此病最具特征性的影像学表现。X线片可见骨质疏松、关节和邻近骨质的破坏、半脱位、增生性新骨形成和广泛的退行性改变，是此病的中晚期重要表现。疾病早期骨扫描的精确度明显高于X线片。RSDS急性期即症状出现后不久骨扫描通常显示受累部位灌注减少，6周后延迟扫描显示受累的外周关节摄取增多。磁共振成像对RSDS的所有3个阶段均有帮助。

诊断与鉴别诊断 诊断必须满足以下条件：有与疼痛相关的外伤史或其他诱因，疼痛性质不能用其他相关的诱因解释，加上以下1项或1项以上：①交感神经功能异常。②局部肿胀。③活动异常。④组织生长异常（营养不良和萎缩）。

国际上推荐的诊断标准如下：①肢体远端的疼痛和触痛。②血管舒缩功能障碍体征或症状。③肢体肿胀，常以关节周围最明显。④常有营养不良皮肤损害。

此病应与以下症状和疾病鉴别：颈神经根受压、潘科斯特综合征（Pancoast syndrome）、血管炎、类风湿关节炎、外周神经炎、溶解性骨溶解症、血栓性静脉炎、动静脉瘘、系统性硬化症、失用性萎缩及血管神经性水肿等。

治疗 RSDS最好的治疗是预防。一旦出现RSDS，即应及早治疗。基本措施是镇痛和康复治疗。运动疗法及物理疗法等康复治疗适用于RSDS的不同时期。应避免对疼痛部位直接过度刺激。

对于确诊的急性期患者，可予受累肢体的保护性运动、理疗、三环类抗抑郁药，在痛点注射和理疗的基础上给予非甾体抗炎药。有皮肤改变或持续活动受限伴交感神经依赖性疼痛者适合用交感神经阻滞，若伴明显皮肤改变或挛缩可行交感神经切除。有活动性炎症者口服中等剂量的糖皮质激素有效，起效后应迅速减量，严重者需以小剂量糖皮质激素维持治疗。神经电刺激装置治疗、双膦酸盐防止骨质吸收及用降钙素镇痛正在试用中。病情轻者可痊愈，重者可出现明显骨质破坏，甚至致残。

（李小峰）

Pèijítè gǔbìng

佩吉特骨病（Paget disease of bone）

破骨细胞结构和功能异常造成骨吸收和继发性骨重建异常增加的慢性进行性病灶性疾病。又称畸形性骨炎。此病有明显的种族和地区差异。在欧洲的一些地区常见，特别是英国西北部地区，70岁以上老年人患病率可达10%。美国发病率居中，中国、日本、印度和中东地区均罕见。

病因不明，可能与病毒感染、遗传、胶原代谢、环境、肿瘤、外伤、免疫、内分泌及血管性等因素有关。多数患者无症状，呈隐匿起病。临床表现不一，根据受累部位不同，可表现为颈痛、骨膨大、畸形、局部皮肤灼热感、病理性骨折、神经压迫症状、关节痛及功能障碍等。诊断可根据典型的X线表现及骨活检。X线表现为受累骨的增粗和增厚，既有囊状透光区又有骨硬化。骨皮质和松质界限消失，骨小梁粗大稀疏，密度不均，排列紊乱，呈条索状高密度影交织，中间夹杂网格状低密度区。弥漫性溶骨性改变和刀割样溶骨性。早期以骨吸收为主，晚期以骨形成为主。无骨膜反应，亦无软组织肿块。骨活检表现为骨小梁增粗，结构紊乱，表面骨母细胞和破骨细胞同时增加，骨小梁内板层结构排列紊乱，形成蓝色黏合线。骨小梁之间轻度纤维化并有少量慢性炎症细胞浸润。此病有时需与骨纤维性结构不良和骨转移癌鉴别。治疗原则是控制异常的骨重吸收和骨代谢。缓解临床症状、减少或控制并发症。治疗包括双膦酸盐类药物、降钙素、细胞毒类药物、非甾体抗炎药和外科治疗。

（王 轶）

féidàxìng gǔguānjiébìng

肥大性骨关节病（hypertrophic osteoarthropathy，HOA）

骨周围软组织增厚，广泛性骨膜新骨形成所致以杵状指（趾）、广泛性骨膜骨赘形成和关节痛、积液为主要表现的综合征。分为原发性肥大性骨关节病（primary hypertrophic osteoarthropathy，PHOA）和继发性肥大性骨关节病两大类。本条目主要介绍 PHOA。

病因及发病机制 PHOA 病因尚不明确，可能是常染色体隐性遗传病或具有不同外显率的常染色体显性遗传。大多有家族史，男女发病比例为 8.9∶1，且男性发病症状比女性严重，约 2/3 以上患者在初生或 15 岁左右两个高峰年龄发病。继发性肥大性骨关节病又称肺性肥大性骨关节病，分为全身性和局限性，多继发于肺或胸膜疾病及心血管疾病。

临床表现 杵状指（趾）是 PHOA 突出的临床表现之一，指（趾）端呈球状。晚期皮肤增厚，指甲变弯，发绀，产生鼓槌样畸形。部分患者手足增粗，变厚伴多汗，长度不增加而呈铲状和兽掌状。面部皮肤粗陋，眼距增宽，鼻端肥大，上唇肥厚，呈狮面外

貌。头皮增厚呈脑回状。约半数患者出现关节痛、肿胀、关节积液。以膝、踝关节受累多见，一般呈不对称性。疼痛以夜间为主。也有表现为无痛性关节积液。有些患者还可出现乏力、男性乳房女性化、阴毛女性样分布、骨髓纤维化、胃肠增生性病变和染色体异常等。继发性肥大性骨关节病除上述表现外，还有原发病的表现。X 线表现主要是程度不等的长骨和短骨对称性骨膜新骨形成。

诊断与鉴别诊断 诊断主要依据：①逐渐进展的骨膜成骨亢进。②杵状指（趾）。③头面部和肢端皮肤肥厚。以前两项最为重要。哈比森（Harbison）依据临床表现及 X 线检查将 PHOA 分为 3 型。①完全型：皮肤肥厚、杵状指（趾）、骨膜增生。②不完全型：无皮肤改变，仅有杵状指（趾）和骨膜增生。③轻型：有杵状指及皮肤增厚，无骨膜增生或骨膜增生轻微。HOA 需与肢端肥大症、甲状腺性肢端肥厚和内膜性骨肥厚症等疾病鉴别。

治疗 尚无确切疗法。针对不同的表现，疼痛可用解热镇痛类抗炎药；多汗可用 β-受体阻断剂或交感神经切除术治疗。若面部皮肤增生影响容貌或功能，可行整形手术治疗，但所有治疗手段均不能改变病程。

预后 PHOA 属于自限性疾病，少年和青春期病情活跃，成年后进入稳定期。继发性肥大性骨关节病以治疗原发病为主，去除原发病，肥大性骨关节病可缓解或痊愈。

（王 轶）

gǔgǔtóu gǔhóu gǔruǎngǔbìng

股骨头骨骺骨软骨病（osteochondrosis of capitular epiphysis of femur）

原因不明的儿童股骨

头坏死性疾病。最早于 1910 年由美国莱格（Legg）、法国卡尔夫（Calvé）和德国佩尔斯特（Perthes）相继发现并描述，又称莱格-卡尔夫-佩尔斯特病（Legg-Calvé-Perthes disease）。病程呈自限性，坏死股骨头能逐渐自行恢复。此病多发生于 2 ~ 12 岁儿童。

病因及发病机制 病因尚不明确，普遍认为股骨头血供破坏是关键因素。病理上，股骨头骨骺变化分为 4 个阶段：缺血坏死期、碎裂期、再生期和愈合期。有学者又将前 3 期进一步细分为早期和晚期。缺血坏死期股骨头表现为密度增高和硬化，部分患者可见软骨下骨折，继而骨骺高度丢失，随后骨骺出现 1 或 2 个裂纹，密度增高的骨骺进入碎裂期，骨骺逐渐碎裂为几部分。股骨头血供一般经 2 ~ 4 年可自行恢复，坏死骨完全吸收，且有新骨取代。坏死骨吸收和新生海绵状编织骨受微创伤引发的微骨质，是股骨头变形的重要因素。

临床表现 此病表现为髋部和（或）膝部疼痛，或仅为无痛性跛行，髋关节的活动受限，影像学显示为从坏死到修复过程中某个时期的表现。部分患者未发生股骨头变形，未经治疗，髋关节功能良好直到成年，一般 40 岁之前无不适表现。部分患者股骨头变形，早期出现骨性关节炎，活动时下肢疼痛或不便。大多患者症状随疾病转归可自然恢复。

诊断 主要根据临床表现、体检、X 线或磁共振成像检查。无痛性跛行、下肢外展受限，腹股沟疼痛活动时加重休息后缓解者，应疑诊此病，及时拍 X 线片或磁共振成像可确诊。根据股骨头骨骺受累的类型和范围有多种

分类：常用 Stulberg 分类（5 期）、Catterall 分类（4 期）、Salter 和 Thompson 分类（A、B 两类）及 Herring 分类（A、B、C 三类），分类分型有助于预测预后。

鉴别诊断　此病需与下列疾病鉴别：①髋关节短暂性滑膜炎：是小儿常见病，发病较急，髋部疼痛，不敢负重，患肢假性延长，髋关节轻度活动受限，B 超检查可见关节积液、滑膜水肿，X 线改变仅出现骨盆倾斜，经短期治疗而愈。②髋关节结核：病程长，有较明显结核中毒症状，负重困难，髋关节运动明显受限，托马斯征（Thomas sign）阳性，红细胞沉降率增快或全身结核中毒症状，X 线片检查可鉴别。

治疗　原则是保持髋关节运动稳定，目标是延迟髋关节骨关节炎发生，保持股骨头球形形态和股骨头与髋臼间良好的对应关系。有学者认为 60% 患者不需治疗。治疗包括非手术治疗与手术治疗，前者包括用支具、石膏等治疗，或应用保持患肢活动范围的方法，如伸展练习、夜间外展支架、牵引等，手术治疗多源于发育性髋关节脱位的手术方法，如股骨上端内翻截骨术、Salter 截骨术和 Chiari 骨盆截骨及结合手术等。

预后　此病呈自限性，预后良好，但 60～70 岁以后可发生髋关节退行性变。

（王　轶）

yíchuánxìng gǔbìng

遗传性骨病（genetic skeletal disorder）

以全身骨骼组织异常为特征的一组遗传性疾病。主要累及软骨、骨、肌腱、韧带、肌肉和皮肤。根据临床表现及血清学指标进行分类，分为以下亚型：①主要影响软骨和骨的疾病（骨骼发育不良）。②主要影响结缔组织的疾病：包括埃勒斯-当洛斯综合征（Ehlers-Danlos syndrome）和马方综合征（Marfan syndrome），以及其他表现为细胞基质分子异常的疾病。根据临床、影像学和血清学指标，遗传性结缔组织病可分为 300 多种特征明显的疾病。这是一组由基因突变导致的遗传缺陷性疾病，这些基因包括编码细胞外基质蛋白、转录因子、肿瘤抑制因子、信号传导蛋白、酶、分子伴侣、细胞内结合蛋白、RNA 加工分子的基因及一些功能未知的基因。

（王　轶）

gǔgé fāyù bùliáng

骨骼发育不良（skeletal dysplasia）

以全身骨骼异常为特征的一类疾病。这类疾病的严重程度不一，轻者表现为"早熟性"关节病，重者可因肺功能不全导致围生期死亡。

病因及发病机制　此病通过常染色体显性遗传、常染色体隐性遗传、X 连锁隐性遗传、X 连锁显性遗传及生殖系嵌合体和单亲二倍体的方式遗传。发病机制：①细胞外蛋白缺陷：如 Ⅱ 型和 Ⅺ 型胶原、软骨寡聚基质蛋白；细胞内结构蛋白缺陷，如细丝蛋白 A、细丝蛋白 B 突变。②代谢途径（酶、离子通道和载体）缺陷。③大分子折叠及降解缺陷。④激素和信号转导缺陷。⑤核蛋白缺陷。⑥致癌基因和抑癌基因缺陷。⑦RNA 和 DNA 加工分子缺陷。⑧细胞内结构蛋白缺陷。⑨未知功能的基因。

临床表现　发病时间多为产前、出生后、幼年期、童年期等，累及部位为肢体近端：股骨、肱骨；肢体中部：桡骨、尺骨、胫骨和腓骨；肢体远端：手、足等。头面部畸形：软骨发育不良以额部隆起和扁平鼻为特征；Ⅱ 型胶原异常表现为腭裂及小颌畸形；还包括面中部扁平和朝天鼻，以及耳郭异常肿胀，其他器官受累较少见。大多数不成比例的身材矮小的患者存在骨骼发育不良，成比例的身材矮小的患者则存在营养不良。

诊断　诊断根据病史（家族史和既往史）、临床表现、影像学检查。存在骨骼发育不良时，需用上下身长之比（U/L）、坐高、两臂伸展距离来判断是否成比例。骨内骨化中心及手部短小的类型有助于鉴别诊断。需密切关注脊柱、四肢、骨盆、颅骨、骨骺、干骺端、椎骨。

治疗　成人及儿童整形外科、风湿科、耳鼻咽喉头颈外科、神经内科等多学科联合治疗。神经外科及眼科等协作，共同治疗，如寰椎-枢椎固定术、截骨术、关节置换术；改善近视，治疗视网膜变性、青光眼、听力丧失；部分患者还需治疗因身材矮小及关节功能丧失导致活动减少的肥胖、2 型糖尿病、高血压及冠心病等。

（王　轶）

chénggǔ bùquán

成骨不全（osteogenesis imperfecta）

由于间叶组织发育不全，胶原形成障碍而形成的先天性遗传性疾病。又称脆骨病。可能与胶原缺陷有关。可分为以下类型。①轻型成骨不全（Ⅰ 型）：常染色体显性遗传病，可出现面部畸形、巩膜蓝色、类脂环、视网膜脱离、牙本质生成不全、脊柱骨质明显减少等。为 Ⅰ 型胶原 COL1A1（Ⅰ）、COL1A2（Ⅰ）多肽链受累结果。X 线表现为骨质减少、骨髓腔疏松、骨皮质变薄。②致死性成骨不全（Ⅱ 型）：常染色体隐性遗传病，可表现为严重的骨骼脆性、多发宫内骨折、四肢畸形、沃姆骨、多发性骨折、特征性串珠肋等。发病机制为Ⅰ型胶原含量减少，Ⅲ型、Ⅴ型胶原含量过高；COL1A1及COL1A2A基因突变的显性遗传或新生遗传模式。③严重畸形成骨不全（Ⅲ型）：常染色体显性遗传病，可表现为颅骨变形、严重肢体畸形、明显脊柱后侧凸、胸廓变形和明显身材矮小等。为COL1A1（Ⅰ）、COL1A2（Ⅰ）基因的杂合突变所致。X线表现为明显骨质减少、骨皮质变薄、骨干变细、干骺端增宽（爆米花畸形）。④中度成骨不全（Ⅳ型）：常染色体显性遗传病。脊柱、胸廓、四肢的骨骼畸形程度介于Ⅰ型、Ⅲ型之间，通常脊柱侧凸，轻微面部畸形，可有听力丧失。为COL1A1（Ⅰ）、COL1A2（Ⅰ）基因突变，包括甘氨酸替代和染色体结构缺失。⑤Ⅴ型成骨不全：病因不明，与COL1A1（Ⅰ）、COL1A2（Ⅰ）无关。表现为中度骨折史、骨痂形成、前臂旋前旋后受限，巩膜正常，无牙本质生成不全。⑥Ⅵ型成骨不全：未发现Ⅰ型胶原突变，表现为骨折早发、脆性增高、巩膜白色，所有患者椎体压缩性骨折，血清碱性磷酸酶水平升高。⑦Ⅶ型成骨不全：常染色体隐性遗传病，表现为出生时骨折、蓝色巩膜、骨质减少、近端肢体不成比例的短小和下肢畸形。由软骨相关蛋白中的下效等位基因所致。治疗以双膦酸盐静脉注射，可增加骨量，减少骨痛，降低骨折率。副作用包括急性期（24小时内）反应、耳炎、前庭失衡。充分补充维生素D和钙剂。手术矫正畸形。

(王 轶)

Āilèsī-Dāngluòsī zōnghézhèng

埃勒斯－当洛斯综合征

（Ehlers-Danlos syndrome） 表现为关节活动过度、皮肤弹性脆性增加的遗传性胶原病。表现出遗传和临床的多样性，分为以下类型。

经典型 常染色体显性遗传病，与COL5A1或COL5A2基因突变有关。不同程度大小关节活动过度，胸腰段脊柱后侧凸、长颈、上胸廓肋骨下斜，偶见胸椎楔形样变；有宽鼻根和内眦赘皮褶的特征性面容；前臂皮肤特征性柔软感或天鹅绒感；肺部并发症包括自发性气胸、纵隔积气和胸膜下大肺大疱；二尖瓣脱垂、三尖瓣关闭不全、主动脉根部扩张等。

活动过度型 显性遗传病，表现为明显的关节和脊柱活动过度，反复关节脱位（肩关节、膝关节、颞颌关节）；皮肤可正常。与COL5A1或COL5A2基因突变有关。

血管型 常染色体显性遗传病，最严重的类型。源于缺乏Ⅲ型胶原。表现为反复的动脉破裂，常累及髂动脉、脾动脉、肝动脉、肾动脉或主动脉，易发生内脏破裂、消化道穿孔、围生期子宫破裂等，可致大血肿或死亡；无大关节过度活动，小关节轻微活动过度；皮肤薄、柔软透明、无天鹅绒感；可伴脸颊消瘦，外周关节挛缩和肢端骨质溶解；患者可经常出现自发性气胸伴咯血及二尖瓣脱垂。

脊柱后侧凸型 常染色体隐性遗传病，源于缺乏赖氨酸羟化酶。表现为严重的脊柱后侧凸，反复关节脱位，皮肤关节过度伸展，肌张力下降，肌量下降，皮肤苍白、天鹅绒感，受伤后皮肤愈合困难，呈鱼口状。还表现为小角膜、视网膜脱离、青光眼等。

关节松弛型 常染色体显性遗传病，Ⅰ型胶原N蛋白酶切割位点突变所致。表现为明显广泛的关节活动过度，脊柱后侧凸，肌张力下降，多发性关节脱位，髋关节和踝关节多见；皮肤弹性中度易挫伤倾向、圆脸、身材矮小，皮肤有面团感，脆性大，弹性过度。

皮肤脆裂型 常染色体隐性遗传病，前胶原N-前肽酶缺乏所致。表现为皮肤脆性大，柔软、面团感，易挫伤；还伴有蓝色巩膜，明显关节活动过度，小颌、大脐疝、骨骺延迟闭合及轻度多毛症。

其他类型 马方综合征（Marfan syndrome）为常染色体显性遗传病，主要是FBN-1基因突变导致，也有报道存在转化生长因子-β信号转导通路家族细胞信号分子的过度表达所致。突出累及肌肉骨骼、心血管、眼部，也可出现肺、神经系统、精神相关等并发症。死亡原因主要为主动脉病变导致的动脉瘤扩张和主动脉夹层。还可表现为蜘蛛痣，胸椎后凸导致肺功能不全，腰椎和颈椎段大的硬膜外静脉丛等。常需与同型胱氨酸尿症鉴别。

(王 轶)

Luòyī-Dící zōnghézhèng

洛伊－迪茨综合征（Loeys-Dietz syndrome） 以侵袭性主动脉根部动脉瘤、动脉迂曲增宽及腭垂裂或腭裂为特征的遗传性胶原病。属常染色体显性遗传病。源于原纤维蛋白-2杂合突变。表现为器官间距过大，腭垂裂或腭裂，全身动脉迂曲伴升主动脉瘤和主动脉夹层。其他还包括脑结构异常、智力发育迟滞、先天性脑萎缩、特征性"皱耳"，明显的胸廓畸

形，脊柱后侧凸较严重呈进行性发展。

（王 轶）

guānjié guòdù huódòng zōnghézhēng

关节过度活动综合征（joint hypermobility syndrome）

表现为明显关节和脊柱活动过度，反复关节脱位的一类疾病。又称关节松弛症。有家族聚集倾向和显性遗传的特点。发病无显著性别差异。多数在 2~3 岁甚至学会走路时即有关节松弛现象，疼痛多发生在下肢关节，膝关节尤其多见，肩、肘等关节也有发生，一般为两侧对称，运动后更明显，无关节肿胀及活动受限。疼痛虽不严重，但足以影响儿童正常活动。一些患儿可有其他骨关节肌肉方面的合并症，如频繁踝扭伤，反复髋、肩关节脱位，髌骨移位，以及脊柱侧凸、扁平足、退行性关节炎等。X 线检查可见关节松弛，发生并发症者可见髋、肩关节脱位，髌骨移位及骨的畸形改变等。

符合下述标准单侧 3 项，双侧 2 项即可诊断：①肘关节过度伸展 >10°。②膝关节过度伸展 >10°。③手指并排被动背屈与前臂伸侧平行。④拇指被动活动可触及前臂屈侧。⑤保持膝关节伸直位，向前弯腰手掌可触及地面。全身关节松弛还是另外几种遗传性结缔组织病的特征，如马方综合征（Marfan syndrome）、埃勒斯－当洛斯综合征（Ehlers-Danlos syndrome）。风湿热和一些少见的代谢紊乱性疾病，如高胱氨酸尿症也可有关节松弛，但此征是指单独存在全身关节松弛，伴关节痛、肌痛，其他检查无任何结缔组织异常的证据。

关节痛明显者，可采用对症治疗，如口服解热镇痛抗炎药，并适当休息。平时锻炼身体以增强肌肉张力，但应避免剧烈运动。此病预后较好，不影响患儿的正常生长发育，随年龄增长关节松弛可逐渐好转。少数患儿长大后易发生退行性关节炎。

（徐沪济）

jìnxíngxìng jiǎxìng lèifēngshī fāyùbùliángzhèng

进行性假性类风湿发育不良症（progressive pseudorheumatoid dysplasia，PPD）

以持续性软骨丢失为主要病变的骨软骨发育不良的遗传性结缔组织病。又称晚发型脊柱骨骺发育不良伴进行性关节病。广泛累及外周关节及脊柱，导致关节畸形和功能受限。此病临床少见，在英联邦国家的发病率约为 1/百万，报道约 2/3 患者属阿拉伯地区和地中海人群，中国亦有少数个案报道，但尚无患病率统计。PPD 发病在 1~10 岁，大多数患者在 8 岁之前出现异常，但亦有成年后发病者。男女发病无明显差异。

病因及发病机制 PPD 源于基因突变常染色体隐性遗传，患者亲属中发病率较高，近亲结婚增加发病的风险。致病基因为 WISP3，此基因定位于染色体 6q22-23。WISP3 除可调节软骨细胞中 II 型胶原和蛋白多聚糖表达外，还可辅助和促进超氧化物歧化酶的表达和活性，WISP3 基因突变将影响此功能，造成软骨损伤、丢失，导致临床症状和体征。然而此基因突变不影响胎内软骨发育，只影响出生后软骨细胞的生长和分化。PPD 患者体内已发现多种类型的 WISP3 基因突变，其中包括缺失易位、无义突变、错义突变、插入突变、剪切突变、重复突变等，显示出该基因突变的异质性。

临床表现 起病隐袭，呈进行性发展。外周大、小关节均可受累，常以双手小关节起病，掌指关节、近端指间关节的病变早于远端指间关节，膝、髋关节起病也较多。受累关节按照发生频率依次为手、髋、肘、膝、腕、肩、踝及足。表现为关节硬性肿大，轻或中度疼痛，逐渐出现关节挛缩、变形，关节活动度下降、运动障碍，可伴疲乏、肌萎缩，但无反复发热、关节软组织肿胀及晨僵等。典型患者可出现掌指关节、指间关节膨大呈纺锤状，手指屈曲畸形，髋内翻，膝外翻、内翻，髋、膝关节挛缩，弓形腿，步态蹒跚、跛行、行走困难。

此病另一突出的临床表现为中轴骨受累，可出现脊柱侧凸、后凸、前凸，胸廓变形，但早期常无自觉症状，随病情进展可有腰背疼痛，重者表现为颈腰部强直。身高变化在疾病早期不明显，成年时身高轻度降低，上下身长度比值 <1，即短躯干畸形，但身高也可正常。患者面部形态及智力发育无异常。

辅助检查 ①实验室检查：PPD 患者血常规、尿常规、肝肾功能、红细胞沉降率、C 反应蛋白、类风湿因子、抗环瓜氨酸肽抗体、抗核抗体、免疫球蛋白、抗中性粒细胞胞质抗体、人类白细胞抗原-B27、血钙、血磷等均正常或阴性。也有研究显示生长激素、甲状腺激素和骨代谢指标均未见异常。②X 线检查：具有诊断价值。可见外周关节干骺端及骨端膨大，可呈扁平状；关节间隙狭窄，关节面粗糙不平，可有囊性变；关节变形，普遍的骨质疏松等，伴继发性骨关节炎的改变：如关节面不规则硬化、骨赘形成、出现游离体等，但未见软组织肿胀及侵袭性破坏。脊柱的改变最具有特征性，可出现侧凸、旋转、前凸、后凸等畸形，以胸腰段为著。出现颈、胸、腰段普遍性扁平椎，椎体前后径及横径变宽，椎体终板不规则，椎体前部上下缘凹陷，中后部凸起，呈横置的"古花瓶状"或卵圆形。椎弓根变短，椎间隙普遍狭窄。骨盆 X 线平片示骶髂关节和耻骨联合间隙显著增宽。③磁共振成像检查：可发现更细微的病变。外周关节可见软骨面不规则，软骨下囊肿，关节间隙狭窄，伴骨关节炎征象，但无滑膜炎及血管翳表现。胸腰段椎体终板不规则、椎体变扁呈楔形、椎间盘突出、椎体边缘增生等。④其他检查：放射性核素扫描可见全身多关节均有核素浓聚，但无助于诊断，且易误诊为炎性关节病变，故不宜提倡。关节镜检查可见软骨发育不良。滑膜活检无炎症细胞浸润和血管翳形成。

诊断与鉴别诊断 诊断主要依靠临床表现和特征性影像学表现，若能进行 WISP3 基因突变分析，可进一步明确诊断。此病应与幼年特发性关节炎、幼年型强直性脊柱炎、大骨节病、晚发型脊柱骨骺发育不良鉴别。

治疗 应早期诊断、早期干预，但缺乏针对病因的特异性治疗，只能对症治疗。合理解热镇痛使用抗炎药改善症状，但有报道非甾体抗炎药或糖皮质激素疗效并不显著；可使用软骨保护剂如硫酸氨基葡萄糖，但尚未证实可延缓或改善病情进展，远期疗效尚待观察；预防和控制骨质疏松，进行抗骨质疏松治疗；加强营养支持、物理疗法、康复锻炼有利于保持关节功能。疾病晚期，对保守治疗无效的患者特别是对于髋、膝关节严重受损者，可进

行矫形外科手术以提高生活质量。

预后 一般不影响患者寿命，未见其他重要器官受累的表现，但进行性关节退变、脊柱畸形及肌萎缩可致关节活动受限、功能丧失。

（伍沪生）

jìnduān zhǐjiān guānjié zhōuwéi jiāoyuán chénjīzhèng

近端指间关节周围胶原沉积症

（pachydermodactyly） 以近端指间关节周围非炎症性膨大为主要特征的胶原沉积症。属少见病。1973 年巴泽（Bazex）首先描述了"非常有趣的近端指间关节侧面肥厚"的临床病例；1975 年由韦尔博夫（Verbov）首次提出 pachydermodactyly 这一病名。此病在全球范围英文文献累计报道仅 50 余例，中国文献也有类似的病例报道。无明显种族、地理差异。青春期发病，男性比女性多见。

此病病因和发病机制不清楚，可能是反复微创伤或精神因素所致。部分患者可发现存在强迫因素，如有反复挤压关节发出弹响的病史。临床表现为慢性、无症状的近端指间关节膨大和肿胀，呈对称性分布。主要累及近端指间第 2、3、4 关节侧面，不累及掌侧面和伸面，外观似"被踩扁状"。实验室检查无红细胞沉降率等炎症指标异常，无包括类风湿因子在内的免疫学指标的阳性发现。X 线检查为软组织肿胀，无关节面破坏。组织病理表现为真皮层大量胶原纤维沉积，部分可伴表皮角化过度、汗腺包绕，无或偶见血管周围淋巴细胞浸润。

诊断主要根据典型的临床表现，并排除有关疾病，常不需组织病理检查。鉴别诊断除皮肤科相关的指节垫、异物肉芽肿、纤维瘤等，需与幼年特发性关节炎、

血清阴性脊柱关节病及晶体性关节炎鉴别。

此病呈良性经过，常不需特殊治疗。精神因素引起的可选择心理治疗。影响外观者可外科手术治疗。预后良好，不会引起关节功能异常。无特殊预防的方法，减少某些可能的触发因素如反复挤压关节发出弹响等行为可能会减少发病。

（杨程德）

zhǎngjiànmó luánsuō

掌腱膜挛缩（palmar aponeurosis contracture） 掌腱膜慢性纤维性变性导致掌指关节和指间关节屈曲挛缩的疾病。又称迪皮特朗挛缩（Dupuytren contracture）。12 世纪挪威民间即有类似疾病的记载。15~18 世纪，较多吹笛手由于晚年手指挛缩，外科医师迪皮特朗（Dupuytren）最早将其准确识别，并于 1833 年以自己的名字命名报道。掌腱膜挛缩多发于北欧人群，黑种人的发病率较低。亚洲地区也有报道，但尚无流行病学资料可循。常于 40 岁以后发病，在高加索人群中发病高峰年龄为 50~70 岁，随着年龄增长，发病率可逐渐增高。男性患病率是女性的 5~10 倍。极少见于青少年或儿童。

病因及发病机制 病因尚不明确，可能的因素包括遗传学因素、体力劳动与创伤、手部创伤或失用、吸烟、饮酒、糖尿病、癫痫。有研究指出，肺结核及人类免疫缺陷病毒感染患者中也观察到相对较高的发生率，但具体机制尚不明确。

发病机制尚不明确，组织学研究发现，病变组织含有致密的胶原基质，其中成纤维细胞在受压方向呈纵向排列，病变处出现的结节为胶原束中出现肌成纤维

细胞。在病变初期（增殖期）以肌成纤维细胞数目的增加为特征。随后的退化期，肌成纤维细胞受压纵向重排，组织中微血管明显狭窄。

病变组织黏多糖和胶原成分明显增多，有研究认为局部缺氧和慢性缺血导致微血管狭窄进而活化黄嘌呤氧化酶途径，释放大量氧自由基，后者促使成纤维细胞的增殖，成纤维细胞又可释放更多氧自由基，最终导致掌腱膜挛缩的发生。

临床表现　常为双侧受累，早期表现可呈现为手掌皮肤凹陷或增厚，病情进展则可见皮下结节及纤维条索形成。皮下结节是掌腱膜挛缩的典型表现，可位于手掌或足趾，位于手掌部位的结节常出现在掌远侧皱褶处，为坚实的无痛性软组织团块，常位于皮肤与深筋膜之间，病情进展后筋膜纵向牵拉缩紧并紧附着于皮肤，使受累皮肤呈纵向索条状凹陷变紧。腱膜病变常始于手掌部位，并逐渐向远端进展，病变的腱膜缩短并牵拉手指在掌指关节和近端指节关节处卷曲。其中最常受累的手指为环指，随后依次为小指、拇指、中指和示指。

异位的腱膜挛缩最常见于手背，表现为近端指间关节背侧皮肤纤维化损伤（又称指节垫），常为双侧受累。指节垫本身并不导致腱膜挛缩，因此并不能反映疾病的严重程度，但常合并其他异位病变，如跖筋膜纤维瘤病、阴茎纤维瘤病。跖筋膜纤维瘤病的特征为跖筋膜的纤维化和变硬，但很少导致足趾挛缩。阴茎纤维瘤病则表现为阴茎背侧或腹侧表面纤维化。

腱膜挛缩程度分级如下。1级：手掌腱膜形成厚的结节和条带；2级：在1级病变基础上形成延伸受限；3级：在2级病变基础上形成屈曲挛缩。

诊断与鉴别诊断　依据典型的皮下结节及条索形成，手指因筋膜牵拉而活动受限甚至挛缩，可考虑诊断此病，建立掌腱膜挛缩的诊断前尚需排除腱鞘囊肿、扳机指、创伤后关节挛缩、上皮样肉瘤的可能。

麦克法兰（McFarlane）曾提出创伤导致掌腱膜挛缩的诊断前提：①男性40岁或女性50岁之前出现首发症状。②双侧掌腱膜挛缩者，男性40岁或女性50岁之前出现非受伤侧掌腱膜挛缩表现。③手部创伤史的客观证据。④掌腱膜挛缩的发病必须出现在创伤部位。⑤创伤后2年内发病。

治疗　此病进展较慢，大部分患者可不予特殊治疗，出现病变手指功能受限或畸形则多采取外科手术治疗，因此对患者进行个体化的评估（包括残疾程度、工作或生活对手指功能的要求等）十分必要。尽管有较多的研究尝试对此病进行非手术治疗，如放射学治疗、夹板、糖皮质激素、局部涂抹维生素A等，但均未获得满意效果。虽然在损伤腱膜内γ-干扰素治疗可缩小皮下结节，但尚无对照研究的支持。

预后　部分患者可不进展为关节挛缩畸形，合适的外科治疗也可有效改善病情的严重性，但值得注意的是手术治疗并不能治愈，即使手术治疗后功能改善的患者也可复发。有明显患病倾向者预后较差。

（杨程德）

索　引

条 目 标 题 汉 字 笔 画 索 引

说　明

一、本索引供读者按条目标题的汉字笔画查检条目。

二、条目标题按第一字的笔画由少到多的顺序排列，按画数和起笔笔形横（一）、竖（丨）、撇（丿）、点（、）、折（乛，包括丁乚く等）的顺序排列。笔画数和起笔笔形相同的字，按字形结构排列，先左右形字，再上下形字，后整体字。第一字相同的，依次按后面各字的笔画数和起笔笔形顺序排列。

三、以拉丁字母、希腊字母和阿拉伯数字、罗马数字开头的条目标题，依次排在汉字条目标题的后面。

八　画

九　画

条 目 外 文 标 题 索 引

内 容 索 引

说 明

一、本索引是本卷条目和条目内容的主题分析索引。索引款目按汉语拼音字母顺序并辅以汉字笔画、起笔笔形顺序排列。同音时，按汉字笔画由少到多的顺序排列，笔画数相同的按起笔笔形横（一）、竖（丨）、撇（丿）、点（丶）、折（乛，包括丁乙しく等）的顺序排列。第一字相同时，按第二字，余类推。索引标目中夹有拉丁字母、希腊字母、阿拉伯数字和罗马数字的，依次排在相应的汉字索引款目之后。标点符号不作为排序单元。

二、设有条目的款目用黑体字，未设条目的款目用宋体字。

三、不同概念（含人物）具有同一标目名称时，分别设置索引款目；未设条目的同名索引标目后括注简单说明或所属类别，以利检索。

四、索引标目之后的阿拉伯数字是标目内容所在的页码，数字之后的小写拉丁字母表示索引内容所在的版面区域。本书正文的版面区域划分如右图。

a	c	e
b	d	f

拉丁字母

希腊字母

阿拉伯数字

罗马数字

本卷主要编辑、出版人员

执行总编　谢　阳

编　　审　彭南燕　陈永生

责任编辑　沈冰冰　戴申倩

文字编辑　刘　永

索引编辑　张　安　马丽平

名词术语编辑　刘　婷

汉语拼音编辑　王　颖

外文编辑　顾良军

参见编辑　陈　佩

绘　　图　北京心合文化有限公司

责任校对　李爱平

责任印制　姜文祥

装帧设计　雅昌设计中心·北京